Klara Lammers, Gudrun Dobslaw (Hg.)

Peer-Unterstützung im Jobcenter

Praktische Umsetzungen und wissenschaftliche Perspektiven

Psychiatrie Verlag

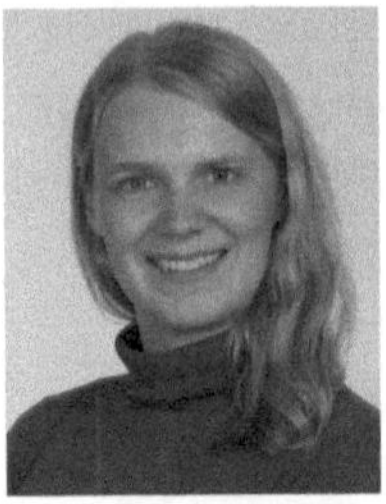

Dr. Klara Lammers ist Sozialarbeiterin und wissenschaftliche Mitarbeiterin an der Hochschule Bielefeld.

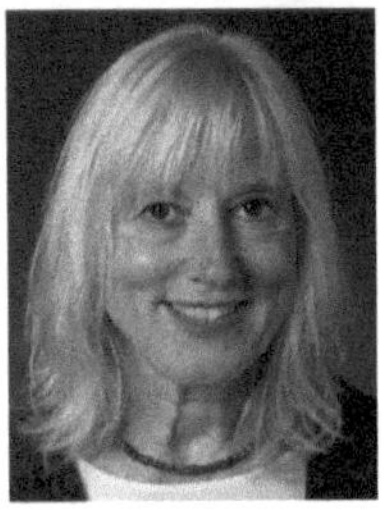

Prof. Dr. Gudrun Dobslaw ist Diplom-Psychologin und emeritierte Professorin für Psychosoziale Intervention und Beratung an der Hochschule Bielefeld.

Klara Lammers, Gudrun Dobslaw (Hg.)

Peer-Unterstützung im Jobcenter

Praktische Umsetzungen und wissenschaftliche Perspektiven

Psychiatrie Verlag

Klara Lammers, Gudrun Dobslaw (Hg.)
Peer-Unterstützung im Jobcenter
Praktische Umsetzungen und wissenschaftliche Perspektiven

1. Auflage 2026
ISBN Print: 978-3-96605-322-8
ISBN eBook (PDF): 978-3-96605-351-8

Bibliografische Information der Deutschen Nationalbibliothek
Die Deutsche Nationalbibliothek verzeichnet diese Publikation in der Deutschen Nationalbibliografie; detaillierte bibliografische Daten sind im Internet über https://portal.dnb.de abrufbar.

Psychiatrie Verlag GmbH
Ursulaplatz 1
50668 Köln
info@psychiatrie-verlag.de

Umschlagkonzeption und -gestaltung: Michael Schmitz, www.grafikschmitz.de, Arnbruck, unter Verwendung eines Bildes von Simone Hutsch/unsplash.com
Lektorat: Edda Hattebier, Münster
Satz: Psychiatrie Verlag
Druck und Bindung: CPI Clausen & Bosse GmbH, Leck

Abkürzungsverzeichnis

ADHS	Aufmerksamkeitsdefizit-/Hyperaktivitätsstörung
BA	Bundesagentur für Arbeit
BEA	Beraten – Ermutigen – Assistieren (Modellprojekt der Förderlinie rehapro)
BeKo	Beratungskonzeption der Bundesagentur für Arbeit
BEM	Betriebliches Eingliederungsmanagement
BMAS	Bundesministerium für Arbeit und Soziales
BTHG	Bundesteilhabegesetz
CA	Capability Approach
DB	Deutsche Bahn
DGCC	Deutsche Gesellschaft für Care und Case Management
DGPPN	Deutsche Gesellschaft für Psychiatrie und Psychotherapie, Psychosomatik und Nervenheilkunde
DV	Deutscher Verein für öffentliche und private Fürsorge
EUTB	Ergänzende unabhängige Teilhabeberatung
EX-IN	Experienced Involvement
FIA	Forschungsteam Internationaler Arbeitsmarkt
FM	Fallmanagement/Fallmanager*in
G-BA	Gemeinsamer Bundesausschuss (höchstes Gremium der Selbstverwaltung im Gesundheitswesen)
GD	Gruppendiskussion
GTM	Grounded-Theory-Methodologie
IAB	Institut für Arbeitsmarkt- und Berufsforschung
ICF	International Classification of Functioning, Disability and Health
IN	Interview
ISL	Interessenvertretung Selbstbestimmt Leben in Deutschland e. V.
L.IGA	Lichtenberger Initiative für Gesundheit und Arbeit (Modellprojekt der Förderlinie rehapro)
MI	Motivational Interviewing (Motivierende Gesprächsführung)

OARS-Fertigkeiten	Open questions, affirmations, reflection, summarizing (Kommunikationsstrategie im Rahmen von Motivierender Gesprächsführung)
ÖPNV	Öffentlicher Personennahverkehr
PM	Prozessmanagement/Prozessmanager*in
rbb	Rundfunk Berlin-Brandenburg
SDT	Self-determination theory (Selbstbestimmungstheorie)
SGB II	Sozialgesetzbuch Zweites Buch
SGB III	Sozialgesetzbuch Drittes Buch
SGB IX	Sozialgesetzbuch Neuntes Buch
SMART-Kriterien	Kriterien zur Zielvereinbarung (spezifisch, messbar, akzeptiert, realistisch, terminiert)
UN-BRK	UN-Behindertenrechtskonvention
WRAP	Wellness Recovery Action Plan
ZDF	Zweites Deutsches Fernsehen
ZsL	Zentren für selbstbestimmtes Leben

Einleitung

Klara Lammers und Gudrun Dobslaw

Angebote von Peer-Unterstützung zeichnen sich dadurch aus, dass die Menschen, die die Unterstützung leisten, und diejenigen, die sie empfangen, bestimmte Erfahrungshintergründe teilen und dadurch eine besondere Form von Unterstützungsbeziehung aufbauen (Lanquentin 2017; Solomon 2004). Im Kontext psychischer Beeinträchtigung bedeutet das, dass Menschen, die selbst Erfahrungen mit psychischer Beeinträchtigung, mit Krisen und als Nutzer*in im psychiatrischen Versorgungssystem gemacht haben, auf dieser Basis andere Menschen in einer ähnlichen Situation unterstützen (Mahlke u. a. 2017). Historisch verwurzelt sind Ansätze von Peer-Unterstützung in der Entwicklung von Selbsthilfeinitiativen und sozialen Bewegungen, die sich für die Rechte und Interessen bestimmter Personengruppen eingesetzt haben (Jordan & Wansing 2016). Aus dieser Perspektive heraus stellen sie Formen von Selbstvertretung, Empowerment und Emanzipation und somit einen Gegenpol zu expertokratischen Praktiken dar.

Ansätze von Peer-Unterstützung können im Lichte eines Paradigmenwechsels im Umgang mit und in der Wahrnehmung von psychischer Beeinträchtigung verstanden werden: In Abkehr von paternalistischen und bevormundenden Settings und Praktiken und von einem medizinischen und individualistischen Verständnis, das auf die Überwindung von Defiziten abzielt, sind sie darauf ausgerichtet, Machtasymmetrien aufzubrechen und die besondere Expertise, die mit der eigenen Erfahrung psychischer Beeinträchtigung einhergeht, anzuerkennen und zu stärken (Hermes & Rösch 2019). Potenziell mit Stigmatisierung und Diskriminierung assoziierte Erfahrungen werden im Rahmen von Peer-Unterstützung als Ressource verstanden und genutzt (Campos u. a. 2014).

In einer konzeptionell-rechtlichen Perspektive stehen Ansätze von Peer-Unterstützung im Zusammenhang zu Forderungen der UN-Behindertenrechtskonvention (UN-BRK) und des Bundesteilhabegesetzes (BTHG) im Hinblick auf Teilhabe- und Partizipationsmöglichkeiten. Die Perspektive von Betroffenen und die Anerkennung von individuellen Lebensentwürfen rücken hier besonders in den Vordergrund. Außerdem kann Peer-Unterstützung als Ausdruck der Anerkennung des wertvollen Beitrags von Menschen mit Behinderungen

und Beeinträchtigungen in gesellschaftlichen Zusammenhängen verstanden werden (Wansing 2018).
Qualitativ-empirische Studien zeigen, dass Nutzer*innen von Peer-Unterstützung insbesondere einen erleichterten Vertrauensaufbau zu Peer-Unterstützer*innen wahrnehmen, da diese sich ihnen gegenüber mit ihren eigenen Erfahrungen und Lebensgeschichten öffnen und dadurch Anknüpfungspunkte und gemeinsame Bezugspunkte herstellen (Sokol & Fisher 2016). So entstehen Räume, in denen Nutzer*innen ebenfalls von sich erzählen können. Durch den geteilten Erfahrungshintergrund haben sie häufig nicht das Gefühl, sich gegenüber den Unterstützer*innen erklären und rechtfertigen zu müssen, sondern nehmen wahr, dass ihr Gegenüber nachvollziehen kann, was sie bewegt – weil es selbst ähnliche Situationen durchlebt hat (Schmid 2020). Darüber hinaus erleben Nutzer*innen Peer-Unterstützer*innen häufig als Role Models oder Vorbilder, die ihnen – »aus erster Hand« – Hoffnung und Zuversicht im Hinblick auf den eigenen Genesungsweg und die eigene Lebensgestaltung vermitteln (Bacher-Gneist 2016). Auch wenn quantitativ-repräsentative Studien zu Peer-Unterstützung aufgrund der erschwerten Vergleichbarkeit von heterogenen Ansätzen und kleinen Fallzahlen an vielen Stellen uneindeutig und teilweise nur schwer in Relation zueinander zu setzen sind (Lloyd-Evans u. a. 2014), deuten sich auch dort positive Effekte auf Nutzer*innen und die Realisierung von niedrigschwelligen Zugängen zu Unterstützungsangeboten an. Gleichzeitig zeigt sich eine hohe Zufriedenheit und Akzeptanz von Nutzer*innen mit den Angeboten von und der Interaktion mit Peer-Unterstützer*innen (Brauckmann u. a. 2017; Dennis 2003).
Dadurch, dass Peer-Unterstützer*innen selbst von bestimmten Themenstellungen betroffen sind oder waren und eigene Erfahrungen in der Position als Nutzer*in von Unterstützungsangeboten gemacht haben, können sie dazu beitragen, Dienste und Einrichtungen so weiterzuentwickeln und zu verändern, dass die Bedürfnisse und Interessen von Nutzer*innen im Vordergrund stehen und ihre Perspektiven gehört und anerkannt werden (Schmid 2020). Somit reichen Ansätze von Peer-Unterstützung über die Ebene der einzelnen Nutzer*innen hinaus und haben einen Einfluss auf die Versorgungsstrukturen, auf Umgangsweisen mit psychischer Beeinträchtigung und auf die Einstellungen und Haltungen anderer Akteur*innen – beispielsweise Mitarbeitende oder Leitungskräfte in institutionellen Kontexten und ohne eigene Betroffenheit (Hermes & Rösch 2019).
Peer-Ansätze sind heutzutage innerhalb des psychiatrischen Versorgungssystems und in Handlungsfeldern der Eingliederungshilfe zunehmend als

reguläre Angebote etabliert und mit anderen Einrichtungen und Diensten vernetzt – etwa in klinischen Kontexten, in Wohneinrichtungen, Werkstätten oder Beratungsstellen (Kieser & Kieser 2015). Im Bereich der Arbeitsvermittlung und Beschäftigungsförderung liegen demgegenüber bislang kaum Erkenntnisse vor und Ansätze von Peer-Unterstützung in deutschen Jobcentern stellen eine Innovation dar. Der vorliegende Sammelband widmet sich dieser Lücke sowohl auf theoretisch-konzeptioneller Ebene als auch in Form von Praxis- und Erfahrungsberichten in einem konkreten Umsetzungskontext.

Jobcenter können dabei als besonderes Handlungsfeld begriffen werden, das mit spezifischen Zielsetzungen, Paradigmen und Handlungslogiken einhergeht. Als Institutionen sind Jobcenter aus den Arbeitsmarktreformen zu Anfang der 2000er-Jahre hervorgegangen und vereinen in sich eine Versicherungslogik der damaligen Arbeitsämter und eine Wohlfahrtslogik der Sozialämter (Genz & Werner 2008). Für die Gruppe von Menschen, die länger als ein Jahr von Arbeitslosigkeit betroffen sind, sind sie sowohl für die Auszahlung der Grundsicherungsleistung in Form des Bürgergeldes zuständig als auch für Dienstleistungen zur Vermittlung in den Arbeitsmarkt und für sozialarbeiterische Unterstützungsleistungen (Kolbe 2012). Die Arbeit der Jobcenter ist stark geprägt vom Paradigma einer aktivierenden Arbeitsmarktpolitik (Kupka & Osiander 2016). Das bedeutet, dass die Eigenverantwortung von Menschen, die Unterstützungsleistungen in Anspruch nehmen, in den Mittelpunkt gerückt und durch Mitwirkungspflichten eingefordert wird (Kolbe 2010). Kooperieren Leistungsbeziehende nicht in der Form, wie es zwischen ihnen und den Mitarbeitenden vereinbart wurde, können Sanktionierungen in Form von Kürzungen bei den Auszahlungen verhängt werden (Götz u. a. 2010).

Menschen mit psychischen Beeinträchtigungen machen mit 30–40% einen hohen Anteil an den Leistungsberechtigten der Jobcenter aus (Deutscher Verein für Öffentliche und Private Fürsorge 2022; Schubert u. a. 2013). Ihr erhöhtes Risiko von Arbeitslosigkeit lässt sich einerseits auf selektive Effekte zurückführen, indem das Vorliegen bestimmter Symptome dazu führen kann, dass Menschen ihren Arbeitsplatz verlieren oder bei der Arbeitssuche mit besonderen Herausforderungen konfrontiert sind (Göckler & Rübner 2019). Andererseits kann im Sinne von kausalen Effekten davon ausgegangen werden, dass das Erleben von Arbeitslosigkeit als subjektiv belastender Faktor das Risiko, psychisch zu erkranken, erhöht (Stauder 2019). Empirische Studien verdeutlichen, dass Menschen mit psychischen Beeinträchtigungen häufig wenig von Fluktuationen am Arbeitsmarkt profitieren und somit von lang andauernder

Arbeitslosigkeit und den damit verbundenen Teilhabeeinschränkungen in unterschiedlichen Lebensbereichen betroffen sind (Wabnitz u. a. 2019).
Ein Blick auf die Beratungssituation in deutschen Jobcentern zeigt, dass Menschen mit psychischen Beeinträchtigungen aus unterschiedlichen Gründen häufig nicht die Unterstützungsbedingungen vorfinden, die sie bräuchten, um ihre Teilhabemöglichkeiten zu erweitern: Erstens zeigen empirische Studien, dass die Beratung häufig von einer starken Fokussierung auf die Vermittlung in den Arbeitsmarkt geprägt ist, wodurch individuelle und subjektorientierte Vorstellungen von Teilhabemöglichkeiten nur wenig Berücksichtigung finden (Bartelheimer 2017). Zweitens wird das Einbeziehen der persönlichen Lebenssituation und beeinträchtigungsbedingter Aspekte durch standardisierte Abläufe und festgelegte Elemente in der Fallbearbeitung erschwert (Hielsche & Ochs 2009). Drittens ist die Beratungsbeziehung zwischen Leistungsbeziehenden und Mitarbeitenden des Jobcenters durch deutliche Machtasymmetrien gekennzeichnet, die sich in den von den Leistungsbeziehenden wahrgenommenen geringen Handlungs- und Entscheidungsspielräumen und den präsenten Sanktionsmöglichkeiten zeigen (Heidig u. a. 2015). Jobcenter stellen sich in dieser Hinsicht als spezifischer, stark hierarchisierter Unterstützungskontext dar, in den viele Menschen mit psychischen Beeinträchtigungen (unfreiwillig) eingebunden sind. Behördliche Interaktionen werden dabei häufig nicht als unterstützend erlebt, sondern mit Druck, Stress und Angst assoziiert (Englert u. a. 2012).
An diesem Punkt setzt das Modellprojekt BEA (»Beraten – Ermutigen – Assistieren«) an, das über das Bundesministerium für Arbeit und Soziales (BMAS: Förderlinie rehapro 2019–2025) finanziert wurde. BEA erprobt durch die Einbeziehung von ehrenamtlichen Peer-Unterstützer*innen in den Organisationskontext der Jobcenter eine alternative Form des Zugangs zu Unterstützung und Beratung für Leistungsbeziehende mit psychischen Beeinträchtigungen und/oder Suchterfahrung. Ziel ist es, die behördlichen, als restriktiv empfundenen Strukturen aufzubrechen und die Betroffenenperspektive zu stärken und als handlungsleitende Perspektive in den Mittelpunkt zu rücken.
Die Beratungskonzeption im Projekt zeichnet sich insbesondere durch das Zusammenwirken von drei Akteursgruppen aus: Erstens handelt es sich dabei um die Projektteilnehmenden, die von einer psychischen Beeinträchtigung und/oder einer Suchterkrankung betroffen sind. Sie entscheiden sich freiwillig für eine Teilnahme an der Peer-Unterstützung und werden über einen Zeitraum von einem Jahr begleitet und unterstützt. Die zweite Gruppe stellen sogenannte Peer-Begleiter*innen (bzw. BEA-Begleiter*innen) dar. Sie verfügen

über eigene Erfahrungen mit psychischen Beeinträchtigungen und leisten auf dieser Basis Peer-Unterstützung. Formal sind sie als Ehrenamtliche mit Aufwandsentschädigung tätig und an einen gemeinnützigen Verein angebunden. Sie begleiten die Teilnehmenden im Eins-zu-eins-Kontakt in ihrem Alltag und handeln dabei jeweils aus, wie die Unterstützung ausgestaltet wird, welche Zielsetzungen bearbeitet werden und wer welche Zuständigkeit übernimmt. Als dritte Gruppe sind Mitarbeitende des Jobcenters (Prozessmanager*innen) an der Umsetzung des Ansatzes von Peer-Unterstützung beteiligt. Sie sind innerhalb der Organisation des Jobcenters für BEA zuständig und schaffen die notwendigen Rahmenbedingungen für die Umsetzung. Dazu zählen die Akquise von Peer-Begleiter*innen und Teilnehmenden, das »Matching« (im Sinne der Zuweisung) zwischen diesen beiden Personengruppen, die Schaffung und Nutzung von institutionellen Netzwerken und die Begleitung des Prozesses durch regelmäßige Gespräche in der Dreierkonstellation. Dabei handeln die drei Akteur*innen in den jeweiligen Konstellationen Zuständigkeiten, Verantwortlichkeiten und die Art der Zusammenarbeit aus. Das Konzept und das methodische Vorgehen der Motivierenden Gesprächsführung nach Miller und Rollnick (2015) waren im Projekt fest in die Beratungsprozesse integriert: Sowohl die Peer-Begleiter*innen als auch die Mitarbeitenden des Jobcenters wurden vorab geschult und konnten ihre Erfahrungen kontinuierlich reflektieren.

Die Erfahrungen mit diesem Peer-Unterstützungsansatz im Rahmen des Projekts BEA sind in diesem Sammelband aus ganz unterschiedlichen Perspektiven dokumentiert. Dazu gehören zunächst stärker theoretisch ausgerichtete Auseinandersetzungen mit Peer-Unterstützung, den besonderen Rahmenbedingungen im Handlungsfeld Jobcenter und mit theoretischen Bezügen zu Teilhabe und Selbstbestimmung. Darauf aufbauend erfolgt die Vorstellung der Beratungskonzeption des Projekts BEA mit ihren verschiedenen Elementen und zugrunde liegenden Annahmen. Daran anschließend kommen die unterschiedlichen Gruppen von Beteiligten an der direkten Umsetzung der Peer-Unterstützung in Form von Erfahrungsberichten zu Wort: sowohl Menschen, die das BEA-Projekt als Teilnehmende erlebt haben als auch Peer-Begleiter*innen und Mitarbeitende vom Jobcenter, die für die Umsetzung des Beratungsansatzes zuständig waren. Abschließend werden empirische Studienergebnisse aus der wissenschaftlichen Begleitforschung des Projekts BEA vorgestellt, die einen Einblick in die konkrete Ausgestaltung und die Herausforderungen und Chancen der Implementierung von Peer-Unterstützung im Jobcenter-Kontext geben.

Die Perspektivenvielfalt auf Peer-Unterstützung im Jobcenter ist ein besonderes Anliegen des vorliegenden Sammelbands. Durch die Beiträge der unterschiedlichen Beteiligten verweben sich Sichtweisen aus der Praxis und aus der eigenen Erfahrung mit wissenschaftlichen Perspektiven und lassen sich so in Bezug zu bestehenden Diskursen setzen. Nachfolgend werden die einzelnen Beiträge kurz skizziert. Die wissenschaftlich ausgerichteten Beiträge in diesem Band sind zum Großteil aus Fachvorträgen auf der Abschlusstagung des Projekts BEA am 13. Februar 2025 in Bielefeld hervorgegangen. Diese stand unter dem Titel »Betroffene beraten Betroffene im Jobcenter – Peer-Begleitung im SGB-II-Kontext«.

Kapitel 1 dieses Sammelbands widmet sich *theoretischen und konzeptionellen Perspektiven von Peer-Unterstützung*. In ihrem einführenden Beitrag betrachtet Klara Lammers das breite und heterogene Feld, das unter diesem Begriff verhandelt wird. Nach einer einführenden Begriffsdefinition und dem Nachzeichnen historischer Entwicklungslinien stellt sie eine Systematisierung von Ansätzen von Peer-Unterstützung anhand unterschiedlicher Strukturmerkmale vor, die eine Vergleichbarkeit, Einordnung und ein In-Bezug-Setzen unterschiedlicher Ansätze erleichtert und eine Orientierung in diesem vielfältigen und facettenreichen Handlungsfeld bietet. Ansätze von Peer-Unterstützung unterscheiden sich beispielsweise im Hinblick auf das Verhältnis zwischen Unterstützer*innen und zu Unterstützenden, in Bezug auf einbettende organisationale Kontexte und hinsichtlich der Qualifizierung und der Art des Tätigkeitsverhältnisses der Peer-Unterstützer*innen. Darüber hinaus können verschiedene Formen und Settings von Unterstützung differenziert werden, die jeweils mit unterschiedlichen Implikationen für die Beteiligten einhergehen.

Kapitel 2 nimmt die *Beratungspraxis in Jobcentern* aus theoretischen, konzeptionellen und methodischen Perspektiven in den Blick. Gudrun Dobslaw beschäftigt sich in ihrem Beitrag mit Fragen von Eigenverantwortung und Selbstbestimmung innerhalb der Jobcenter-Beratung. Ausgehend vom im SGB II zugrunde gelegten Verständnis von Eigenverantwortung analysiert sie mit Bezug auf die Selbstbestimmungstheorie (SDT) nach Deci und Ryan, inwieweit Beratungsprozesse im Jobcenter darauf ausgelegt sind, Eigenverantwortung und Selbstbestimmung der Ratsuchenden zu stärken oder eben auch nicht. Dabei zeigen sich deutliche Einschränkungen durch gesetzliche und organisationale Vorgaben und durch verengte Handlungs- und Entscheidungsspielräume von Klient*innen. Sie scheinen eher dazu zu führen, sich den von außen vorgegebenen Regeln und Vorgaben anzupassen, anstatt Selbstwirksamkeitserleben und Selbstbestimmung zu fördern.

Frank Unger zeigt in seinem Beitrag, dass die *Motivierende Gesprächsführung* hier ein zielführender Ansatz sein könnte, um Selbstbestimmung zu stärken. Unter der theoretischen Perspektive der Selbstbestimmungstheorie nach Deci und Ryan analysiert er die Potenziale dieses Beratungsansatzes in der Arbeit mit arbeitslosen Menschen – auch im Hinblick auf die Einbeziehung von Peer-Unterstützung. Es wird deutlich, dass der Fokus auf die Motivation und die Lebensperspektiven eines Menschen Selbstwirksamkeit und Eigenmotivation fördern kann. Das impliziert nicht nur methodisches Handeln auf der Grundlage dieses Konzepts, sondern erfordert auch eine entsprechende Haltung gegenüber den zu beratenden Personen, die auf Kooperation, Akzeptanz und Wertschätzung ausgerichtet ist.

Der Erfolg eines Beratungsformats steht und fällt allerdings in der Praxis mit seiner konzeptionellen Einbindung in organisationale Prozesse und Strukturen. Es braucht Handlungsspielräume, geeignete Rahmenbedingungen und qualifiziertes Personal, um Beratungsprozesse entsprechend umsetzen zu können. Letztlich braucht es auch die »Rückendeckung« durch Leitungskräfte, die sich immer wieder für eine nutzer*innenorientierte Handlungs- und Arbeitsweise starkmachen und die Mitarbeitenden darin unterstützen. *Case Management* als Handlungskonzept und Beratungsformat thematisiert diese Zusammenhänge explizit und integriert die Fallebene in die der Organisation und der Versorgungsregion – insbesondere mit Blick auf eine konsequente Nutzer*innenorientierung. Michael Monzer als zentraler Vertreter dieses Konzepts geht in seinem Beitrag auf das Zusammenspiel zwischen Organisation, Case-Management-Ansätzen und Peer-Unterstützung ein und zeigt die damit verbundenen Potenziale und Spannungsfelder in der Umsetzung auf. Dabei begreift er Case Management als Ansatz zur individuellen Begleitung komplexer Fallkonstellationen, der an unterschiedlichen Stellen Möglichkeiten für organisationales Lernen eröffnet. Die Einbindung von Peer-Unterstützer*innen kann in den unterschiedlichen Prozessphasen des Case Managements dazu beitragen, eine lebensweltorientierte, an den Klient*innen ausgerichtete Perspektive zu stärken und durch eine verlässliche Beziehungsgestaltung die Nachhaltigkeit der Hilfen zu unterstützen. Voraussetzung dafür ist, dass Organisationen bereit sind, etablierte Strukturen und Prozesse zu hinterfragen und anzupassen.

Mit dem *Modellprojekt BEA* (Beraten – Ermutigen – Assistieren) wurde genau das versucht, indem Peer-Unterstützung im Jobcenter modellhaft eingeführt wurde. Der Beratungsansatz, der »im Doing« gemeinsam entwickelt und wissenschaftlich evaluiert wurde, steht in Kapitel 3 im Vordergrund. Barbara

Meinert, Thomas Stock und Gudrun Dobslaw stellen das Konzept und den Entstehungsprozess dieser Konzeption vor. Der Befähigungsansatz (Capability Appraoch, CA), der von Jutta Henke und Peter Bartelheimer auf den Kontext Jobcenter übertragen wurde, bildet die konzeptionelle Grundlage für die Beratungskonzeption und die Reflexion beraterischen Handelns im Rahmen des Projekts.

Ob das gelungen ist, diskutieren Peter Bartelheimer und Jutta Henke in ihrem Beitrag. Sie unterziehen die Konzeption des BEA-Projekts einem »Theoriecheck«, indem sie eine theoretische Perspektive auf *Teilhabe* einnehmen und davon ausgehend analysieren, inwiefern die im Projekt formulierten Teilhabeziele dazu passen, was im wissenschaftlichen Diskurs unter Teilhabe verstanden wird. Dabei kommen sie zu dem Schluss, dass durch die Peer-Unterstützung und die auf die Teilnehmenden ausgerichteten Herangehensweisen im Projekt an unterschiedlichen Stellen Potenziale für die Erweiterung von Teilhabechancen identifiziert werden können.

Zu Wort kommen müssen bei einer solchen kritischen Betrachtung aber auch die Beteiligten selbst. Kapitel 4 beinhaltet die Perspektiven der unterschiedlichen Beteiligten auf Peer-Unterstützung im Jobcenter. Zunächst sind das Menschen, die die Peer-Begleitung im Projekt BEA als *Teilnehmende* erlebt haben. In persönlichen Berichten schildern Irina S., Heinz-Alexander D., Michael O., Melanie A. und drei weitere Teilnehmende ihre Erfahrungen und geben so einen vertieften Einblick, wie sie die Peer-Unterstützung empfunden haben und welche Auswirkungen sie im Hinblick auf ihre persönliche Lebens- und Teilhabesituation wahrnehmen.

Als zweite Erfahrungsperspektive beleuchten drei *BEA-Begleiterinnen* aus dem Projekt ihre persönlichen Erfahrungen. Brigitte Haas, Myriam O. und Simone T. schildern in ihren Beiträgen ihren Weg zur Tätigkeit, ihr Erleben von Unterstützungsprozessen mit den Teilnehmenden und die Auswirkungen, die die Tätigkeit als BEA-Begleiterin auf ihre persönliche Lebenssituation hatte. Die Konzeption der Peer-Begleitung wird so auf einer ganz praktischen Ebene greifbar und verstehbar.

Daran anschließend berichten *Mitarbeitende des Jobcenters* von ihrer Tätigkeit im Modellprojekt und den Besonderheiten, die für sie mit der Implementierung von Peer-Unterstützung einhergehen. So setzt sich Prozessmanagerin Sarah-Romina Becker mit den Unterschieden, die sich aus Praxisperspektive in Relation zum regulären Beratungssetting des Jobcenters ergeben, auseinander und schildert die daraus entstehenden Veränderungen in Haltung, Arbeitsweisen und Strukturen im Peer-Ansatz. Sina-Pauline Bode und Dörte

Roschinski reflektieren auf Basis ihrer Erfahrungen als Prozessmanagerinnen die Wahrnehmung von Veränderungen und Fortschritten in konkreten Unterstützungsprozessen anhand von anonymisierten Fallbeispielen von Teilnehmenden und stellen die Bedeutung einer kleinschrittigen, auf Anerkennung und Sichtbarmachung ausgerichteten Herangehensweise heraus.
Im abschließenden Beitrag der Erfahrungsberichte stellen Martin Schultz und Sebastian Hesse ein weiteres Modellprojekt zur Implementierung von Peer-Unterstützung im Kontext von Jobcentern vor. Ebenfalls im Rahmen der Förderlinie rehapro wird seit 2020 im Jobcenter *Berlin-Lichtenberg die Lichtenberger Initiative für Gesundheit und Arbeit (L.IGA)* erprobt. Peer-Beratung durch einen EX-IN-Genesungsbegleiter*innen ist dabei eins von zwei zentralen Elementen – neben dem Einsatz von Tandems aus einer Integrationsfachkraft und einer Fachkraft aus der Sozialen Arbeit für die Betreuung von Langzeitarbeitslosen mit psychischen Beeinträchtigungen. Martin Schultz berichtet im Beitrag von seinen Erfahrungen als angestellter Peer-Berater im Jobcenter Berlin-Lichtenberg. Ergänzend dazu gibt Sebastian Hesse einen Einblick in seine Zeit als Praktikant in der L.IGA im Rahmen seiner EX-IN-Ausbildung.
Die Erfahrungsberichte der beteiligten Akteur*innen werden in Kapitel 5 ergänzt durch drei empirische Studien aus dem Projektkontext von BEA. Nadejda Burow untersucht, inwiefern sich eine *Teilhabeorientierung in den Beratungsgesprächen im Jobcenter* wiederfindet. In ihrer konversationsanalytischen Auswertung von sogenannten Teilhabegesprächen zwischen Prozessmanager*innen und Teilnehmer*innen des Projekts geht sie der Frage nach, wie sich Teilhabe in der Interaktion realisiert. Konzeptionell orientiert sich die Studie an ethnomethodologischer Forschung, bei der davon ausgegangen wird, dass sich Teilhabe interaktiv konstituiert und deshalb als ko-konstruktiver Prozess und als Produkt dieses Prozesses verstanden werden muss. Ob und wie das gelingt, hängt von grundlegenden Merkmalen des Beratungssettings und des Beratungshandelns ab.
Die *Perspektive der Peer-Unterstützer*innen auf ihre Tätigkeit* greift Klara Lammers in Form einer qualitativen Studie im Forschungsstil der Grounded-Theory-Methodologie auf. Der zentrale inhaltliche Fokus liegt dabei auf der Beziehungsgestaltung zwischen Peer-Unterstützer*innen und den Teilnehmenden. Auf Basis von Einzelinterviews und Gruppendiskussionen kann aufgezeigt werden, dass sich diese Beziehung als komplex verstehen lässt, da sie an unterschiedlichen Stellen mit inhärenten Spannungsfeldern und Widersprüchlichkeiten behaftet ist, mit denen Peer-Unterstützer*innen in der praktischen Tätigkeit einen Umgang finden müssen. Durch ein In-Bezug-Setzen

zum Diskurs um professionelle Beziehungsgestaltung werden die Spezifika der Peer-Beziehung herausgearbeitet und formuliert.
Die *Perspektive der Mitarbeitenden des Jobcenters und der Organisation* an sich bildet den Fokus der qualitativ-empirischen Untersuchung von Johannes Wegner. Auf Basis von Interviews und Fokusgruppendiskussionen mit Mitarbeitenden und Führungskräften rekonstruiert er, wie sich Abläufe und Strukturen innerhalb der bürokratischen Organisation der Jobcenter durch die Implementierung von Peer-Unterstützung verändern. Dabei zeigt sich, dass die Arbeit im Prozessmanagement von einer Kombination aus vorgegebenen Strukturelementen und einem flexiblen, an den Teilnehmenden orientierten Vorgehen gekennzeichnet ist.
Im abschließenden sechsten Kapitel folgt ein *Rück- und Ausblick* auf übergeordnete Aspekte und Fragestellungen zum Themenfeld Peer-Unterstützung im Jobcenter. Mit Blick auf das Projekt BEA setzen sich Marc-Sebastian Alex und Barbara Meinert vom Jobcenter Bielefeld mit weiterführenden Fragen auseinander: Welche Erkenntnisse können festgehalten werden und wie können Ansätze zur Verstetigung aussehen? Hierbei werden auch konkrete Herausforderungen in der praktischen Umsetzung adressiert und mit Umgangsstrategien in Verbindung gesetzt, die sich in der Praxis bewährt haben.

Literatur

Bacher-Gneist, C. (2016): Der Peer-Ansatz in der niederschwelligen Suchtberatung. Erfahrungen aus dem Bereich Arbeitsmarktpolitik. In: Psychologie & Gesellschaftskritik 40 (4), S. 49–59.

Bartelheimer, P. (2017): Beratung als Arbeitsmarktdienstleistung – Konzepte und Zugänge zu wirkungsorientierter Evaluation. In: Schober, K.; Langner, J. (Hrsg.): Wirksamkeit der Beratung in Bildung, Beruf und Beschäftigung. Beiträge zur Wirkungsforschung und Evidenzbasierung. S. 137–149. Bielefeld: wbv.

Brauckmann, J.; Heimer, A.; Jordan, M.; Maetzel, J.; Schreiner, M.; Wansing, G. (2017): Evaluation von Peer Counseling im Rheinland. Endbericht. Berlin u. a.: Landschaftsverband Rheinland. https://www.lvr.de/media/wwwlvrde/soziales/menschenmitbehinderung/1_dokumente/peer_counseling/170717_Peer_Counseling_Endbericht.pdf (06.10.2025)

Campos, F. A. L.; de Sousa, A. R. P.; Da Rodrigues, V. P. C.; Da Marques, A. J. P. S.; Da Dores, A. A. M. R.; Queirós, C. M. L. (2014): Peer support for people with mental illness. In: Revista de Psiquiatria Clínica 41 (2), S. 49–55.

Dennis, C.-L. (2003): The effect of peer support on postpartum depression: a pilot randomized controlled trial. In: Canadian journal of psychiatry 48 (2), S. 115–124.

Deutscher Verein für Öffentliche und Private Fürsorge (2022): Empfehlungen des Deutschen Vereins für öffentliche und private Fürsorge e. V. zur Unterstützung von Personen mit psychischen Beeinträchtigungen und psychischen Erkrankungen in der Grundsicherung für Arbeitsuchende (SGB II). Berlin.

Englert, K.; Sondermann, A.; Lackner, M.; Plambeck, J. (2012): Respekt – Fehlanzeige? Erfahrungen von Leistungsberechtigten mit Jobcentern in Hamburg. Ergebnisse einer qualitativen Untersuchung. https://www.diakonie-hamburg.de/export/sites/diakonie/.galleries/downloads/Fachbereiche/ME/Respekt-Fehlanzeige_Studie-Jobcenter-Hamburg.pdf (30.01.2026)

Genz, H.; Werner, W. (2008): Job-Center und Fallmanagement. Herzstücke der Arbeitsmarktreformen. In: Egle, F.; Nagy, M. (Hrsg.): Arbeitsmarktintegration. Grundsicherung – Fallmanagement – Zeitarbeit – Arbeitsvermittlung. S. 173–159. 2. Aufl. Wiesbaden: Gabler.

Göckler, R.; Rübner, M. (2019): Beschäftigungsorientiertes Fallmanagement. Betreuung und Vermittlung in der Grundsicherung für Arbeitsuchende (SGB II) – Case Management in der Praxis. 6. Aufl. Regensburg: Walhalla.

Götz, S.; Ludwig-Mayerhofer, W.; Schreyer, F. (2010): Sanktionen im SGB II. Unter dem Existenzminimum. IAB-Kurzbericht Nr. 10. Nürnberg. https://doku.iab.de/kurzber/2010/kb1010.pdf (06.10.2025)

Heidig, J.; Schmidt, M.; Jäkel, I.; Zips, B. (2015): Gesprächsführung im Jobcenter: Die Kunst, wirksam zu beraten und gesund zu bleiben. Motivation, Burnout, Selbstsorge. Bergisch Gladbach: EHP Verlag.

Hermes, G.; Rösch, M. (2019): Expertinnen und Experten aus eigener Erfahrung: Peer Counseling und die Ergänzende Unabhängige Teilhabeberatung (EUTB). In: Archiv für Wissenschaft und Praxis der Sozialen Arbeit 50 (1), S. 64–71.

Hielscher, V.; Ochs, P. (2009): Arbeitslose als Kunden? Beratungsgespräche in der Arbeitsvermittlung zwischen Druck und Dialog. Baden-Baden: Nomos.

Jordan, M.; Wansing, G. (2016): Peer Counseling: Eine unabhängige Beratungsform von und für Menschen mit Beeinträchtigungen. Teil 1: Konzept und Umsetzung. https://www.reha-recht.de/fileadmin/user_upload/RehaRecht/Diskussionsforen/Forum_D/2016/D32-2016_Peer_Counseling_Teil_1_Konzept_und_Umsetzung.pdf (30.01.2026) (06.10.2025)

Kieser, L.; Kieser, C. (2015): Genesungsbegleiter in der psychiatrischen Versorgung. Zwischen Selbsthilfe, Teilhabe und neuen Anforderungen. In: Psychotherapie im Dialog 16 (3), S. 81–84.

Kolbe, C. (2012): Irritationen im Zwangskontext – Interaktionen im SGB II. In: WSI-Mitteilungen 65 (3), S. 198–205.

Kolbe, C. (2010): Geforderte Aktivierer. Fachkräfte im SGB II zwischen Ansprüchen und Bewältigungen. Frankfurt a. M.: Fachhochschulverlag.

Kupka, P.; Osiander, C. (2016): Activation »Made in Germany«: Welfare-to-Work Services under the »Social Code II«. In: Van Berkel, R.; Caswell, D.; Kupka, P.; Larsen, F. (Hrsg.): Frontline Delivery of Welfare-to-Work Policies in Europe. Activating the Unemployed. S. 88–106. London: Taylor and Francis.

Lanquentin, N. (2017): Peer Counseling. Über Chancen und Grenzen des Peer-Effekts. In: Gebrande, J.; Melter, C.; Bliemetsrieder, S. (Hrsg.): Kritisch ambitionierte Soziale Arbeit. Intersektional praxeologische Perspektiven. S. 119–132. Weinheim, Basel: Beltz Juventa.

Lloyd-Evans, B.; Mayo-Wilson, E.; Harrison, B.; Istead, H.; Brown, E.; Pilling, S.; Johnson, S.; Kendall, T. (2014): A systematic review and meta-analysis of randomised controlled trials of peer support for people with severe mental illness. In: BMC Psychiatry 39 (14), S. 1–12.

Mahlke, C. I.; Priebe, S.; Heumann, K.; Daubmann, A.; Wegscheider, K.; Bock, T. (2017): Effectiveness of one-to-one peer support for patients with severe mental illness – a randomised controlled trial. In: European Psychiatry 42, S. 103–110.

Miller, R. M.; Rollnick, S. (2015): Motivierende Gesprächsführung. 3. Aufl. Freiburg: Lambertus.

Schmid, C. (2020): Ver-rückte Expertisen. Ethnografische Perspektiven auf Genesungsbegleitung. Bielefeld: transcript.

Schubert, M.; Parthier, K.; Kupka, P.; Krüger, U.; Holke, J.; Fuchs, P. (2013): Menschen mit psychischen Störungen im SGB II. http://doku.iab.de/forschungsbericht/2013/fb1213.pdf (06.10.2025)

Sokol, R.; Fisher, E. (2016): Peer Support for the Hardly Reached: A Systematic Review. In: American Journal of Public Health 106 (7), S. 1–8.
Solomon, P. (2004): Peer support/peer provided services underlying processes, benefits, and critical ingredients. In: Psychiatric rehabilitation journal 27 (4), S. 392–401.
Stauder, J. (2019): Unemployment, unemployment duration, and health: selection or causation? In: The European journal of health economics 20 (1), S. 59–73.
Wabnitz, P.; Hemkendreis, B.; Ostermann, S.; Kronmüller, K.-T.; Erdsiek, R.; Nienaber, A. (2019): Gesundheitscoach – Niedrigschwellige Begleitung von psychisch belasteten Arbeitslosengeld-II-Empfängern: Darstellung des Gütersloher Pilotprojekts. In: Gesundheitswesen 81 (4), S. e93–e100.
Wansing, G. (2018): Beratung auf Augenhöhe – Welche Bedingungen braucht Peer-Counseling? In: Dobslaw, G. (Hrsg.): Partizipation – Teilhabe – Mitgestaltung: interdisziplinäre Zugänge. S. 143–162. Opladen u. a.: Budrich.

1 Theoretische und konzeptionelle Grundlagen von Peer-Unterstützung

Peer-Unterstützung – ein weites Feld

Klara Lammers

Angefangen bei Peer-Groups im Jugendalter über Peer-Learning in der Hochschule bis hin zu Peer Counseling in der Beratungsstelle – der Peer-Begriff taucht in den letzten Jahren und Jahrzehnten gehäuft in unterschiedlichen psychosozialen Kontexten auf, um bestimmte Formen von Unterstützung, Angeboten und Beziehungen zu bezeichnen. Allein die aufgezählten Beispiele machen deutlich, wie breit und in unterschiedlichen Facetten der Begriff gebraucht wird. Ziel des vorliegenden Beitrages ist deshalb eine grundlegende Einführung in diese Thematik. Dazu erfolgt zunächst eine begriffliche Klärung und es werden zentrale Merkmale von Peer-Ansätzen in den Blick genommen. Nach einer kurzen Skizzierung von historischen Entwicklungslinien bildet dann eine Systematisierung von Strukturmerkmalen das Kernstück des Beitrages. Anhand von sieben Merkmalen wird eine Möglichkeit vorgeschlagen, Peer-Ansätze zu klassifizieren und somit eine Einordnung und Vergleichbarkeit herzustellen.

Das Wort »Peer« stammt aus dem Englischen (bzw. dem Altfranzösischen »per«) und kann wörtlich übersetzt werden als Gleiche*r, Gleichgesinnte*r oder Gleichrangige*r. Dementsprechend können Menschen als Peers bezeichnet werden, die sich anhand eines bestimmten Merkmals gleichen oder ähnlich sind (Rohr u. a. 2016). Dabei kann es sich um ganz unterschiedliche Aspekte handeln – beispielsweise ein gemeinsames Lebensalter, die Zugehörigkeit zu einer bestimmten Statusgruppe oder auch geteilte Erfahrungen spezifischer Lebensereignisse oder -situationen (Breidenstein 2008; Egloff 2020; Bartone u. a. 2019). Im Kontext psychischer Beeinträchtigung geht mit dem Peer-Begriff die Annahme einher, dass Menschen im Durchleben oder Bewältigen von Krisen und Beeinträchtigungen eine bestimmte Expertise und Kompetenz erlangen, die sie in der Unterstützung von anderen betroffenen Personen nutzen können (Mead u. a. 2001). Peer-Unterstützung bezeichnet dementsprechend Angebote,

bei denen die Personen, die die Unterstützung leisten, selbst die Erfahrung einer psychischen Beeinträchtigung gemacht haben (Solomon 2004).
Mit dieser Form von Unterstützung gehen bestimmte Annahmen und Charakteristika einher. Erstens wird davon ausgegangen, dass der Vertrauensaufbau zwischen den beteiligten Personen dadurch erleichtert ist, dass Peer-Unterstützer*innen ihre eigenen Erfahrungen in die Beziehung mit einbringen und dadurch Räume für Nutzer*innen eröffnen, von sich zu erzählen und gegebenenfalls auch über intimere und schambehaftete Themen zu sprechen (Bacher-Gneist 2016). Zweitens ermöglicht das Teilen von als ähnlich erlebten Erfahrungen ein gegenseitiges Verständnis, das auf dem – auch emotionalen – Nachvollziehen des Erlebten durch eigenes Durchleben beruht. Nutzer*innen von Peer-Unterstützung berichten, dass es einen wichtigen Unterschied in der Beziehungsgestaltung macht, dass sie das Gefühl haben, sich ihrem Gegenüber nicht erklären zu müssen, sondern dass Peer-Unterstützer*innen sie aus ihrer eigenen Erfahrung heraus verstehen können – anders als bei Unterstützungsformen, bei denen die unterstützenden Personen nicht selbst betroffen sind (Davidson u. a. 2012). Drittens werden Peer-Unterstützer*innen als Vorbilder oder Role Models im Hinblick auf den Umgang und die Bewältigung von psychischer Beeinträchtigung wahrgenommen und verkörpern durch ihren eigenen Genesungsweg Hoffnung und Zuversicht (Schmid 2020). Im Rahmen von empirischer Forschung können an bestimmten Stellen positive Effekte von Peer-Unterstützung im Hinblick auf spezifische Parameter, die mit Erkrankung und Beeinträchtigung in Zusammenhang stehen, festgestellt werden. Dazu zählen eine Reduktion von stationären Klinikaufnahmen (Sledge u. a. 2011), eine gesteigerte Selbstwirksamkeit (Burke u. a. 2019) und die Verringerung von erkrankungsbezogenen Symptomen bei Menschen, die Angebote von Peer-Unterstützung in Anspruch genommen haben (Dennis 2003).
Geschichtlich kann die Entwicklung von Peer-Ansätzen eng verzahnt mit der Entstehung von Selbsthilfeinitiativen und sozialen Bewegungen betrachtet werden. Dabei handelt es sich um Zusammenschlüsse von Menschen, die von ähnlichen Themen- und Problemstellungen betroffen sind und sich gemeinsam unterstützen, ihre Erfahrungen teilen und ihre Interessen artikulieren und vertreten (Wohlfahrt 2009). Somit geht es einerseits um eine pragmatische Problembewältigung im Kontakt mit anderen Menschen in ähnlichen Lebenssituationen und um den Austausch in einem als sicher erlebten Raum, in dem auch über potenziell intime und schambehaftete Aspekte gesprochen werden kann (Thiel 2017). Andererseits beinhaltet diese Entwicklung immer wieder auch eine politische Dimension – in dem Sinne, dass Zusammenschlüsse der

Vertretung und Durchsetzung von Rechten und Interessen von bestimmten Personengruppen dienen, die in unterschiedlicher Hinsicht vorher kein Gehör fanden (Kofahl u. a. 2016). Ab der zweiten Hälfte des 20. Jahrhunderts kann in Deutschland eine Veränderung im Verhältnis zum bestehenden Versorgungssystem nachgezeichnet werden: In den 1970er- und 1980er-Jahren waren Selbsthilfe und soziale Bewegungen stark von einem Selbstverständnis als Gegenmacht geleitet, was sich in einer Kritik an entwürdigenden und repressiven Praktiken in Einrichtungen und an »Expert*innenfantasien« von Fachkräften ausdrückte (Trojan & Koch-Gromus 2019). In der Konsequenz war das Verhältnis von Konkurrenz und Ablehnung von Kooperationen geprägt. Das wandelte sich in den darauffolgenden Jahrzehnten, indem die besondere Expertise von Selbsthilfe zunehmend anerkannt und gefördert wurde, was sich auch darin äußerte, dass Angebote von Selbst-Betroffenen zunehmend in institutionelle Kontexte eingebunden und somit regulärer Teil der Versorgungslandschaft wurden (Kurlemann & Müller-Baron 2013). In diese Entwicklung kann die Beschäftigung von Peer-Unterstützer*innen in bestimmten Organisationen und Handlungsfeldern eingebettet werden. Vornehmlich englischsprachige Länder wie das Vereinigte Königreich, die USA, Australien und Neuseeland nehmen bei der Implementation von Peer-Ansätzen als Teil der Regelversorgung eine Vorreiterrolle ein (Mahlke u. a. 2015). Mittlerweile kann jedoch auch in Deutschland eine zunehmende Umsetzung von Peer-Unterstützung in unterschiedlichen Kontexten nachgezeichnet werden, die sich in rechtlichen und konzeptionellen Regelungen niederschlägt. Dazu zählen Stellen der Ergänzenden unabhängigen Teilhabeberatung (EUTB) als verstetigtes Angebot im SGB IX (Heimer u. a. 2023), die Sollbestimmung zur Beschäftigung von Genesungsbegleiter*innen in stationären Einrichtungen der Psychiatrie und Psychosomatik des Gemeinsamen Bundesausschusses (G-BA 2025) und der Verweis auf Peer-Unterstützung in der S3-Praxisleitlinie »Psychosoziale Therapien bei schweren psychischen Erkrankungen« der Deutschen Gesellschaft für Psychiatrie und Psychotherapie, Psychosomatik und Nervenheilkunde (DGPPN 2025). Besonders verbreitet und etabliert sind Ansätze von Peer-Unterstützung mittlerweile im psychiatrischen Bereich, in der Eingliederungshilfe und in der Teilhabeberatung. Im Handlungsfeld Beschäftigungsförderung und Arbeitsvermittlung dagegen gibt es bislang sowohl auf praktischer Umsetzungsebene als auch hinsichtlich empirischer Forschung kaum Erfahrungen und Erkenntnisse. An dieser Stelle setzt der vorliegende Sammelband an und trägt dazu bei, diese Lücke durch Erkenntnisse aus Modellprojekten im Kontext deutscher Jobcenter zu füllen.

Systematisierung von Peer-Ansätzen

Um den vorliegenden spezifischen Kontext einzuordnen und um eine Vergleichbarkeit und ein In-Bezug-Setzen zu anderen Settings und Formen von Peer-Unterstützung zu ermöglichen, ist es hilfreich, das weite Feld, das unter dem Begriff Peer-Unterstützung verhandelt wird, mithilfe einer Systematisierung von Strukturmerkmalen zu ordnen. Dabei wird nachfolgend auf Klassifizierungsversuche von Solomon (2004) und Repper (2013) zurückgegriffen, die durch eine kategorienbildende induktive Analyse von 24 empirischen Studien aus den Jahren 2003 bis 2022 zu unterschiedlichen Settings von Peer-Unterstützung erweitert werden. Die Einteilung erhebt keinen Anspruch auf Vollständigkeit, sondern stellt eine Möglichkeit unter vielen dar, eine systematisierende Perspektive auf das weite Spektrum von Peer-Ansätzen einzunehmen. Insgesamt werden sieben Strukturmerkmale betrachtet, die in der nachstehenden Grafik abgebildet sind. Dabei handelt es sich um eine leicht gekürzte Version der in Lammers (2025) vorgestellten Systematisierung.

Abb. 1.1: Systematisierung von Peer-Ansätzen anhand von Strukturmerkmalen (eigene Darstellung)

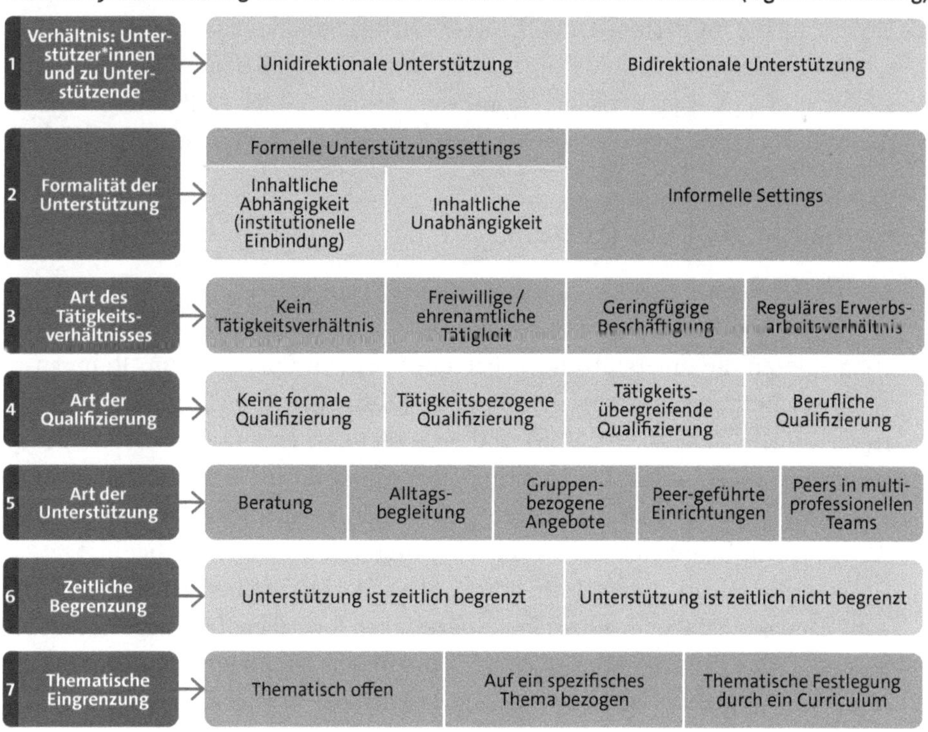

Verhältnis von Unterstützer*innen und zu Unterstützenden

Ein erstes zentrales Unterscheidungsmerkmal von Peer-Unterstützungsansätzen liegt im Verhältnis zwischen den Unterstützenden und den Unterstützten. Dabei kann unterschieden werden zwischen bidirektionalen Formen auf der einen und unidirektionalen Formen auf der anderen Seite. Bidirektionale Unterstützungsansätze zeichnen sich dadurch aus, dass keine Differenzierung zwischen den Personen, die Unterstützung leisten, und denen, die sie empfangen, vorgenommen wird, sondern dass alle gleichzeitig Unterstützer*innen und Empfänger*innen von Unterstützung sind (Schmid 2020). In solchen Ansätzen erfolgt Unterstützung auf der Grundlage gegenseitiger Hilfe von Personen, die ähnliche Erfahrungen oder Herausforderungen teilen, wie etwa in Selbsthilfegruppen oder bei auf Gegenseitigkeit ausgerichteten Formen von Internet-Peer-Support. Demgegenüber kann bei unidirektionalen Unterstützungsformen klar unterschieden werden zwischen den Unterstützenden und den Unterstützten. Die Unterstützenden bringen in der Regel eine spezifische Expertise mit, die aus eigenen Erfahrungen oder der Bewältigung spezifischer Herausforderungen resultiert (Bartone u. a. 2019). Sie leisten auf dieser Basis Unterstützung für Personen, die sich in ähnlichen Situationen befinden wie sie selbst. Beispiele hierfür sind Peer-Berater*innen in EUTB oder Genesungsbegleiter*innen in psychiatrischen Kontexten, die die EX-IN-Ausbildung (»Experienced Involvement«) absolviert haben (Sielaff & Utschakowski 2016).

Formalität der Unterstützung

Des Weiteren kann zwischen informellen und formellen Peer-Unterstützungssettings unterschieden werden. Bei informellen Formen von Peer-Unterstützung agieren die unterstützenden Personen als Privatpersonen im Rahmen von zwischenmenschlichen Beziehungen (z. B. als Freund*in, Bekannte*r, Angehörige*r oder Nachbar*in) und sind nicht an eine Organisation oder Institution angebunden. Lanquentin betont, dass »diese Unterstützung nicht zwangsweise bewusst als solche wahrgenommen werden muss bzw. dass sich die einzelnen Beteiligten ihrer Rolle als Unterstützende nicht unbedingt bewusst sein müssen« (Lanquentin 2017, S. 120). Demgegenüber stehen Formen von Peer-Unterstützung, die in einen spezifischen formellen Rahmen eingebettet sind. Dabei handelt es sich typischerweise um die Anbindung an eine Organisation – beispielsweise an einen Träger, einen Verein oder eine Einrichtung (Brauckmann u. a. 2017; Gillard u. a. 2015). Peer-Unterstützer*innen agieren im Fall von formeller Peer-Unterstützung in einer bestimmten Funktion, die mehr oder weniger stark von der Einbindung in die jeweiligen Organisationen und deren Kontexte beeinflusst und gerahmt wird.

Art des Tätigkeitsverhältnisses

Die Art des Tätigkeitsverhältnisses bildet ein viertes Strukturmerkmal, anhand dessen Ansätze von Peer-Unterstützung unterschieden werden können. Nachfolgend werden vier unterschiedliche Formen von Tätigkeitsverhältnissen von Peer-Unterstützer*innen herausgearbeitet – ohne Anspruch auf Vollständigkeit. Den ersten Typ bilden Ansätze, bei denen Peer-Unterstützung nicht in ein Tätigkeitsverhältnis eingebunden ist. Das trifft zu auf sämtliche Formen informeller Peer-Unterstützung und auf Formen von bidirektionaler Unterstützung, bei denen nicht zwischen Unterstützer*innen und zu Unterstützenden unterschieden wird, da alle Beteiligten beide Rollen gleichzeitig innehaben (Kaplan u. a. 2011). Freiwillige, ehrenamtliche Tätigkeiten stellen eine zweite Form der Beschäftigung von Peer-Unterstützer*innen dar – typischerweise in Vereinen, sozialen Initiativen oder Beratungsstellen (Bacher-Gneist 2016). Dabei variieren die Tätigkeitsbedingungen sowohl auf einer organisatorischen als auch auf einer konzeptionellen Ebene. Als dritte Form von Tätigkeitsverhältnissen bei Peer-Ansätzen können geringfügige nebenberufliche Beschäftigungsverhältnisse oder auch Arbeit auf Honorarbasis genannt werden. Diese können sowohl dauerhaft bestehen als auch als Übergangsmöglichkeit in sozialversicherungspflichtige Beschäftigungsverhältnisse genutzt werden (Davidson u. a. 2012). Letztere bilden die vierte Form von Tätigkeitsverhältnissen im Rahmen von Peer-Unterstützung und kommen als Vollzeit- und als Teilzeitstellen vor. Typische Organisationen, in denen Peer-Unterstützer*innen als angestellte Mitarbeitende beschäftigt werden, sind psychiatrische Einrichtungen, sonstige Einrichtungen im Sozial- und Gesundheitswesen und Beratungsstellen (Brauckmann u. a. 2017). Dabei kann differenziert werden zwischen Settings, in denen für Peer-Unterstützer*innen – ausgerichtet auf ihre Betroffenenexpertise – spezifische Aufgabenbeschreibungen vorliegen, die sich von Mitarbeitenden anderer Berufsgruppen unterscheiden (Sledge u. a. 2011). Demgegenüber stehen Konstellationen, in denen Peer-Unterstützer*innen die gleichen Aufgaben obliegen wie den anderen Mitgliedern eines multiprofessionellen Teams. Die Besonderheit ihrer Erfahrungsexpertise kommt dann im individuellen Kontakt mit den Nutzer*innen zum Tragen und ist nicht in der Stellenbeschreibung verankert (Moran u. a. 2013).

Art der Qualifizierung

Teilweise zusammenhängend mit der Art des Tätigkeitsverhältnisses unterscheiden sich Peer-Ansätze in der Form der Qualifikation der Peer-Unterstützer*innen, die für die Tätigkeit vorausgesetzt wird. Es können erneut vier Ausprägungen unterschieden werden, denen gemeinsam ist, dass eigene Erfahrungen aus der Betroffenenperspektive die Basis für die Expertise von Peer-Unterstützer*innen bilden. Bei Angeboten gegenseitiger Unterstützung oder Ansätzen von stärker informeller Peer-Unterstützung erfolgt darüber hinaus meist keine Form einer formalen Qualifizierung. Die Qualifikation der Peer-Unterstützer*innen besteht in diesen Fällen allein in ihrer durch eigene Erfahrungen gewonnenen Expertise, die im Kontakt mit anderen Betroffenen zum Tragen kommt (Robinson u. a. 2015). Davon abgegrenzt werden können auf eine konkrete Tätigkeit bezogene Formen von Qualifizierung. Peer-Unterstützer*innen werden dabei im Hinblick auf eine bestimmte Tätigkeit in einem spezifischen Handlungsfeld und organisatorischen Setting geschult. In der Studie von Dennis (2003) werden beispielsweise Frauen qualifiziert, die Erfahrungen mit einer postpartalen Depression gemacht haben, um andere Mütter in dieser konkreten Situation zu unterstützen. Durch die spezifische Ausrichtung ermöglicht diese Qualifizierung nicht ohne Weiteres eine Tätigkeit in einem anderen Bereich von Peer-Unterstützung. Davon abgegrenzt existieren drittens Qualifizierungsprogramme für Peer-Ansätze, die eine Qualifizierung und Zertifizierung unabhängig von bestimmten Einsatzstellen ermöglichen. Im deutschsprachigen Raum zählen dazu die bereits erwähnte EX-IN-Ausbildung (Sielaff & Utschakowski 2016) oder die Qualifikation »Peer Counseling« der Interessenvertretung Selbstbestimmt Leben in Deutschland e. V. (ISL) (Brauckmann u. a. 2017).

Diese standardisierten Ausbildungsprogramme und einheitlichen Zertifizierungen ermöglichen Menschen eine anerkannte Tätigkeit als Peer-Begleiter*in, die nicht auf einen bestimmten Kontext begrenzt ist, sondern die von unterschiedlichen Einrichtungen anerkannt wird. Formale berufliche Qualifikationen stellen die vierte hier betrachtete Form der Qualifizierung von Peer-Unterstützer*innen dar – etwa in Form einer Berufsausbildung in einem psychosozialen Handlungsfeld oder einem Studium (z. B. im Bereich von Beratung oder Sozialer Arbeit). Grundmerkmal dieser Ausprägung ist es, dass Menschen mit einem eigenen Erfahrungs- oder Beeinträchtigungshintergrund die darauf basierenden Erkenntnisse in der Unterstützung anderer Menschen nutzen und durch fachliches und professionsspezifisches Wissen ergänzen (Heimer u. a. 2023). Inwieweit sie in ihrer Tätigkeit primär die Rolle eines*einer Peer-Unterstützer*in (in Abgrenzung zu einer pädagogischen Fachkraft ohne eigene Betroffenheit) einnehmen, variiert in Abhängigkeit von der jeweiligen Einsatzstelle oder auch von individuellen Beratungs- und Unterstützungsprozessen. Typische Felder, in denen Peer-Unterstützer*innen mit formal anerkannten Berufsabschlüssen in der Beratung tätig sind, stellen die EUTB (Huppert 2017) und die Zentren für selbstbestimmtes Leben (ZsL) (Hermes 2006) dar.

Art der Unterstützung

Peer-Ansätze unterscheiden sich auch in der inhaltlichen und konzeptionellen Ausrichtung der Unterstützung voneinander. Im Folgenden werden die Unterstützungsformen Beratung, Alltagsbegleitung, gruppenbezogene Angebote, Peer-geführte Einrichtungen und Dienstleistungen sowie Peer-Unterstützer*innen in multiprofessionellen Teams beleuchtet. Diese Aufzählung ist als nicht abschließender Versuch einer Systematisierung zu verstehen.
Peer-Ansätze, bei denen Beratung im Vordergrund steht, sind primär auf verbalsprachliche Interaktion zwischen Nutzer*innen und Peer-Unterstützer*innen ausgelegt und fokussieren auf die Aushandlung von Zielen und Umsetzungsschritten (Lanquentin 2017). Peer-Beratung kann dabei auch Wissens- und Informationsweitergabe zu spezifischen Themen beinhalten, wie etwa zu Sozialleistungen oder spezifischen Unterstützungsangeboten (Hermes 2006). Bei eher auf Alltagsbegleitung ausgerichteten Formen unterstützen Peer-Unterstützer*innen Menschen in praktischen Alltagssituationen, etwa bei Arztbesuchen, Behördengängen, Freizeitaktivitäten oder Haushaltsaufgaben (Lawn u. a. 2008). Ein weiteres Modell sind gruppenbezogene Angebote, wie Selbsthilfegruppen oder psychoedukative Gruppen oder Internetforen, die auf den Austausch und die soziale Interaktion von Betroffenen fokussieren (Solomon 2004). In der Regel handelt es sich dabei um Formen bidirektionaler Unterstützung, bei denen die Teilnehmenden sich gegenseitig durch das Einbringen ihrer jeweiligen Erfahrungen unterstützen. Peer-geführte Einrichtungen und Dienstleistungen stellen die vierte hier betrachtete Form dar. Dabei leiten Menschen mit eigener Betroffenheit Einrichtungen oder Dienste, um ihre Erfahrungen in die Strukturen einzubringen, die Betroffenenperspektive in den Vordergrund zu rücken und einen Gegenentwurf zu expertokratischen Praktiken zu schaffen (Burke u. a. 2019). Fünftens können die bereits beschriebenen Konstellationen von Peer-Unterstützer*innen in multiprofessionellen

Teams genannt werden, bei denen sie in Kooperation mit Fachkräften aus anderen Berufsgruppen arbeiten und ihre Perspektiven in die Teamarbeit integrieren (Moran u. a. 2013).

Zeitliche Begrenzung der Unterstützung

Als weiteres Strukturmerkmal unterscheiden sich Ansätze von Peer-Unterstützung hinsichtlich der zeitlichen Begrenzung der Unterstützungsprozesse. Die Differenzlinie verläuft dabei im Wesentlichen zwischen Ansätzen, bei denen das Unterstützungsangebot zeitlich begrenzt ist, und solchen, die keine zeitliche Begrenzung vorsehen. Zeitlich begrenzt sind häufig Ansätze, die auf bestimmte Programme, Konzepte oder Curricula ausgerichtet oder projektförmig organisiert sind. In den betrachteten Studien finden sich Laufzeiten von acht Wochen (Robinson u. a. 2015) bis hin zu zwei Jahren (Turunen & Punamäki 2016). Demgegenüber stehen Peer-Ansätze, die im Grundsatz nicht zeitlich begrenzt sind – wie etwa Selbsthilfegruppen oder Angebote von Beratungsstellen, Kliniken oder Peer-geführten Einrichtungen. Coatsworth-Puspoky u. a. haben in ihrer Studie Nutzer*innen von Peer-Unterstützung zu ihrer Nutzungsdauer befragt. Dabei sind sie zu dem Ergebnis gekommen, dass die Interviewpartner*innen die zeitlich grundsätzlich nicht begrenzte Form von Peer-Unterstützung im Durchschnitt für eine verhältnismäßig lange Zeitspanne von 4,9 Jahren nutzten (Coatsworth-Puspoky u. a. 2006).

Thematische Eingrenzung

Als letztes Systematisierungsmerkmal kann die thematische Ausrichtung von Angeboten von Peer-Unterstützung betrachtet werden. Das Spektrum reicht dabei von thematisch offen gehaltenen Beratungs- oder Unterstützungsformen bis hin zu Angeboten, die durch festgelegte Inhalte oder Curricula strukturiert sind. Thematisch offen gestaltete Ansätze zeichnen sich dadurch aus, dass sich Peer-Unterstützer*innen primär an der Lebenssituation und den Anliegen ihrer Klientel orientieren und auf das reagieren, was von ihr in die Peer-Unterstützung eingebracht wird. Beispielsweise zeigt sich in der Evaluationsstudie von Peer-Beratung im Rheinland von Brauckmann u. a. eine große Bandbreite an Themen in den ausgewerteten Beratungsgesprächen. Diese reichen von auf bestimmte Lebensbereiche bezogene Anliegen über Umgangsstrategien mit der eigenen Beeinträchtigung oder Behinderung bis zu Fragestellungen über das Versorgungssystem oder das Leistungsrecht (Brauckmann u. a. 2017). Am anderen Ende des identifizierten Spektrums finden sich Ansätze von Peer-Unterstützung, die inhaltlich auf bestimmte Themen festgelegt sind und diese etwa durch spezifische Curricula verfolgen. Beispiele hierfür sind psychoedukative Programme (z. B. zur Rauchentwöhnung) oder Workshop-förmige Angebote zur Stärkung von Resilienz und Empowerment. Hier ist konkret der sogenannte Wellness Recovery Action Plan (WRAP) zu nennen, der vor allem im angloamerikanischen Raum zur Anwendung kommt. Das darin enthaltene Curriculum umfasst acht vorgegebene Sitzungen, wird von Peer-Unterstützer*innen angeleitet und strebt die Verbesserung von Selbstmanagement-Fähigkeiten der Teilnehmenden an (Chinman u. a. 2014). Zwischen den beiden beschriebenen Polen finden sich unterschiedliche Ansätze, die zwar auf eine bestimmte Thematik ausgerichtet sind, gleichzeitig aber in einem unterschiedlichen Grad offen sind für die Themen der Nutzer*innen.

Zusammenfassung

Zusammenfassend kann zunächst die zunehmende Relevanz und Implementierung von Peer-Unterstützung in ganz unterschiedlichen Bereichen und Handlungsfeldern festgehalten werden. Der Peer-Begriff umfasst dabei ein sehr breites und heterogenes Spektrum an Ansätzen, die durch das Kernmerkmal vereint sind, dass Unterstützer*innen selbst betroffen sind und über ähnliche Erfahrungen verfügen wie die Nutzer*innen der Peer-Unterstützung. Das ermöglicht einen erleichterten Vertrauensaufbau, eine besondere Form von gegenseitigem Verstehen und einen Gegenentwurf zu expertokratischen Praktiken durch das Einbringen der Betroffenenperspektive. Über diese verbindenden Merkmale hinweg lassen sich jedoch große Unterschiede in der Ausgestaltung von Peer-Ansätzen identifizieren, was eine Vergleichbarkeit und Übertragbarkeit von Erkenntnissen erschwert – sowohl hinsichtlich empirischer Forschung als auch in Bezug auf praktische Umsetzung und Implementierung. Die vorgestellte Systematisierung von Ansätzen anhand bestimmter Strukturmerkmale kann helfen, sich in diesem heterogenen und teilweise unübersichtlichen Feld zu orientieren und konkrete Ansätze hinsichtlich der sie prägenden Merkmale einzuordnen. Im Hinblick auf das Schwerpunktthema dieses Sammelbandes bietet die Systematisierung die Basis für eine vertiefte Betrachtung von Peer-Unterstützung im Jobcenter in Form des konkreten Ansatzes, der in den nachfolgenden Kapiteln vorgestellt und aus unterschiedlichen Perspektiven beleuchtet wird.

Literatur

Bacher-Gneist, C. (2016): Der Peer-Ansatz in der niederschwelligen Suchtberatung. Erfahrungen aus dem Bereich Arbeitsmarktpolitik. In: Psychologie & Gesellschaftskritik 40 (4), S. 49–59.

Bartone, P. T.; Bartone, J. V.; Violanti, J. M.; Gileno, Z. M. (2019): Peer Support Services for Bereaved Survivors: A Systematic Review. In: Omega. Journal of death and dying (1), S. 137–155.

Brauckmann, J.; Heimer, A.; Jordan, M.; Maetzel, J.; Schreiner, M.; Wansing, G. (2017): Evaluation von Peer Counseling im Rheinland. Endbericht. Berlin u. a.: Landschaftsverband Rheinland. https://www.lvr.de/media/wwwlvrde/soziales/menschenmitbehinderung/1_dokumente/peer_counseling/170717_Peer_Counseling_Endbericht.pdf (06.10.2025)

Breidenstein, G. (2008): Peer-Interaktion und Peer-Kultur. In: Helsper, W.; Böhme, J. (Hrsg.): Handbuch der Schulforschung. S. 945–964. 2. Aufl. Wiesbaden: Springer VS.

Burke, E.; Pyle, M.; Machin, K.; Varese, F.; Morrison, A. P. (2019): The effects of peer support on empowerment, self-efficacy, and internalized stigma: A narrative synthesis and meta-analysis. In: Stigma and Health 4 (3), S. 337–356.

Chinman, M.; George, P.; Dougherty, R. H.; Daniels, A. S.; Ghose, S. S.; Swift, A.; Delphin-Rittmon, M. E. (2014): Peer Support Services for Individuals With Serious Mental Illnesses. Assessing the Evidence. In: Psychiatric Services 65 (4), S. 429–441.

Coatsworth-Puspoky, R.; Forchuk, C.; Ward-Griffin, C. (2006): Peer support relationships: an unexplored interpersonal process in mental health. In: Journal of Psychiatric and Mental Health Nursing 13, S. 490–497.

Davidson, L.; Bellamy, C.; Guy, K.; Miller, R. (2012): Peer support among persons with severe mental illnesses: a review of evidence and experience. In: World psychiatry 11 (2), S. 123–128.

Dennis, C.-L. (2003): The effect of peer support on postpartum depression: a pilot randomized controlled trial. In: Canadian journal of psychiatry 48 (2), S. 115–124.

DGPPN (Hg.) (2025): S3-Leitlinie Psychosoziale Therapien bei schweren psychischen Erkrankungen. Version 3.0. https://register.awmf.org/de/leitlinien/detail/038-020 (17.01.2026).

Egloff, B. (2020): Peer-Beratung als Ermöglichungsraum. In: Benedetti, S.; Lerch, S.; Rosenberg, H. (Hrsg.): Beratung pädagogisch ermöglichen?! Bedingungen der Gestaltung (selbst-)reflexiver Lern- und Bildungsprozesse. S. 63–76. Wiesbaden: Springer VS.

Gemeinsamer Bundesausschuss (G-BA) (2025): Richtlinie des Gemeinsamen Bundesausschusses über die Ausstattung der stationären Einrichtungen der Psychiatrie und Psychosomatik mit dem für die Behandlung erforderlichen therapeutischen Personal gemäß § 136a Absatz 2 Satz 1 des Fünften Buches Sozialgesetzbuch (SGB V).

Gillard, S.; Gibson, S. L.; Holley, J.; Lucock, M. (2015): Developing a change model for peer worker interventions in mental health services. A qualitative research study. In: Epidemiology and Psychiatric Sciences 24 (5), S. 435–445.

Heimer, A.; Schütz, H.; Wansing, G. (2023): Evaluation der Ergänzenden unabhängigen Teilhabeberatung. https://www.bmas.de/DE/Service/Publikationen/Forschungsberichte/fb-620-evaluation-der-eutb.html (06.10.2025)

Hermes, G. (2006): Peer-Counseling. Beratung von Behinderten für Behinderte als Empowerment-Instrument. In: Schnoor, H. (Hrsg.): Psychosoziale Beratung in der Sozial- und Rehabilitationspädagogik. S. 74–85. Stuttgart: Kohlhammer.

Huppert, C. (2017): Selbsthilfe first! Ergänzende unabhängige Teilhabeberatung. In: Sozial Extra 41 (4), S. 35–38.

Kaplan, K.; Salzer, M. S.; Solomon, P.; Brusilovskiy, E.; Cousounis, P. (2011): Internet peer support for individuals with psychiatric disabilities: A randomized controlled trial. In: Social science & medicine 72 (1), S. 54–62.

Kofahl, C.; Dierks, M.-L.; von dem Knesebeck, O.; Trojan, A. (2016): Die Entwicklung der Selbsthilfegruppen zum Akteur in der gesundheitspolitischen Arena. In: Kofahl, C.; Schulz-Nieswandt, F.; Dierks, M.-L. (Hrsg.): Selbsthilfe und Selbsthilfeunterstützung in Deutschland. S. 15–28. Berlin: LIT Verlag.

Kurlemann, U.; Müller-Baron, I. (2013): Selbsthilfe und professionelle Soziale Arbeit im Gesundheitswesen – Widerspruch oder Kooperation? In: DAG SHG: Selbsthilfegruppenjahrbuch 2013. S. 75–83. https://www.dag-shg.de/data//Fachpublikationen/2013/DAGSHG-Jahrbuch-13.pdf (06.10.2025)

Lammers, K. (2025): Peer-Unterstützungsbeziehungen im Kontext psychischer Beeinträchtigung. Wiesbaden: Springer VS.

Lanquentin, N. (2017): Peer Counseling. Über Chancen und Grenzen des Peer-Effekts. In: Gebrande, J.; Melter, C.; Bliemetsrieder, S. (Hrsg.): Kritisch ambitionierte Soziale Arbeit. Intersektional praxeologische Perspektiven. S. 119–132. Weinheim, Basel: Beltz Juventa.

Lawn, S.; Smith, A.; Hunter, K. (2008): Mental health peer support for hospital avoidance and early discharge: An Australian example of consumer driven and operated service. In: Journal of Mental Health 17 (5), S. 498–508.

Mahlke, C.; Krämer, U. M.; Kilian, R.; Becker, T. (2015): Bedeutung und Wirksamkeit von Peer-Arbeit in der psychiatrischen Versorgung. In: Nervenheilkunde 34 (4), S.235–239.

Mead, S.; Hilton, D.; Curtis, L. (2001): Peer Support: A Theoretical Perspective. In: Psychiatric rehabilitation journal 25 (2), S. 134–141.

Moran, G. S.; Russinova, Z.; Gidugu, V.; Gagne, C. (2013): Challenges experienced by paid peer providers in mental health recovery: a qualitative study. In: Community mental health journal 49 (3), S. 281–291.

Repper, J. (2013): Peer Support Workers. Theory and practice. https://www.imroc.org/publications/peer-support-workers-theory-and-practice (30.01.2026)

Robinson, M.; Raine, G.; Robertson, S.; Steen, M.; Day, R. (2015): Peer support as a resilience building practice with men. In: Journal of Public Mental Health 14 (4), S. 196–204.

Rohr, D.; Strauß, S.; Aschmann, S.; Ritter, D. (2016): Der Peer-Ansatz in der Arbeit mit Jugendlichen und jungen Erwachsenen. Projektbeschreibungen und -evaluationen. Weinheim, Basel: Beltz Juventa.

Schmid, C. (2020): Ver-rückte Expertisen. Ethnografische Perspektiven auf Genesungsbegleitung. Bielefeld: transcript.

Sielaff, G.; Utschakowski, J. (2016): EX-IN – aus einem Ausbildungsangebot wird eine psychiatrieverändernde Bewegung. In: Utschakowski, J.; Sielaff, G.; Bock, T.; Winter, A. (Hrsg.): Experten aus Erfahrung. Peerarbeit in der Psychiatrie. S. 272–291. Köln: Psychiatrie Verlag.

Sledge, W. H.; Lawless, M.; Sells, D.; Wieland, M.; O'Connell, M. J.; Davidson, L. (2011): Effectiveness of Peer Support in Reducing Readmissions of Persons With Multiple Psychiatric Hospitalizations. In: Psychiatric Services 62 (5), S. 541–544.

Solomon, P. (2004): Peer support/peer provided services underlying processes, benefits, and critical ingredients. In: Psychiatric rehabilitation journal 27 (4), S. 392–401.

Thiel, W. (2017): Selbsthilfe. In: Mulot, R.; Schmitt, S. (Hrsg.): Fachlexikon der Sozialen Arbeit. S. 749–750. 8. Aufl. Baden-Baden: Nomos.

Trojan, A.; Koch-Gromus, U. (2019): Selbsthilfe und patientenorientierte Gesundheitsversorgung: eine Bestandsaufnahme. In: Bundesgesundheitsblatt 62 (1), S. 1–2.

Turunen, T.; Punamäki, R.-L. (2016): Professionally Led Peer Support Group Process After the School Shooting in Finland. In: Omega. Journal of death and dying 47 (1), S. 42–55.

Wohlfahrt, N. (2009): Selbsthilfe als Ergänzung und kritische Begleitung Sozialer Arbeit. In: Wagner, L. (Hrsg.): Soziale Arbeit und Soziale Bewegungen. S. 181–191. Wiesbaden: Springer VS.

2 Konzeptionelle Grundlagen der Beratungspraxis im Jobcenter

Eigenverantwortung in der Beratung des Jobcenters stärken

Gudrun Dobslaw

Eigenverantwortung bei leistungsberechtigten Menschen zu stärken, ist ein zentrales Ziel der Beratung im Jobcenter. Das Konzept wurde im Zuge der bundesdeutschen Arbeitsmarktreformen aus den Jahren 2003 bis 2010 relevant, als die Grundsicherung für Arbeitsuchende in ein umfassendes Steuerungssystem integriert wurde, verbunden mit einer veränderten Rollenerwartung: von den passiven Leistungsempfänger*innen zu aktiven Mitverantwortlichen. Eigenverantwortung definiert sich in diesem Zusammenhang als Anforderung an die Leistungsberechtigten, die »grundsätzlich ohne öffentliche Hilfe leben und dazu auch wieder durch das Gesetz angehalten und befähigt werden sollen (›Hilfe zur Selbsthilfe‹)« (Bieback 2014, § 1 SGB II, Rz. 11d, zit. nach Brülle u. a. 2016, S. 9). Das sollte sich idealerweise darüber realisieren, dass sie ein sozialversicherungspflichtiges Arbeitsverhältnis aufnehmen. Die Beratung im Jobcenter basiert auf diesen strukturellen Vorgaben und beinhaltet erforderliche Unterstützungsmaßnahmen für Menschen, die diese Eigenverantwortung nicht wahrnehmen können (Brülle u. a. 2016, S. 9).
Eigenverantwortung lässt sich im Kontext des SGB II somit aus einer normativen Perspektive heraus verstehen, die sich auf die Forderung nach einem konstruktiven Beitrag zum gesellschaftlichen Zusammenleben und nach gesellschaftlicher Verantwortungsübernahme stützt. Auf der Grundlage dieses z. B. von Freier (2021) sogenannten Aktivierungsparadigmas kommt Kund*innen des Jobcenters eine Mitverantwortung für die eigene Zielerreichung (nämlich die Aufnahme einer sozialversicherungspflichtigen Tätigkeit) zu und sie sollen sich als aktives und verantwortungsvolles Subjekt der Gesellschaft – eigenverantwortlich – präsentieren (Barnett 2003, S. 30 f.). In der Beratungspraxis des Fallmanagements spiegelt sich diese Sichtweise wider und ist gerahmt von reglementierten Abläufen und sanktionierbaren Regelwerken. Der Grad der

Mitwirkung von leistungsberechtigten Personen misst sich an institutionellen Vorgaben des Jobcenters, wie verbindliche Erreichbarkeit, Terminwahrnehmung oder auch Vorlage relevanter Dokumente (BA 2025).

Eigenverantwortliches Handeln setzt auf der persönlichen Ebene eine Reihe von Kompetenzen voraus, die sich aus einer fachwissenschaftlichen Perspektive gut mit der psychologischen Selbstbestimmungstheorie nach Deci und Ryan (2000) erklären und auch präzisieren lassen, dazu zählen Verantwortung für sich zu übernehmen und Entscheidungsoptionen zu erkennen, die den eigenen Zielsetzungen entsprechend umgesetzt werden können. Reichenbach zufolge können nur handlungsfähige und selbstbestimmt entscheidende Individuen zur (Eigen-)Verantwortung gezogen werden (Reichenbach 2023, S. 32; Juhila u. a. 2017a).

Für die Beratung im Jobcenter ergibt sich hier eine paradoxe Situation, denn wie soll die Selbstbestimmung und Handlungsfähigkeit von Menschen in der Beratung unterstützt werden, damit sie Eigenverantwortung übernehmen können, wenn Eigenverantwortung lediglich über das Befolgen vorgegebener Regeln und Abläufe definiert und auf der Prozessebene der Beratung hergestellt wird?

In diesem Beitrag sollen zunächst die Kernelemente von Beratung im Jobcenter skizziert werden, um dann auf der Grundlage der Selbstbestimmungstheorie nach Deci und Ryan (2000) zu überlegen, welche Bedingungen dazu beitragen könnten, eigenverantwortliches Handeln der Leistungsberechtigten zu unterstützen.

Kernelemente der Beratung im Jobcenter

Während in den Diskursen zur Beratungswissenschaft die Selbstermächtigung und Selbstorganisation von Klient*innen und deren Selbstbestimmung zentrale Ziele sind (Schiersmann & Thiel 2009; Hoff & Zwicker-Pelzer 2022), ist die Beratung im Jobcenter an institutionelle Ziele und Vorgaben gebunden. Und sie ist nicht freiwillig, sondern gesetzlich vorgeschrieben, wenn existenzsichernde Leistungen in Anspruch genommen werden (BA 2025). In dem Merkblatt der Bundesagentur für Arbeit zum SGB II sind Rechte, aber auch Pflichten der Antragsteller*innen klar definiert. So unterstützt die Grundsicherung Arbeitsuchende auf der einen Seite mit Leistungen zur Eingliederung in Arbeit und Leistungen zur Sicherung des Lebensunterhaltes. Gleichzeitig wird aber auch sehr umfassend erläutert, wie der Grundsatz des Forderns neben dem Grundsatz des Förderns umgesetzt wird. Das Aktivierungsparadigma im SGB II ist hier zentral und beinhaltet, dass Bürgergeldbezieher*innen jede Möglichkeit nutzen müssen, um »Hilfebedürftigkeit zu vermeiden, zu beseitigen, zu verkürzen oder zu vermindern« (BA 2025, S. 17). Zudem teilt die Bundesagentur für Arbeit in dem Merkblatt mit: »Sie müssen sich selbstständig bemühen, Ihre Hilfebedürftigkeit zu beenden, und aktiv an allen Maßnahmen mitwirken, die dieses Ziel unterstützen. Hieraus ergibt sich für Sie beispielsweise die Verpflichtung, jede zumutbare Arbeit anzunehmen, zu der Sie geistig, seelisch und körperlich in der Lage sind« (BA 2025, S. 17). Für die Leistungsbezieher*innen bedeutet das Prinzip des Förderns und Forderns im Aktivierungsparadigma des SGB II, die Aufnahme einer Erwerbstätigkeit zum vorrangigen Ziel zu machen.

Es kommen eine Reihe von weiteren Mitwirkungspflichten aufseiten der Leistungsbezieher*innen hinzu, dazu gehören Antragsunterlagen vollständig und aktuell einzureichen, eine Meldepflicht und auch die Erreichbarkeit unter der Woche (BA 2025, S. 17 ff.) sicherzustellen. Pflichtverletzungen bestehen insbesondere in der Nichteinhaltung von Absprachen, die im Kooperationsplan getroffen wurden, zumutbare Maßnahmen zur Eingliederung in Arbeit nicht anzutreten oder auch eine zumutbare Arbeit nicht anzunehmen (BA 2025, S. 77).

Die Eigenverantwortung ist konstitutives Element dieses Aktivierungsparadigmas: Leistungsbezieher*innen sollen nicht mehr versorgt, sondern gefördert und aktiviert werden, und staatliche Unterstützung ist an Gegenleistungen gebunden (BA 2025; Ortmann u. a. 2025; Freier 2021, S. 116 f.). Die Verantwortung für die Übernahme einer Erwerbstätigkeit bzw. das Scheitern wird damit zu einem individuellen Problem der Leistungsbezieher*innen, wenn Gegenleistungen ausbleiben. Bei solchen »Pflichtverletzungen« sieht das Gesetz Rechtsfolgen vor, in diesem Fall Leistungsminderungen (BA 2025, S. 77 f.). Sie werden allerdings mit Einführung des Bürgergeldes deutlich weniger genutzt, von Ortmann und Mitautor*innen aber wieder stärker empfohlen (Ortmann u. a. 2025).

Kund*innen des Jobcenters bewegen sich im Rahmen des Aktivierungsparadigmas somit in einem Spannungsfeld zwischen Eigenverantwortlichkeit auf der einen Seite und einem kontrollierenden System auf der anderen Seite: Sie sollen ein Höchstmaß an Eigenverantwortung übernehmen, durch vorgegebene Ziele, darauf abgestimmte Prozesse und Sanktionsmöglichkeiten findet aber gleichzeitig eine gravierende Einschränkung bzw. Lenkung »eigenverantwortlichen« Handelns in die gewünschte Richtung statt (Marquardsen 2011, S. 231). Marquardsen zufolge beinhaltet das für die Leistungsbezieher*innen,

»sich den fremdbestimmten Anforderungen an das eigene Verhalten entweder ›freiwillig‹ zu unterwerfen« (Marquardsen 2011, S. 233) oder aber die sozialen und ökonomischen Konsequenzen in Kauf zu nehmen. Damit wird aus dem Aktivierungsparadigma ein durch außen gesteuertes »Aktiviertwerden« (Marquardsen 2011, S. 240).

Verantwortlich für sich selbst zu sein – Eigenverantwortung zu übernehmen –, impliziert aber gerade das Gegenteil und basiert auf der Handlungsfreiheit, willentlich und bewusst zu handeln (Weyers 2006, S. 220 f.). Denn verantwortlich gemacht werden kann man Weyers zufolge nur für solche Handlungen, die man auch selbst bestimmen und beeinflussen konnte (siehe auch Helmin u. a. 2020; Kaschner 2016).

Stärkung der Selbstbestimmung als Voraussetzung für Eigenverantwortung

Eigenverantwortung bei Kund*innen des Jobcenters vorauszusetzen oder aber zu unterstützen, bedarf einer gemeinsam geteilten Bedeutungszuschreibung für dieses Konzept. Denn nur wenn allen Beteiligten deutlich ist, wie Eigenverantwortung inhaltlich bestimmt wird, kann daraus ein konzeptgeleitetes Handeln in der Beratung abgeleitet werden.

Eigenverantwortung lässt sich assoziieren mit einer generellen Kompetenz, für sich selbst geradezustehen und Verantwortung für sich und das eigene Leben zu übernehmen. Juhila und Kolleginnen zufolge impliziert das auch, als selbstbestimmt handelndes Subjekt wahrgenommen zu werden: »To be responsible, and to be the one given responsibility, are linked to a respected position in social relations and in society« (Juhila u. a. 2017b, S. 39).

Verantwortung zu übernehmen, verknüpft sich auch mit der Option und der Entscheidung, aus guten Gründen bestimmte Dinge nicht zu tun. Das wiederum setzt Handlungsoptionen voraus, die das Individuum für sich erkennen und nutzen kann. Ein Handeln aufgrund von Vorgaben, die von außen an das Subjekt herangetragen werden, würde demgegenüber eher dem Gehorsam oder der Folgsamkeit zuzuordnen sein, nicht der Eigenverantwortung. Reichenbach (2023, S. 32) zufolge ist nur ein handlungsfähiges Wesen auch zur Verantwortung zu ziehen – was den Unterschied zwischen Verhalten und Handeln eines Subjekts deutlich macht.

Aus psychologischer Sicht speist sich Selbstbestimmung aus dem Gefühl, sich als kausal agierend zu verstehen und zu erleben, und zwar auf der Grundlage frei gewählter Ziele, die Handlungen nach sich ziehen. »Selbstbestimmte

Handlungen ermöglichen es einer Person, der *causal agent* ihres eigenen Lebens zu sein« (Shogren & Raley 2025, S. 41; Hervorh. durch die Verf.). Dazu braucht es Schlüsselfertigkeiten, etwa Entscheidungen treffen zu können, ein selbstbestimmtes Handeln und handlungskontrollierende Überzeugungen, die sich auf die Relevanz des Handelns in Bezug auf die subjektiven Zielsetzungen beziehen (Shogren & Raley 2025, S. 39). Auf der Grundlage von Handlungskontrollüberzeugungen ist das Individuum in der Lage, sein Handeln selbst zu steuern, selbst zu regulieren und seine durchgeführten Handlungen auch zu bewerten. Es entwickelt die Erkenntnis und das Gefühl, dass es auf Basis eigener Überzeugungen handeln und gewünschte Veränderungen im Leben herbeiführen kann. Handlungskontrollüberzeugungen repräsentieren die affektive Dimension der Selbstbestimmung und sie unterliegen einem Sozialisationsprozess, bei dem das Individuum die Möglichkeit hatte, Entscheidungen zu treffen und positive Erfolge zu verbuchen (Ryan & Deci 2000). Für die Frage, ob Menschen selbstbestimmt handeln, sind die Handlungskontrollüberzeugungen damit konstitutiv. Denn wenn Menschen nicht überzeugt davon sind, etwas bewirken zu können, können zwar Entscheidungen zwischen Wahlalternativen getroffen werden, für die Umsetzung auf der Handlungsebene könnte dann aber die Handlungssicherheit fehlen.

Der Entscheidungsfindung als zentralem Baustein von Selbstbestimmung liegt der Wille einer Person zugrunde, ein Vorhaben wirklich auszuführen (Ryan & Deci 2000). Der Wille geht deutlich über die intrinsische Motivation hinaus, die sich auf die Art des Antriebs bezieht, beispielsweise Lust auf etwas zu haben. Denn das bewirkt noch nicht zwingend auch die Umsetzung der Handlung. Der Wille hingegen ist mit einer klaren Zielvorstellung verknüpft. Das Individuum wägt für die Umsetzung eines Vorhabens die Bedingungen der Realität ab und prüft sie für die Umsetzung – beispielsweise ob es Menschen gibt, die helfen, ob es unerwünschte Nebenwirkungen geben könnte oder welche Bedingungen hinderlich für die Umsetzung des Vorhabens sein könnten (Rheinberg u. a. 2019, S. 223 f.).

Dazu braucht das Individuum Wissen, auf das es sich beziehen kann (Walther 2016, S. 85). Walther nennt diesen Prozess Selbstleitung. Benötigt wird Wissen über sich selbst, aber auch über die dingliche und soziale Umwelt. Aus einer psychologischen Perspektive sind hier kognitive und auch emotionale Prozesse angesprochen, beispielsweise das Wissen über den Sachverhalt und dessen Bewertung, aber auch eigene Kompetenzen der Handlungsplanung und -ausführung. Bobbert und Werner zufolge braucht eine Person ebenfalls ein gewisses Maß an Rationalität, um »den sozialen Sinn von Handlungssituationen

angemessen [zu] erfassen und ihre eigenen Interessen adäquat [zu] interpretieren und in ein hinreichend konsistentes System persönlicher Lebensziele [zu] integrieren« (Bobbert & Werner 2014, S. 105).
Für ein Individuum ist es also essenziell notwendig, den realistischen Möglichkeitsraum zu erfassen, innerhalb dessen Entscheidungen zu treffen sind (Willaschek 2009, S. 109), um sich adäquat für oder gegen eine Alternative entscheiden zu können.
Wie genau Selbstbestimmung im Ergebnis zu bewerten ist, unterscheidet sich je nach Diskurs innerhalb der Motivationspsychologie: Ryan und Deci (2000) gehen davon aus, dass Selbstbestimmung dann erreicht ist, wenn das Individuum unter Berücksichtigung seiner intrinsischen Motivation etwas tut und in Abstimmung mit von außen (extrinsisch) herangetragenen Anforderungen einen kognitiven und emotionalen Zustand von »Ich will« erreicht hat. Shogren und Raley (2022) zufolge realisiert sich Selbstbestimmung erst im Handlungsvollzug, wenn das Individuum eine bewusste Entscheidung getroffen und für diese Wege zur Umsetzung entwickelt hat, auch gegen Widerstand von außen.
Mit der Umsetzung verändert sich die Bewusstseinslage des Individuums, es schafft mit der Ausbildung des eigenen Willens für sich eine neue Realität, die sich mit dem entsprechenden Handlungsplan in das Gewollte selbstbestimmt umsetzen lässt. Dabei ist es Shogren und Raley zufolge unerheblich, ob Handlungen selbst ausgeführt werden oder ob sie zu dem gewünschten Ziel führen. Zentral für das Selbstbestimmungskonzept ist es vielmehr, dass sich das Individuum als selbstbestimmt wahrnimmt (Shogren & Raley 2025, S. 46 f.) und die Verantwortung für seine Entscheidungen bzw. sein Handeln im Rahmen der eigenen Handlungskontrollüberzeugungen übernimmt.
Zusammenfassend lässt sich festhalten, dass Selbstbestimmung auf der eigenen Willensbildung und dem Wollen basiert, das Ergebnis aktiv umzusetzen. Dazu muss man nicht nur wissen, welche Ziele man verfolgen möchte, es braucht auch die Handlungskompetenz und das notwendige Wissen, um diese umzusetzen. Selbstbestimmung kann also nur etwas Eigenes sein, das letztlich aus dem Denken, Abwägen und Entscheiden des Individuums hervorgebracht wird, um dann im Handeln umgesetzt zu werden. Jedes Individuum ist dazu prinzipiell in der Lage, es bedarf allerdings der notwendigen Ressourcen und damit eines umfassenden Problemverständnisses, wenn Ressourcen zur Verfügung gestellt werden müssen, weil die eigenen nicht ausreichen.
Selbstbestimmung ist zudem nicht frei von persönlichen, rechtlichen oder auch

strukturellen Beschränkungen, die sich durch gesellschaftliche Bedingungen oder die Lebenssituation einer Person ergeben. Zentral für Selbstbestimmung sind jedoch Wahlmöglichkeiten »und das Gewählte – möglicherweise assistiert – erreichen zu können« (Falk & Wolter 2018, zit. nach Schweppe & Horn 2022, S. 634). Dabei ist die Funktion, die ein selbstbestimmtes Handeln für ein Subjekt übernimmt, zentral: »(...) it is not the use of specific abilities, skills, and attitudes that define self-determined action; instead it is the function the action serves for the person as they work toward self-selected goals« (Shogren & Raley 2022, S. 38).
Will man selbstbestimmtes Denken und Entscheiden fördern, muss das Ziel von Beratung sein, Menschen zu unterstützen, (wieder) handlungsfähig zu werden, wo Handlungsoptionen nicht erkannt werden oder aus subjektiver Sicht eingeschränkt sind (Busse & Lohse 2024, S. 3). Dem Konzept der Selbstbestimmung nach Shogren und Raley (2025) entsprechend ist hier die Unterstützung der eigenen Willensbildung und der eigenen Entscheidungsfindung zentral. Kernelemente der Beratung im Jobcenter sollen im Folgenden daraufhin betrachtet werden, inwiefern sie Selbstbestimmung – und damit die Eigenverantwortung der Kund*innen – unterstützen.

Unterstützung von Eigenverantwortlichkeit im SGB II: Ein Abgleich

Ausgangspunkt jeder Beratung ist ein Problem, eine Problemdefinition oder Problemsicht von der Rat suchenden Person selbst und/oder ihrem sozialen Umfeld (Niehaus 2014, S. 15). Das impliziert, dass eine Veränderung gewünscht oder angezeigt ist (z. B. Partnerschafts- oder Schwangerschaftskonfliktberatung, Jobsuche). Nicht immer ist dieser Veränderungswunsch schon zu Beginn einer Beratung von der Rat suchenden Person bestimmbar. Manchmal muss sich die Sicht auf die Ausgangslage erst dahingehend schärfen, dass Veränderungsbedarfe erkannt werden, für die über eine adäquate und versierte Beratung ein Weg des selbstbestimmten Umgangs damit gefunden werden kann.
Das geschieht im dialogischen Prozess zwischen zu beratender Person und Berater*in im »doing« (Höppner 2021). Die Herausforderung besteht darin, »die kommunikativen Handlungen (Sprechakte)« einer zu beratenden Person mit denen der beratenden Person so zu verbinden, »dass ein Beratungsanliegen interaktiv und kommunikativ bearbeitet werden kann« (Busse 2024, S. 2). Manchmal braucht es Pick (2017) zufolge dafür auch einen »Schubs«, um den

eigenen Willen und Handlungspotenziale zu erkennen oder zu verfolgen. Es kann dann von Vorteil für die zu beratende Person sein, wenn Handlungsmöglichkeiten in der Beratung entwickelt werden, die auf ihre Problemsicht und Problemdefinition abgestimmt sind. Dazu gehört auch die »Vorstrukturierung mentaler Prozesse« (Pick 2017, S. 448) durch den*die Berater*in, beispielsweise indem Alternativen hervorgehoben werden, die den Interessen der zu beratenden Person am meisten entsprechen könnten und ihre Selbstbestimmung fördern.

Erfolgt ein solchermaßen extrinsisch motiviertes Verhalten – der Schubs – in Übereinstimmung mit den eigenen Werten und Idealen oder ist das von außen motivierte Handeln schon Teil des Selbstkonzeptes, dann fällt es Ryan und Deci (2000) zufolge schon unter Formen des selbstbestimmten Handelns. Dazu gehört eben auch der Weg über die Erfahrung, zunächst von außen motiviert werden zu müssen, bevor sich eine intrinsische Motivation entwickeln kann. Denn manchmal können Interventionen wie »Herauslocken« oder das »Sich-Einlassen« auf eine neue Situation bewirken, dass sich das Subjekt durch die so ausgeführten Handlungen erst als kompetent erleben kann. Kastl zufolge geht Selbstbestimmung in solchen Fällen nicht dem Handeln voraus, sondern kann »von einer eigentümlichen Nachträglichkeit« sein (Kastl 2002, S. 15).

Pick (2017) hat in ihrer Typologie des Beratens zentrale Merkmale herausgearbeitet, die eine Beratung kennzeichnen und die herangezogen werden können, um zu verdeutlichen, welchen Stellenwert Selbstbestimmung in der Beratung – und vergleichend dazu im Kontext des Jobcenters – haben kann. Dazu gehören die asymmetrische Beziehungsstruktur, die Unabhängigkeit von Interessen, die Konstitution von Rollen in der Beratung und die Art und Weise, wie ein Problem interaktiv bestimmt und Lösungen erarbeitet werden.

Die Handhabung der asymmetrischen Beziehungsstruktur

Beratung im Jobcenter zeichnet sich – wie andere Beratungssettings auch – durch eine asymmetrische Beziehungsstruktur aus. Rollen, die die beteiligten Personen im Beratungsprozess einnehmen, definieren sich bereits über deren Zugang: Indem die Rat suchende Person eine Beratung in Anspruch nimmt, etabliert sie für sich die Rolle der zu beratenden Person, während die andere Person (oder Personengruppe) die Beratungsrolle innehat (Niehaus 2014, S. 25). Pick zufolge lässt sich diese Art dyadischer Gesprächssituationen als eine der Grundkonstellationen des Handlungstyps Beratung einordnen (Pick 2017, S. 429). Die Asymmetrie basiert auf »Perspektivendivergenzen der Beteiligten«, »Wissensdivergenzen, z. B. im Fachwissen, im Erlebniswissen, im Prozesswissen« und vor allem auf einer »unterschiedlich verteilten (Gesprächs-)Macht« (Pick 2017, S. 435) und ist als solche in professionellen Beratungssettings nicht auflösbar.

Diese Asymmetrie stellt an sich keine grundsätzliche Schwierigkeit für den Beratungsprozess dar, denn die Menschen gehen ja gerade in die Beratung, weil sie selbst keine Lösung für ihr Problem sehen. Zudem verfügen die zu beratenden Personen üblicherweise über Handlungsoptionen, um eigene Bedürfnisse und Zielvorstellungen einzubringen oder sicherzustellen, beispielsweise indem die eigenen Vorstellungen aktiv in die Beratung eingebracht werden oder aber im Notfall die Beratung abgebrochen und/oder der*die Berater*in gewechselt wird.

Die Frage ist also, welche Handlungsoptionen es gibt und wie sie nutzbar gemacht werden können, um ein Beratungssetting zu schaffen, das die Förderung von Selbstbestimmung ermöglicht.

In der Beratung des Jobcenters konstituiert sich die asymmetrische Beziehung bereits durch vorgegebene Prozesse und Strukturen, was die Einflussnahme durch die Kund*innen und damit das Erleben als »active agent« erschweren kann: Die zu beratende Person muss sich zunächst über die beizubringenden Dokumente legitimieren, dann kann sich der*die Fallmanager*in über vorliegende Informationen, die digital gespeichert sind, ein Bild über den*die Kund*in machen. Welche Informationen genau vorliegen, wie der*die Fallmanager*in dokumentiert und welche Schlüsse daraus gezogen werden, ist für den*die Kund*in in der Regel nicht unmittelbar zugänglich. Die Prüfung der vorliegenden Dokumente und Ausgangsbedingungen schließlich führt zu einem »Selektions- und Zuteilungsprozess« (Grimmer 2018, S. 58) innerhalb des Jobcenters, auf den der*die Kund*in ebenfalls wenig bis keinen Einfluss hat.

Demgegenüber suggerieren Begrifflichkeiten wie Kund*in zu sein, dass Wahl- und Entscheidungsmöglichkeiten bestehen und die Beratung auf freiwilliger Basis erfolgt. Denn als Kund*in kann ich üblicherweise selbst entscheiden ob, wo und von wem ich bestimmte Dienstleistungen in Anspruch nehmen oder ein Produkt kaufen möchte. Die Beratungsangebote im Jobcenter sind jedoch nicht freiwillig, sondern zwingende Voraussetzung für den Zugang zu den Transfermitteln. Das Jobcenter und die beratende Person können nicht ausgesucht werden, sondern werden zugewiesen, zudem wird die Beratungsleistung nicht von den Kund*innen bezahlt (Grimmer 2018).

Auch eine Einladung zu einem Termin im Jobcenter ist Grimmer (2018) zufolge nicht immer als eine freundliche Einladung zu verstehen, die die Option beinhaltet, sie abzulehnen oder sich darauf zu freuen, weil etwas Besonderes oder Schönes geboten wird. Sie kann vielmehr als sprachliche Suggestion interpretiert werden, deren Versprechen nicht eingehalten wird. Denn auch nach der Einführung des Bürgergeldes können Sanktionen ausgesprochen werden, wenn solche »Einladungen« nicht befolgt werden. Das wird spätestens mit der Auflistung gesetzlicher Pflichten von Leistungsempfänger*innen und den Rechtsfolgebelehrungen deutlich. Insofern schlägt Grimmer (2018, S. 70) sehr provokativ vor, diese Handlung mit »Vorladung« zu überschreiben.

Vor diesem Hintergrund beziehen sich die Handlungsoptionen der leistungsberechtigten Personen weniger auf eigene Ideen oder Perspektiven, die in die Beratung eingebracht und gemeinsam verhandelt werden könnten, sondern mehr auf Aspekte der Leistungsverweigerung, bei denen den Kund*innen des Jobcenters – unter Berücksichtigung der drohenden Sanktionen – zunächst auf der Handlungsebene alle Optionen offenstehen.

Unabhängigkeit von institutionellen Interessen oder Nutzen anderer

Ein weiteres Kernmerkmal von Beratung besteht Pick (2017) zufolge darin, dass das Heft des Handelns immer – so weit wie möglich – bei den zu Beratenden selbst liegen und die Beratung damit auch in deren Interesse erfolgen sollte. Denn Beratung als Hilfe zur Selbsthilfe ist in Abgrenzung zu anderen Unterstützungsformen »subsidiär« angelegt (Pohlmann 2006).

Das setzt voraus, dass die Berater*innen keinen persönlichen Nutzen mit der Beratung verbinden, weder von der problemhaften Situation, in der sich die Rat suchende Person befindet, noch von der angestrebten Lösung. Beispiele dafür sind Gewinnbeteiligungen in der Verkaufsberatung oder institutionell gebundene Beratungen, bei denen die organisationalen Interessen in die Beratung einfließen und leitend für den Beratungsprozess sind, wie etwa die Vermittlungsbilanz der einzelnen Berater*innen im Jobcenter. Genau diese ist aber für die Fallmanager*innen handlungsleitend, da sie als Zielkriterium für ihren Beratungserfolg dient. Insofern befinden sich Fallmanager*innen immer in einem Zwiespalt zwischen einer an der Person und ihren Bedürfnissen orientierten Beratung und den Interessen und Zielsetzungen der Organisation Jobcenter, an deren Erfüllung sie gemessen werden. Die Interessen der Kund*innen sind hier nur insofern bedeutsam, als sie mit den Zielsetzungen des SGB II vereinbar sind.

Konstitution von Rollenerwartungen

Kund*innen des Jobcenters müssen mit dem Eintritt ins System des SGB II lernen, welche Rolle im Beratungsprozess von ihnen erwartet wird und was sie tun bzw. lassen müssen, um Sanktionen zu vermeiden. Grimmer (2018) benennt diesen Mechanismus in ihrem Buchtitel provokativ als »Folgsamkeit herstellen«.

Diese Form des interaktiven Prozesses der Herstellung eines Kund*innenstatus wird in ethnomethodologischen Forschungskontexten mit der Heuristik des »doing clientification« bzw. als »Klientifizierung« (Aghamiri u. a. 2018; Messmer & Hitzler 2011) beschrieben. Bezogen auf Handlungsfelder der Sozialen Arbeit liegt dem die Annahme zugrunde, dass Soziale Arbeit sich nicht nur über Gesetze, Vorschriften, Ordnungen etc. konstituiert, sondern »durch die beteiligten Akteur_innen in aktuellen Interaktionssituationen laufend hergestellt wird« (Aghamiri u. a. 2018, S. 9). Auf welche Rollen die Akteur*innen jeweils Bezug nehmen und welche Erwartungen auf der Grundlage dieser Rollen aneinander gestellt werden, das konstituiert die Beratungsbeziehung.

Der Kontext und »das Wissen aller Beteiligten über interaktive und institutionelle (An)Ordnungen« (Aghamiri u. a. 2018, S. 10) sind bedeutsam für die Frage, welche kulturell vorrätigen Wissensbestände jeweils aktiviert und für die Interpretation der Handlungen des Gegenübers aktiviert werden. Erwartungen an Rollen in der Interaktion sind im Jobcenter an institutionelle Ordnungen gekoppelt, gleichzeitig werden diese Ordnungen im gemeinsamen Handeln ständig reproduziert (Höppner 2021, S. 57) und schaffen so eine soziale Wirklichkeit, derer sich die Akteur*innen wiederum in ihren weiteren Handlungsvollzügen bedienen. Für den Kontext Jobcenter werden die Rollenerwartungen und die damit verbundenen Handlungsvollzüge, wie beispielsweise Sanktionen durch die Fallmanager*innen, auf diese Weise »normal«. Die »Praktiken und Routinen der Wirklichkeitsproduktion« (Messmer 2023, S. 45) sind dabei nicht zufällig, sondern systematisch und auf die Ziele der Organisation abgestimmt. Ohne die Konstituierung solcher für alle Beteiligten gültigen Kontextbedingungen und von geordnetem Handeln (Messmer 2023, S. 50) wäre eine an einem Ziel ausgerichtete Interaktion nicht möglich, das gilt auch für den Kontext des SGB II. Das wird dann deutlich, wenn Klient*innen die institutionell vorgegebenen Regeln nicht befolgen und dadurch zu »schlechten« Klient*innen werden (Juhila 2003, S. 93), die unnötige Arbeit machen und den Betrieb aufhalten.

Erarbeitung eines Problemverständnisses

Beratung muss sich auch daran messen lassen, auf welchem Weg ein gemeinsames Problemverständnis erarbeitet wurde, um im nächsten Schritt geeignete Lösungswege in den Blick nehmen zu können. Pick zufolge besteht die Vorphase zunächst in der Problemverortung. Dabei wird in einem kommunikativen Prozess der Bezug »zwischen der inneren Welt des Ratsuchenden und seines Problems« (Pick 2017, S. 444) sowie dem Verständnis des*der Berater*in hergestellt.

Im Ergebnis dieses Prozesses sollte das gemeinsam erarbeitete Problemverständnis über den aktuellen Verstehenshorizont der zu beratenden Person hinausgehen, weil sie Erkenntnisse über sich und über ihre Lebenssituation hinzugewonnen hat, die die Sichtweise auf das Problem verändern. Erst dann kann eine Problemdefinition erfolgen und die beratende Person kann das Problem auf der Grundlage ihres Wissens und ihrer Kompetenzen einordnen (Pick 2017, S. 436). Voraussetzung dafür ist, dass sie ihr spezialisiertes Wissen auf das konkrete Problem der zu beratenden Person hin filtert und zuschneidet (Stehr & Grundmann 2010) und ihr Fachwissen über den Beratungsgegenstand und auch das Handlungsfeld zur Verfügung stellt.

In der Reflexion über das Problem kann die zu beratende Person dann darin unterstützt werden, »Wahlmöglichkeiten abzuwägen, sich angesichts mehrerer Alternativen zu entscheiden oder aber Optionen bewusst offenzuhalten« (Nestmann & Sickendieck 2011, S. 109), wenn es beispielsweise darum geht, sich vorhandenen Zwängen zu widersetzen oder eigene Lebensperspektiven zu entwickeln. Die Beratung übernimmt in diesem Prozess die Funktion der »Verstehens-, Orientierungs- und Entscheidungshilfe« (Busse & Lohse 2024, S. 3) und kann im Sinne von Widulle (2020, S. 23) als »spezialisierte und professionalisierte Form helfender Gesprächsführung aufgefasst« werden.

Im Fallmanagement des SGB II ist die Interaktion zwischen Leistungsempfänger*in und Fallmanager*in darauf ausgerichtet, das Ziel »Integration in Arbeit« zu verfolgen. Weitere, von den Kund*innen genannte Ziele und Bedürfnisse werden unter dieser Perspektive bewertet und gehandhabt.

Die daran gekoppelten Erwartungen an die beteiligten Akteur*innen betreffen »eigenverantwortliches« Handeln aufseiten der Leistungsempfänger*innen und die Umsetzung der Zielsetzungen im SGB II aufseiten der Fallmanager*innen. Das Fallmanagement ist hier mit institutionellen Erwartungen und darauf abgestimmten Rechten ausgestattet, die diese Rollenzuschreibungen untermauern und den Prozess steuern, wie das Vorenthalten von Einsichtnahme in Dokumentationen oder unklare Begrifflichkeiten, wie Kund*in. Zudem ist der Möglichkeitsraum für Lösungen des Problems Arbeitslosigkeit bereits vorgegeben und speist sich aus den zur Verfügung stehenden (eingekauften) Maßnahmen des Jobcenters und den Sanktionsmöglichkeiten.

Resümee: Selbstbestimmung in der Beratung des Jobcenters

Mit dem vorliegenden Beitrag soll das Konzept der Eigenverantwortung in Ergänzung zum aktuellen sozialpolitisch motivierten Diskurs aus einer fachwissenschaftlichen Perspektive näher bestimmt werden. Dem liegt die Annahme zugrunde, dass sich nur mit einer klaren inhaltlichen Begriffsbestimmung von Eigenverantwortung und der daran geknüpften Erwartungen entsprechende Handlungsstrategien und Unterstützungsmöglichkeiten an Beratung im Jobcenter ableiten lassen.

Dazu wurden Kernaspekte der Selbstbestimmungstheorie nach Ryan und Deci (2000) und in der Erweiterung von Shogren und Raley (2025) auf zentrale Merkmale des Beratungshandelns bezogen und abgeglichen: die Konstitution einer Beratungsbeziehung, die Unabhängigkeit der Berater*innen von den Anliegen der Kund*innen und die Frage, wie ein Problem interaktiv bestimmt und auch gelöst werden kann (Pick 2017).

Dieser Abgleich zeigt, dass sich mit den aktuell geltenden gesetzlichen Grundlagen und Verfahrensvorschriften in der Beratungspraxis des Jobcenters Eigenverantwortlichkeit nur schwer erreichen lässt. Entscheidungs- und Handlungsspielräume für die Kund*innen sind in den üblichen Beratungssettings der Jobcenter nicht gegeben. Denn die Förderung von Selbstbestimmung und damit die Unterstützung von eigenverantwortlichem Handeln als übergeordnetem Handlungsziel in der Beratung setzt voraus, dass der Prozess der eigenen Willensbildung und die interaktive Bearbeitung von Handlungsoptionen im Fokus stehen, unabhängig von den Interessen der Organisation. Nur wenn die zu beratende Person sich wieder als Gestalter*in des eigenen Unterstützungsprozesses fühlt und begreift, kann im Sinne von Ryan und Deci (2000) Eigenverantwortung entwickelt werden. Das geht nicht von außen geleitet, allenfalls angestoßen, und setzt einen Prozess der Selbstorganisation (Schiersmann & Thiel 2009) voraus. Beratung kann somit immer nur als ein »prozessuales Schaffen von Bedingungen« (Haken & Schiepek 2006, S. 449, zit. nach Schiersmann & Thiel 2009, S. 84) angesehen werden. Den Autor*innen zufolge übernehmen Berater*innen hier lediglich die Funktion einer »energetisierenden ›Anregung selbstorganisierter Prozesse‹«. Dieses

Verständnis von Beratung ist durch die im Jobcenter vorgegebenen Prozesse und Zielsetzungen, denen die Berater*innen in ihrem Handeln verpflichtet sind, nicht einlösbar.

Um Eigenverantwortlichkeit zu unterstützen, sollte das Ziel der Beratung nicht nur die Herstellung eines Verständnisses, sondern auch die Bearbeitung eines konkreten Problems sein. Dazu braucht es neben dem Problemverständnis auch eine Vision, wie die Lösung des Problems aussehen könnte und wie der Weg dorthin gestaltet werden kann. Pick (2017) zufolge müssen dafür Handlungsmöglichkeiten in der Beratung entwickelt werden, die auf die Problemsicht und Problemdefinition der zu beratenden Person abgestimmt sind. Sie sollte sich – aus Sicht der Selbstbestimmungstheorie – dabei immer als kausal agierend verstehen und sich auch in der Zusammenarbeit mit den Fallmanager*innen so erleben.

Gerade bei diesem Schritt ist die Reflexionsfähigkeit der Berater*in gefragt, Beratung nicht mit einem Ratschlag oder mit konkreten Vorgaben zu beenden oder von vornherein auf ein konkretes Ziel hin auszurichten. Das reine Befolgen von Vorgaben, wie es in der Mitwirkungspflicht gefordert und durch die Sanktionierungspraxis untermauert wird, erzeugt demgegenüber Gehorsam oder Folgsamkeit, hat dann aber nichts mehr mit Verantwortungsübernahme zu tun.

Damit ein solchermaßen gemeinsam gestalteter und getragener Beratungsprozess gelingen kann, braucht es den Raum für Klient*innen, sich in der Rolle als zu unterstützende Person zurechtzufinden und auch Wege für sich zu entdecken, eigene Wünsche und Bedürfnisse in den Prozess einzubringen. Dazu gehört immer auch, Möglichkeiten und Grenzen des jeweiligen Beratungssystems zu erfassen und den Umgang damit zu lernen. Kund*innen des Jobcenters müssen vor allem lernen, nicht negativ aufzufallen: Von außen an das Subjekt herangetragene Entscheidungswege müssen akzeptiert und in das eigene Handeln integriert werden, auch wenn Kund*innen damit zunächst nicht einverstanden sind oder das Handeln als sinnlos erleben. Die im sozialen Kontext (hier: Jobcenter) relevanten Verhaltensweisen und Normen muss das Subjekt in sein eigenes Repertoire und Wertesystem integrieren und erlebt dadurch irgendwann sein Handeln als intrinsisch motiviert. Die Konflikthaftigkeit der Situation löst sich auf: Es wird »normal«, dass andere für ein Individuum entscheiden, soziale Standards werden übernommen, und man fühlt sich deshalb zur Gemeinschaft zugehörig. Oder es wird akzeptiert, dass es regelmäßig Anstöße von außen braucht, um sich im Fortgang selbstbestimmt zu erleben.

Aus der Sicht der Selbstbestimmungstheorie kann das dazu führen, dass sich das Subjekt damit abfindet und sich nicht mehr als aktiv handelnd und selbstbestimmt erlebt. Das wiederum kann zu einer generellen Verunsicherung oder auch Passivität führen, die eine Verantwortungsübernahme für das Abwägen von Möglichkeiten und das Treffen von Entscheidungen (auch langfristig) behindert (Offergeld 2021, S. 115) und Zweifel an der eigenen Kompetenz entstehen lässt: »The self becomes constructed as ›insufficient‹ and ›faulty‹« (Raitakari & Günther 2017, S. 101). Die Alternative zu diesem Prozess ist der Ausstieg aus dem System, beispielsweise indem Widerstand offen kommuniziert wird (siehe Kap. 2.2) oder das System ganz verlassen wird.
Das beinhaltet auch die Gefahr, dass sich Handlungsweisen und Rollenzuschreibungen in der Interaktion verfestigen. Denn auch die Einschätzung der Fallmanager*innen zu den Selbstbestimmungskompetenzen wirkt sich auf das Verhältnis zu und den Umgang mit der leistungsberechtigten Person aus (Seidel 2016, S. 17). Je nachdem, ob eine Person selbstbestimmt handelt oder handeln kann oder aber ihre Selbstbestimmung verloren hat bzw. diese eingeschränkt ist, ändert sich die Umgangsweise der Interaktionspartner*innen mit dieser Person. Eine selbstbestimmte Person bevormundet man beispielsweise nicht, greift nicht in ihre Entscheidungen oder Lebensweise ein und versteht ihr Verhalten als intentional gesteuert (Seidel 2016, S. 201). Zentrale Kompetenzen, die Selbstbestimmung indizieren, sind Seidel (2016, S. 259 ff.) zufolge die Mündigkeit einer Person, ihre Wehrhaftigkeit in Bezug auf den Umgang mit äußeren, nicht gewollten Beeinflussungen und das Ausmaß ihrer Mitsprache. Seidel nennt diese Bedingungen »inhaltsunabhängige Gründe«, die andere Menschen dazu führen, Eingriffe in die Handlungsspielräume anderer Menschen zu unterlassen – oder eben auch nicht.
Um Selbstbestimmung und damit auch Eigenverantwortung in der Beratung des Jobcenters zu unterstützen, braucht es eine Entkopplung von institutionell vorgegebenen Prozessen und Strukturen hin zu einer mehr an der Situation der Betroffenen orientierten Beratung. Wie sehr die Interaktionen der Fallmanager*innen mit den Leistungsbezieher*innen durch die institutionellen Rahmenbedingungen im Jobcenter geprägt sind, zeigt sich an Studien, wie der von Beckmann und Kolleg*innen (2021): Die während der Coronapandemie ausgesetzten Sanktions- und Disziplinierungsmechanismen und der erleichterte Zugang zu Leistungen der Grundsicherung führten zu einem deutlich positiveren Bild der Jobcenter-Mitarbeiter*innen, die Leistungsbezieher*innen fühlten sich mehrheitlich respektvoll und hilfsbereit behandelt, die Beratung wurde mehrheitlich als hilfreich und unterstützend wahrgenommen.

Es braucht zudem einen Kommunikationsraum, in dem vorhandene Expertisen wertgeschätzt werden: auf der einen Seite die Expertise der Ratsuchenden für ihr eigenes Leben und bisher erfolgte Problembewältigungsversuche, auf der anderen Seite die Expertise der Berater*innen, über den Einsatz geeigneter Beratungsmethoden einen konstruktiven Such- und Entscheidungsprozess zu initiieren (Weinhardt 2018, S. 490). Eine Peer-Begleitung, wie sie im Projekt »Beraten – Ermutigen – Assistieren« (BEA) entwickelt und erprobt wurde, bietet hier eine gute konzeptionelle Grundlage (siehe Kap. 3.1; Lammers (5.2)).

Literatur

Aghamiri, K.; Reinecke-Terner, A.; Streck, R.; Unterkofler, U. (Hrsg.) (2018): Doing Social Work. Ethnografische Forschung als Theoriebildung. Rekonstruktive Forschung in der Sozialen Arbeit, Band 21. Berlin: Budrich.

Barnett, N. (2003): Local government, New Labour and »Active Welfare«: A Case of »Self Responsibilisation«? In: Public Policy and Administration 18 (3), S. 25–38.

Beckmann, F.; Heinze, R. G.; Schad, D.; Schupp, J. (2021): Klima der Angst oder Respekt auf Augenhöhe? Erfahrungen von Hartz-IV-Beziehenden mit Jobcentern im Zuge der Corona-Pandemie. In: Sozialer Fortschritt 70, S. 651–669.

Bobbert, M.; Werner, M. H. (2014): Autonomie/Selbstbestimmung. In: Lenk, C.; Duttge, G.; Fangerau, H. (Hrsg.): Handbuch Ethik und Recht der Forschung am Menschen. S. 105–114. Heidelberg u. a.: Springer.

Brülle, H.; Krätschmer-Hahn, R.; Reis, C.; Siebenhaar, B. (2016): Zielsteuerung im SGB II. Kritik und Alternativen. WISO Diskurs 09. Bonn: Friedrich-Ebert-Stiftung.

Bundesagentur für Arbeit (BA) (2025): Merkblatt Bürgergeld. Grundsicherung für Arbeitsuchende. SGB II. https://www.arbeitsagentur.de/datei/merkblatt-buergergeld_ba043375.pdf (06.10.2025)

Busse, S.; Lohse, M. (2024): Professionelle Beratung: Interaktion und Kontext. Zur Einführung. In: Busse, S.; Lohse, M. (Hrsg.): Professionelle Beratung: Interaktion und Kontext. S. 1–18. Wiesbaden, Heidelberg: Springer.

Ryan, R.M.; Deci, E. L. (2000): Self-Determination Theory and the Facilitation of Intrinsic Motivation, Social Development, and Well-Being. In: American Psychologist 55 (1), S. 68–78.

Falk, K.; Wolter, B. (2018): Sozialräumliche Voraussetzungen für Teilhabe und Selbstbestimmung sozial benachteiligter älterer Menschen mit

Pflegebedarf. In: Bleck, C.; von Rießen, A.; Knopp, R. (Hrsg.): Alter und Pflege im Sozialraum: Theoretische Erwartungen und empirische Bewertungen. S. 143–160. Wiesbaden: Springer.

Freier, C. (2021): Beratung im Aktivierungsparadigma. Macht die Eingliederungsvereinbarung den Unterschied? In: Soziale Passagen 13, S. 115–134.

Grimmer, B. (2018): Folgsamkeit herstellen. Eine Ethnographie der Arbeitsvermittlung im Jobcenter. Bielefeld: transcript.

Helmin, L.; Jakat, M.; Braun, O. L. (2020): Positive Psychologie und Resilienztechniken. In: Braun, O. L. (Hrsg.): Positive Psychologie, Kompetenzförderung und Mentale Stärke. S. 66–83. Wiesbaden: Springer.

Höppner, G. (2021): un/doing clientification: Zur Konstruktion und Dekonstruktion des Klient*innenstatus in der stationären Sozialen Altenarbeit. In: Soziale Passagen 13, S. 55–73.

Hoff, T.; Zwicker-Pelzer, R. (2022): Beratung und Beratungswissenschaft. 2. akt. Aufl. Baden-Baden: Nomos.

Juhila, K. (2003): Creating a »Bad Client«: Disalignment of Institutional Identities in Social Work Interaction. In: Hall, C.; Juhila, K.; Parton, N.; Pösö, T. (Hrsg.): Constructing Clienthood in Social Work and Human Services. S. 83–95. London, New York: Jessica Kingsley Publishers.

Juhila, K.; Raitakari, S.; Hansen Löfstrand, C. (2017a): Responsibilities in governmentality literature. In: Juhila, K.; Raitakari, S.; Hall, C. (Hrsg.): Responsibilities at the Margins of Welfare Services. S. 11–34. London, New York: Routledge.

Juhila, K.; Raitakari, S.; Hansen Löfstrand, C. (2017b): Responsibilities and current welfare discourses. In: Juhila, K.; Raitakari, S.; Hall, C. (Hrsg.): Responsibilities at the Margins of Welfare Services. S. 35–56. London, New York: Routledge.

Kaschner, T. (2016): Verantwortung. In: Frey, D. (Hrsg.): Psychologie der Werte. Von Achtsamkeit bis Zivilcourage – Basiswissen aus Psychologie und Philosophie. S. 237–245. Wiesbaden: Springer.

Kastl, J. M. (2002): Arbeit und Behinderung – Spuren der Selbstbestimmung. Vortrag auf der 24. Arbeitstagung der KLGH in Obermarchtal 30.5.2002. (06.10.2025)

Marquardsen, K. (2011): Eigenverantwortung ohne Selbstbestimmung? Zum Verhältnis von »Autonomie« und Heteronomie in der aktivierenden Arbeitsmarktpolitik. In: PROKLA 41 (2), S. 231–251.

Messmer, H. (2023): Wissen wie es gemacht wird. Funktion und Pragmatik im Wissensgebrauch Sozialer Arbeit. Opladen u. a.: Budrich.

Messmer, H.; Hitzler, S. (2011): Interaktion und Kommunikation in der Sozialen Arbeit. Fallstudien zum Hilfeplangespräch. In: Oelerich, G.; Otto, H.-U. (Hrsg.): Empirische Forschung und Soziale Arbeit. S. 51–64. Wiesbaden: Springer.

Nestmann, F.; Sickendiek, U. (2011): Beratung. In: Otto, H.-U.; Thiersch, H. (Hrsg.): Handbuch Soziale Arbeit. S. 109–119. München: Ernst Reinhardt.

Niehaus, M. (2014): Logik des Ratgebens. Eine Standardversion zur Beschreibung eines Typs von Sprechaktsequenzen. In: Niehaus, M.; Peeters, W. (Hrsg.): Rat geben: zu Theorie und Analyse des Beratungshandelns. S. 9–63. Bielefeld: transcript.

Offergeld, J. (2021): Unterstützung der Selbstbestimmung oder fremdbestimmende Stellvertretung? Rechtliche Betreuung aus der Perspektive von Menschen mit Lernschwierigkeiten. Weinheim: Beltz.

Ortmann, T.; Thode, E.; Wink, R. (2025): Bürgergeld: Anspruch, Realität, Zukunft. Gütersloh: Bertelsmann Stiftung.

Pick, I. (2017): Zusammenführung der Beiträge: Entwicklung einer Typologie des Handlungstyps Beraten. In: Pick, I. (Hrsg.): Beraten in Interaktion. Eine gesprächslinguistische Typologie des Beratens. S. 427–470. Wien: Peter Lang Edition.

Pohlmann, M. (2006): Beratung und Weiterbildung. Fallstudien, Aufgaben und Lösungen. München: Oldenbourg.

Raitakari, S.; Günther, K. (2017): Clients accounting for the responsible self in interviews. In: Juhila, K.; Raitakari, S.; Hall, C. (Hrsg.): Responsibilities at the Margins of Welfare Services. S. 83–105. London, New York: Routledge.

Reichenbach, R. (2023): Anklage und Entlastung: Zur Ethik und Psychologie der Rede über Verantwortung. In: Zeitschrift für Pädagogik 69 (1), S. 31–42.

Rheinberg, F.; Vollmeyer, R.; Leplow, B.; von Salisch, M. (2019): Motivation. 9., erw. u. überarb. Aufl. Stuttgart: Kohlhammer.

Schiersmann, C.; Thiel, H.-U. (2009): Beratung als Förderung von Selbstorganisationsprozessen – auf dem Weg zu einer allgemeinen Theorie der Beratung jenseits von »Schulen« und »Formaten«. In: Möller, H.; Hausinger, B. (Hrsg.): Quo vadis Beratungswissenschaft? S. 73–103. Wiesbaden: Springer.

Schweppe, C.; Horn, V. (2022): Selbstbestimmung. In: Kessl, F.; Reutlinger, C. (Hrsg.): Sozialraum. Eine elementare Einführung. S. 633–643. Wiesbaden: Springer.

Seidel, C. (2016): Selbst bestimmen. Eine philosophische Untersuchung personaler Autonomie. Berlin, Boston: De Gruyter.

Shogren, K. A.; Raley, S. K. (2022): Self-determination and causal agency theory integrating research into practice. Cham: Springer.

Shogren, K. A.; Raley, S. K. (2025): Selbstbestimmung und Causal Agency-Theorie. Von der Forschung in die Praxis. Wiesbaden: Springer.

Stehr, N.; Grundmann, R. (2010): Expertenwissen. Die Kultur und die Macht von Experten, Beratern und Ratgebern. Weilerswist: Velbrück Wissenschaft.

Walther, H. (2016): Selbstverantwortung – Selbstbestimmung – Selbstständigkeit. Bausteine für eine veränderte Sichtweise von Menschen mit Lernschwierigkeiten. In: Hähner, U.; Niehoff, U.; Sack, R.; Walther, H. (Hrsg.): Vom Betreuer zum Begleiter. Eine Handreichung zur Leitidee der Selbstbestimmung. 9., vollst. überarb. u. aktual. Aufl. S. 61–88. Marburg: Lebenshilfe-Verlag.

Weinhardt, M. (2018): Beraten. In: Graßhoff, G.; Renker, A.; Schröer, W. (Hrsg.): Soziale Arbeit. Eine elementare Einführung. S. 485–499. Wiesbaden, Heidelberg: Springer.

Weyers, S. (2006): Verantwortung. In: Dollinger, B.; Raithel, J. (Hrsg.): Aktivierende Sozialpädagogik. Ein kritisches Glossar. S. 217–233. Wiesbaden: Springer.

Widulle, W. (2020): Gesprächsführung in der Sozialen Arbeit: Grundlagen und Gestaltungshilfen. 3., vollst. überarb. Aufl. Wiesbaden: Springer.

Willaschek, M. (2009): Der eigene Wille. Zum Zusammenhang zwischen Freiheit, Selbstbestimmung und praktischer Identität. In: Heilinger, J.-C.; King, C. G.; Wittwer, H. (Hrsg.): Individualität und Selbstbestimmung. S. 91–111. Berlin: De Gruyter.

Förderung der Selbstbestimmung durch Motivierende Gesprächsführung

Frank Unger

Arbeitslosigkeit stellt nach wie vor einen belastenden Einschnitt in das Leben von Menschen dar und hat tiefgreifende Auswirkungen auf die betroffenen Personen, ihr soziales Umfeld sowie die Gesellschaft insgesamt. Neben den finanziellen Einschränkungen, die mit dem Verlust des Einkommens einhergehen, sind häufig auch strukturelle Veränderungen im Alltag zu beobachten, etwa der Wegfall fester Routinen, eine reduzierte soziale Teilhabe sowie eine eingeschränkte Aktivität im täglichen Leben (Unger u. a. 2024b; Paul u. a. 2023; Gundert & Pohlan 2022; Oschmiansky & Berthold 2020). Zudem zeigen Studien, dass sich längere Phasen der Erwerbslosigkeit negativ auf den Erhalt und die Weiterentwicklung von Kompetenzen auswirken, während insbesondere die gesundheitlichen Folgen als besonders gravierend gelten (Paul & Zechmann 2022; Kroll u. a. 2015). Obwohl es individuelle Unterschiede in der Art und Weise gibt, wie Menschen mit Arbeitslosigkeit umgehen, weisen zahlreiche Untersuchungen darauf hin, dass die Folgen, insbesondere bei Langzeitarbeitslosen, oft langfristig nachwirken – selbst nach einer erfolgreichen Rückkehr in den Arbeitsmarkt (Eberl u. a. 2023). Insgesamt sind negative Effekte auf die psychische Gesundheit, das Selbstwertgefühl und die berufliche Motivation vielfach belegt (z. B. Oschmiansky & Berthold 2020; Lawes u. a. 2022; Herbig u. a. 2013; Hirseland & Ramos Lobato 2010).
Aus der Perspektive der Selbstbestimmungstheorie (Self-Determination Theory, SDT) zeigt sich, dass Arbeitslosigkeit mit einem Verlust an Autonomie und Kompetenzerleben sowie einer geringeren sozialen Eingebundenheit einhergeht – Faktoren, die für u. a. das individuelle Wohlbefinden und die Motivation von zentraler Bedeutung sind (z. B. Vansteenkiste & Van den Broeck 2018; Ryan & Deci 2017, S. 556 ff.). Daraus ergibt sich die Notwendigkeit, die Bekämpfung von Langzeitarbeitslosigkeit sowie die Förderung einer nachhaltigen Arbeitsmarktintegration und Beratung sowohl aus der Perspektive der betroffenen Individuen als auch aus gesamtgesellschaftlicher und wirtschaftlicher Sicht weiterhin als prioritäre Aufgabe zu betrachten (Hausner u. a. 2022; Oschmiansky & Berthold 2020). Entscheidend ist dabei die Frage, welche Unterstützungsmaßnahmen wann und in welcher Form

angeboten werden, um eine langfristige Reintegration in den Arbeitsmarkt zu gewährleisten (Unger u. a. 2024; Sann u. a. 2023; Stockinger & Zabel 2020; Bruckmeier u. a. 2020; Kaps u. a. 2019; Vansteenkiste & Van den Broeck 2018, S. 177 ff.; Kähler & Zobrist 2017).

Es zeigt sich jedoch, dass Angebote zur Unterstützung von Arbeitslosen nicht immer unmittelbar als hilfreich wahrgenommen oder umgehend erfolgreich umgesetzt werden können. Wer mit existenziellen Problemen konfrontiert ist, für den erscheinen selbst (scheinbar) einfache oder naheliegende Handlungsmöglichkeiten oft als unüberwindbare Hindernisse (Kaps u. a. 2019, 1; Vansteenkiste & Van den Broeck 2018, S. 177 ff.; Kähler & Zobrist 2017). Und nicht selten kann es dann passieren, dass gut gemeinte, aber bevormundend wirkende Vorschläge Misstrauen oder Widerstand auslösen, während gezielte aktivierende Impulse unter bestimmten Bedingungen motivationsfördernd sein können (Grant 2024; Noyon & Heidenreich 2020, S. 77 ff.; Knize u. a. 2022; Marinescu & Skandalis 2021; siehe auch Kap. 2.1).

In diesem Zusammenhang gibt es Befunde, dass auch Beratungsangebote in Zwangskontexten positive Effekte erzielen können (Klug 2023; Conen 2021; Kähler & Zobrist 2017; Trotter 2016; Conen & Cecchin 2009, S. 139 f.; Rooney 2009, S. 49). Auch wenn der unmittelbare Nutzen möglicherweise nicht in einer sofortigen Veränderung des Verhaltens liegt, kann allein die Möglichkeit eines kontinuierlichen Gesprächskontakts zwischen Beratungsfachkräften und arbeitslosen Menschen bereits einen Mehrwert darstellen (Conen 2021). Ausschlaggebend für den Erfolg solcher Interventionen sind jedoch insbesondere eine professionelle, wertschätzende Gesprächsführung sowie eine qualitativ hochwertige, vertrauensvolle Beziehungsarbeit zwischen Beratenden und Ratsuchenden. Ebenso spielen die individuelle Veränderungsbereitschaft, das Selbstvertrauen sowie das Erleben von Selbstbestimmung eine entscheidende Rolle für die Motivation zur aktiven Jobsuche oder auch zur Akzeptanz von Unterstützungsangeboten (Unger u. a. 2024a; Noyon & Heidenreich 2020, S. 78 ff.; Hirseland u. a. 2019; Vansteenkiste & Van den Broeck 2018; Kähler & Zobrist 2017; Ryan & Deci 2017, S. 559).

Motivierende Gesprächsführung (Motivational Interviewing, kurz: MI; Miller & Rollnick 2025; Unger u. a. 2024a) hat sich in solchen Kontexten als wirkungsvolles Instrument bewährt. Sie basiert auf der Annahme, dass nachhaltige Veränderungen am besten durch Selbstüberzeugung und nicht durch externe Beeinflussung entstehen. Die Selbstbestimmungstheorie von Deci und Ryan (1985; 2000) liefert hierbei die theoretische Grundlage, indem sie aufzeigt, dass die Erhaltung von Autonomie, Kompetenz und sozialer Eingebundenheit die

Motivation fördern kann (Unger & Sann 2023; Ryan & Deci 2017; Vansteenkiste & Sheldon 2006; Markland u. a. 2005; siehe auch Resnicow & McMaster 2012, die sowohl Zusammenhänge als auch Grenzen diskutieren).
Zusätzlich verdeutlichen aktuelle Studien (Übersicht bei Unger u. a. 2024, 2024a, 2024b), dass MI insbesondere in Jobcentern zu einer höheren Selbstwirksamkeit der Klient*innen führt und sich positiv auf deren Gesundheit und berufliche Motivation auswirkt. Die Implementierung von MI ist jedoch nicht voraussetzungsfrei und erfordert sowohl eine entsprechende Haltung der Berater*innen als auch entsprechende institutionelle Rahmenbedingungen (Unger u. a. 2024b; Sann u. a. 2023). Neben der theoretischen Fundierung ist es daher essenziell, auch die praktischen Aspekte der Implementierung, mögliche Barrieren sowie förderliche Rahmenbedingungen zu analysieren.

Selbstbestimmung als zentrales Konzept von Beziehungsgestaltung und Veränderungsförderung

»Ich meine es doch nur gut« – Folgen unerbetener Ratschläge

Beratungssituationen zeichnen sich idealerweise durch eine partnerschaftliche und wertschätzende Kommunikation aus, die Ratsuchende in ihrer Eigenständigkeit und individuellen Problemlösung unterstützt. Dennoch kommt es in der Praxis vor, dass Berater*innen – nicht selten aus bester Absicht – unaufgefordert Ratschläge erteilen, die Zielrichtung bzw. Lösung vorgeben oder die Entscheidungsmöglichkeiten einengen. Fehlt der Konsens oder die Einsicht aufseiten der Klient*innen, so kann es vorkommen, dass auch Druck ausgeübt wird, um eine gewünschte Veränderung herbeizuführen. Miller und Rollnick (2025) sprechen mit Verweis auf Thomas Gordon (2005, 2019) vom sogenannten Korrekturreflex. So werden beispielsweise Verhaltensweisen wie Anordnen (»Sie müssen …«), Warnen bzw. Drohen (»Wenn Sie nicht …«), Lösungenliefern (»Sie brauchen doch nur …«), Belehren (»Ich an Ihrer Stelle …«) oder auch Moralisieren, Kritisieren, Widersprechen eingesetzt, um eine Verhaltensänderung hervorzurufen. Dies kann insbesondere in Kontexten wie der Sozialberatung, der Arbeitsvermittlung oder in therapeutischen Settings problematisch sein. Forschungsergebnisse zeigen, dass unerbetene Ratschläge und Druck bzw. ähnliche Verhaltensweisen nicht nur ineffektiv sein können, sondern oft das Gegenteil der beabsichtigten Wirkung erzielen. Das

Problem, wenn man Menschen mit Argumenten überzeugen will, die diese nicht hören wollen: Die bisherige Meinung verfestigt sich noch stärker. »Der Akt des Widerstands wirkt wie eine Impfung, die das psychische Immunsystem stärkt. Eine Ansicht zu widerlegen, produziert Antikörper gegen zukünftige Beeinflussungsversuche. Wir werden uns unserer Meinung sicherer und unsere Neugier auf alternative Sichtweisen nimmt ab« (Grant 2024, S. 179). Menschen ignorieren oder leugnen sogar die Existenz eines Problems, wenn ihnen die Lösung nicht gefällt (Grant 2024, S. 210 f.; siehe auch Campbell & Kay 2014). Dies hat u. a. damit zu tun, dass Routinen und Muster unsere Vorhersage- und Handlungsfähigkeit stärken (z. B. Statusbewahren, Kompetenzerleben sowie Schutz vor Enttäuschung und Scheitern, Kontrollbedürfnis und Vorhersagewunsch). Es gibt also viele aufrechterhaltende Bedingungen und gute Gründe, sich nicht zu schnell auf etwas Neues einzulassen und eher unsere Gewohnheiten zu pflegen (z. B. Duhigg 2024; Chance 2022). Bei der Ausbildung (und Durchführung) von Gewohnheiten werden Belohnungsstoffe ausgeschüttet, die eine beruhigende wie belohnende Wirkung haben, während dagegen Veränderungen mit Gefahr und Risiko verknüpft sind (Roth 2019, S. 277). Abweichungen von unseren Erwartungen oder Unsicherheiten in der Vorhersage bestimmter Situationen (oder Entscheidungen) kosten unser Gehirn viel Energie. Dies sorgt u. a. dafür, dass wir uns subjektiv unsicher, gestresst oder genervt fühlen (Metzger 2025; siehe auch David u. a. 2024; Grant 2024; Chance 2022; Roth 2019). Und hierbei spielt die Frage »Will ich oder muss ich?« eine nicht zu unterschätzende Rolle (siehe auch Leduc-Cummings u. a. 2022).

Ein zentrales Konzept zur Erklärung negativer Reaktionen auf unerbetene Ratschläge ist die psychologische Reaktanz (Reynolds-Tylus 2019; Brehm 1966). Diese besagt, dass Menschen dazu neigen, sich gegen wahrgenommene Einschränkungen ihrer Autonomie zu wehren (Grant 2024; Rosenberg & Siegel 2018; Rains 2013; Brehm & Brehm 1981). Wenn Ratsuchende das Gefühl haben, dass ihnen eine bestimmte Entscheidung aufgezwungen wird oder sie in eine Richtung gedrängt werden, entsteht innerer Widerstand. Dieser kann sich in verschiedenen Formen äußern, wie z. B. Verweigerung (die Person lehnt den Ratschlag ab, auch wenn dieser potenziell hilfreich wäre), Gegenreaktion (die Person verhält sich bewusst gegenteilig, um ihre Autonomie zu betonen) oder verstärkte Problemfokussierung (statt sich für Lösungen zu öffnen, bleibt der Fokus auf den eigenen Schwierigkeiten). Statt zu einer langfristigen Verhaltensänderung beizutragen, können ungebetene Ratschläge oder Druck kurzfristige Compliance, aber gleichzeitig innere Ablehnung oder sogar Stressreaktionen auslösen. Langfristig kann dies dazu führen, dass Ratsuchende sich nicht ernst genommen fühlen und das Vertrauen in die Beratung sowie in die eigene Handlungsfähigkeit verlieren. Gerade in Kontexten, in denen Eigenmotivation eine zentrale Rolle spielt, kann Reaktanz dazu führen, dass Klient*innen sich emotional zurückziehen oder den Beratungsprozess abbrechen, was das Institut für Arbeitsmarkt- und Berufsforschung (IAB) in einer Stellungnahme ebenso betont (Bruckmeier u. a. 2020, S. 9): Langzeitarbeitslosigkeit kann zu Misstrauen und Resignation führen, da kurzfristig ausgerichtete Aktivierungsmaßnahmen oft als fremdbestimmend und wenig wirksam erlebt werden; gut gemeinte, aber bevormundend wirkende Vorschläge verstärken diesen Effekt häufig noch.

Die Selbstbestimmungstheorie nach Deci und Ryan

Die Selbstbestimmungstheorie (Self-Determination Theory, SDT) von Edward L. Deci und Richard M. Ryan gilt als eine der einflussreichsten Motivationstheorien. Sie beschreibt die Bedingungen, unter denen Menschen intrinsisch motiviert ha: ndeln, sich weiterentwickeln und psychisches Wohlbefinden erfahren. Einen Schwerpunkt legen Deci und Ryan auf die Unterscheidung von autonomer und kontrollierter Motivation. Dabei ist die Annahme handlungsleitend, dass Menschen grundsätzlich aktiv und wachstumsorientiert sind sowie danach streben, ihre Potenziale zu entfalten und sich weiterzuentwickeln (Ryan & Deci 2017). Dies möchten sie, so gut es geht, selbst kontrollieren und gestalten – es also selbst bestimmen. Zentral ist hierbei die Annahme, dass Individuen dann am besten lernen, sich engagieren und nachhaltige Verhaltensweisen entwickeln, wenn ihre grundlegenden psychologischen Bedürfnisse erfüllt sind (Ryan & Deci 2017; siehe auch Unger & Sann 2023; Unger u. a. 2022; Slemp u. a. 2021; Lynch 2014; Ryan u. a. 2011).

SDT identifiziert drei zentrale Grundbedürfnisse, die für Selbstbestimmung und intrinsische Motivation essenziell sind:

1. **Autonomie:** das Erleben von Selbstbestimmung und Kontrolle über eigene Handlungen. Menschen möchten sich selbst als Verursacher*in der eigenen Handlungen erleben und in Übereinstimmung mit den eignen Werten und Interessen (so gut es geht) über sich selbst bestimmen. Sie erkennen den Sinn (das Warum) von Entscheidungen und Handlungen und spüren Wahlmöglichkeiten. Das Gegenteil sind Druck und Konflikte, wie z. B. das Gefühl, in eine unerwünschte Richtung gedrängt zu werden.
2. **Kompetenz:** das Gefühl, sich als kompetent und effektiv bei der Verfolgung von Zielen/Aufgaben zu erleben (Aufgaben/Ziele und Fähigkeiten passen

gut zusammen) und, dass dies von anderen auch wahrgenommen wird. Das Gegenteil ist ein Gefühl der Ineffektivität oder sogar des Versagens und der Hilflosigkeit.

3. **Soziale Eingebundenheit:** das Erleben von Akzeptanz, Unterstützung und Zugehörigkeit zu einer sozialen Gemeinschaft. Es ist die Erfahrung von Wärme, Bindung und Fürsorge. Man ist zufrieden, indem man sich mit anderen vernetzt, austauscht und sich auch für sie wichtig fühlt. Frustration über Verbundenheit kann mit Gefühlen der sozialen Entfremdung, Ausgrenzung und Einsamkeit einhergehen.

Werden diese Bedürfnisse erfüllt, steigt die Wahrscheinlichkeit für intrinsische Motivation, d. h., Menschen engagieren sich aus eigenem Antrieb und empfinden ihre Aktivitäten als sinnvoll und erfüllend. Werden die Bedürfnisse hingegen durch äußeren Druck, Kontrolle oder Vernachlässigung untergraben, kann dies zu Motivationsverlust, Widerstand oder psychischen Belastungen führen (Ryan & Deci 2017). Die Selbstbestimmungstheorie kann in verschiedenen Bereichen angewandt werden, darunter Bildung, Gesundheitsförderung und auch Arbeitsmarktintegration sowie Beratung (Unger & Sann 2023). Gerade in Beratungssettings zeigt sich, dass Ansätze, die auf Autonomie, Kompetenzförderung und soziale Unterstützung setzen – etwa MI oder Empowerment-Ansätze – nachhaltigere Erfolge erzielen als autoritäre oder kontrollierende Strategien.

Grundlagen der Motivierenden Gesprächsführung

Die Motivierende Gesprächsführung wurde in den 1980er-Jahren von William R. Miller und Stephen Rollnick entwickelt. Der Ansatz basiert auf der zentralen Annahme, dass Menschen über eine grundlegende Motivation zur Veränderung verfügen, diese jedoch durch innere Widerstände und Ambivalenzen gehemmt werden kann. Ziel von MI ist es, durch eine gezielte Gesprächsführung die intrinsische Veränderungsbereitschaft zu aktivieren und Widerstände konstruktiv zu nutzen (Miller & Rollnick 2025; Unger u. a. 2024a).
Im Unterschied zu anderen Beratungsansätzen kombiniert MI eine partnerschaftliche und empathische Gesprächsführung mit einer zugleich zielorientierten Steuerung des Prozesses. Diese ausgewogene Herangehensweise ermöglicht es, die individuellen Bedürfnisse der Klient*innen zu berücksichtigen, während gleichzeitig ein klarer Fokus auf Veränderungsziele erhalten bleibt. Von besonderer Bedeutung ist dabei die Förderung der Autonomie, da

nachhaltige Veränderungen nur dann erzielt werden können, wenn sie aus eigenem Antrieb erfolgen (Miller & Rollnick 2025; Unger u. a. 2024a; Ryan & Deci 2019).

Empirische Studien belegen zunehmend die Wirksamkeit von MI in verschiedenen Anwendungsfeldern. Insbesondere im Bereich der Gesundheitsförderung, des Coachings sowie der Arbeitsmarktintegration zeigt sich, dass MI durch gezielte Veränderungsgespräche einen positiven Einfluss auf das Verhalten von Klient*innen haben kann (z. B. Britt u. a. 2023, 2018; Wewiorski u. a. 2021; Miller & Moyers 2021; Limm u. a. 2015; Liel 2012; Lundahl u. a. 2010; Rubak u. a. 2005).

Ein wesentlicher Faktor für die nachhaltige Wirksamkeit von MI liegt in seiner Verankerung in Motivations- und Verhaltensänderungsmodellen. Indem MI den Fokus auf intrinsische Motivation legt, werden nicht nur kurzfristige Anpassungen gefördert, sondern stabile und langfristige Veränderungen ermöglicht. Eine zentrale Voraussetzung hierfür ist die konsequente Implementierung von MI in Beratungsstrukturen, da nur eine kontinuierliche und professionelle Anwendung langfristige Effekte sichern kann (Unger u. a. 2024b).

Die Grundhaltung von MI basiert auf vier zentralen Prinzipien, die die Interaktion zwischen Berater*innen und Klient*innen prägen: Partnerschaftlichkeit, Akzeptanz, Mitgefühl und Empowerment (Miller & Rollnick 2025). Diese Grundprinzipien werden durch zentrale methodische Ansätze ergänzt, darunter Empathie, die Förderung einer Diskrepanz zwischen aktuellem und angestrebtem Zustand, die Akzeptanz von Widerständen sowie die gezielte Stärkung der Selbstwirksamkeit. Entscheidend ist hierbei, dass diese Prinzipien nicht isoliert betrachtet werden, sondern in Verbindung mit den angewandten Techniken ein ganzheitliches Beratungskonzept bilden. In der konkreten Anwendung kommen u. a. die sogenannten OARS-Fertigkeiten zum Einsatz. Sie gelten als grundlegende Kommunikationsstrategien von MI und stehen für offene Fragen (Open questions), Affirmationen (Affirming), reflektierendes Zuhören (Reflection) und Zusammenfassen (Summarizing). Offene Fragen laden dazu ein, persönliche Sichtweisen und Erfahrungen ausführlich zu schildern, anstatt nur mit Ja oder Nein zu antworten. Affirmationen zielen darauf ab, die Gesprächspartner*innen in ihren Stärken und Bemühungen zu fördern und so das Selbstvertrauen zu steigern. Reflektierendes Zuhören bedeutet, das Gehörte in eigenen Worten zurückzuspiegeln, um Verständnis zu zeigen und gleichzeitig zur Selbstreflexion anzuregen. Abschließend dient das Zusammenfassen dazu, zentrale Gesprächsinhalte strukturiert zu bündeln, Orientierung zu geben und gemeinsame Anknüpfungspunkte für den weiteren

Verlauf zu schaffen. Zusammen unterstützen diese Techniken eine respektvolle, empathische und motivationsfördernde Gesprächsatmosphäre (ausführlich zu Haltung, Techniken etc. siehe z. B. Miller & Rollnick 2025; für den Bereich der Beratung im Kontext von Arbeitslosigkeit z. B. Unger u. a. 2024, 2024a, 2024b, Sann u. a. 2023). Langfristig führt die Anwendung dieser Prinzipien nicht nur zu positiven individuellen Veränderungsprozessen, sondern trägt auch zur Entwicklung einer wertschätzenden Kommunikationskultur in Beratungsinstitutionen bei.

Motivierende Gesprächsführung im Kontext von Peer-Unterstützung

Peer-Unterstützung im Jobcenter-Kontext kann von den Ansätzen der Selbstbestimmungstheorie (als Rahmenbedingung) und MI (als »Werkzeug« der Gesprächsführung) profitieren, da diese Ansätze auf Augenhöhe und gegenseitigem Verständnis beruhen. Peer-Berater*innen, die selbst ähnliche Erfahrungen gemacht haben, können durch MI-Techniken die Motivation und Selbstwirksamkeit der Klient*innen gezielt stärken. So entsteht ein Umfeld, in dem gegenseitige Unterstützung und persönliches Wachstum gefördert werden (Slemp u. a. 2024).

Peer-Berater*innen bringen dabei eine Authentizität und Glaubwürdigkeit ein, die klassische Beratungsansätze nicht immer bieten können. Durch den Einsatz von OARS-Techniken können sie ihre persönlichen Erfahrungen gezielt einsetzen, um Vertrauen aufzubauen und eine entsprechende Veränderungsbereitschaft unter Wahrung der Selbstbestimmung zu fördern. Dies stärkt nicht nur die Klient*innen, sondern auch die Peer-Berater*innen selbst, da sie ihre eigene Resilienz und Kompetenz erfahren.

Die Integration von Peer-Beratung in Jobcentern, im Kontext der Selbstbestimmungstheorie und unter Anwendung von MI, bietet vielfältige Möglichkeiten zur Unterstützung von Arbeitsuchenden. Peer-Berater*innen, die eigene Erfahrungen mit Arbeitslosigkeit oder ähnlichen Herausforderungen gemacht haben, können auch in diesem Rahmen u. a. Motivation und Selbstwirksamkeit der Klient*innen stärken.

Möglichkeiten der Peer-Beratung in Jobcentern:

- Vertrauensaufbau: Peer-Berater*innen begegnen den Klient*innen auf Augenhöhe, was den Aufbau einer vertrauensvollen Beziehung erleichtert. Durch die Anwendung von MI-Techniken wie aktivem Zuhören und empathischer Gesprächsführung können sie die Bereitschaft zur Veränderung fördern.

- Motivationsförderung: Durch gezielte Fragen und Reflexionen helfen Peer-Berater*innen den Klient*innen, ihre eigenen Ziele zu identifizieren und die Motivation zur Erreichung dieser Ziele zu steigern. Die Prinzipien von MI unterstützen dabei, Ambivalenzen zu erkennen und zu überwinden.
- Ressourcenaktivierung: Peer-Berater*innen können die individuellen Stärken und Ressourcen der Klient*innen herausarbeiten und sie ermutigen, diese aktiv für die berufliche Integration zu nutzen.

Dass Peer-Support positive Wirkung entfalten kann, wurde z. B. von Slemp u. a. (2024) oder Cooper u. a. (2024) bestätigt. Gleichzeitig ist die Befundlage nicht eindeutig und die Wirkung von bestimmten Rahmenbedingungen abhängig. Dennoch sollten Peers stärker in die Interventionsgestaltung, -durchführung und -pflege einbezogen werden. Vor allem »Peer-to-Peer-Übungen«, die Perspektivenübernahme, effektive Kommunikation und Zusammenarbeit fördern, werden als sinnvoll angesehen (Slemp u. a. 2024).

Anwendung in der Beratung arbeitsloser Menschen

Der erfolgreiche Wiedereinstieg (langzeit-)arbeitsloser Personen in reguläre Beschäftigung hängt von mehreren subjektiven Faktoren ab. Entscheidende Voraussetzungen sind ein geeigneter Zeitpunkt (etwa nach einer Phase der psychischen Belastung), eine als passend empfundene Arbeitsstelle sowie eine unterstützende Förderung durch das Jobcenter. Letztere erfordert ein vertrauensvolles und kooperatives Verhältnis zwischen den Betroffenen und den Fachkräften. Zudem spielt die Freiwilligkeit eine zentrale Rolle, sowohl für die Beratungsbeziehung als auch für die Entwicklung individueller Integrationsstrategien (Bruckmeier u. a. 2020, S. 9; Hirseland u. a. 2019). Hier gilt es auch, gemeinsam kleinteilige Fortschritte zu erzielen, statt durch zu große Ziele und/oder Druck (siehe oben) eher das Gegenteil zu bewirken.
Wie die Selbstbestimmungstheorie und MI in diesem Kontext im Allgemeinen und in der Peer-Beratung im Speziellen einen Beitrag dazu leisten können, soll nachfolgend beispielhaft skizziert werden.
Autonomie erhalten und fördern:

- Ziele und (kleinste) Schritte gemeinsam erarbeiten: Anstatt Ziele vorzugeben, entwickeln Berater*innen zusammen mit den Klient*innen realistische und erreichbare Ziele bzw. nächste Schritte. Hürden werden besprochen und Lösungen gesucht. Dies fördert das Gefühl von Selbstkontrolle und Eigenverantwortung.

- Offene Fragen stellen: Anstatt den Klient*innen Lösungen zu zeigen oder gar aufzuzwingen, stellen die Berater*innen offene Fragen, die zum Nachdenken anregen und die Entscheidungsfreiheit der Klient*innen betonen, wie z. B.: »Welche Schritte könnten Sie sich vorstellen, um diese Herausforderung zu bewältigen?«
- Nicht-kontrollierende Sprache verwenden (Begriffe wie »muss« oder »sollte« vermeiden) und autonome Entscheidungsoptionen (Wahlmöglichkeiten) anbieten: Berater*innen bieten verschiedene Handlungsoptionen an bzw. erarbeiten diese mit den Klient*innen. So können sie z. B. bei der Wahl von Weiterbildungen die Selbstbestimmung stärken. Hierbei beschreiben sie auch einen klaren Rahmen und den Raum dazu (wo liegen Wahl-/Gestaltungsmöglichkeiten, wo sind Grenzen).
- Einverständnis erbitten: Berater*innen fragen um Erlaubnis, ob sie einen Rat oder Infos etc. geben können: »Darf ich Ihnen ...«

Kompetenzerleben stärken:

- Anstatt große, überwältigende Ziele zu definieren, helfen die Berater*innen, kleinere, erreichbare Zwischenziele zu formulieren, was das Gefühl der Selbstwirksamkeit stärkt. Zudem: Kleine Schritte führen eher zu Erfolgen und zu Gewohnheiten – große meist zum Aufgeben.
- Berater*innen unterstützen die Klient*innen, persönliche Stärken und Fähigkeiten zu identifizieren und zu nutzen, z. B. durch die Analyse vergangener Berufserfahrungen oder von Fähigkeiten aus ehrenamtlicher Arbeit.
- Gemeinsam werden Ressourcen und Netzwerkmöglichkeiten herausgearbeitet, die das eigene Kompetenzerleben stützen und fördern (ggf. auch angemessen fordern).
- Bei Zweifel (Ambivalenz) bzgl. der aktuellen Situation arbeiten die Berater*innen dies heraus: »Auf der einen Seite zweifeln Sie, auf der anderen Seite haben Sie bereits bewiesen, dass Sie sich in der Vergangenheit erfolgreich neuen Herausforderungen gestellt haben.«

Soziales Eingebundensein unterstützen:

- Berater*innen zeigen durch aktives und einfühlsames Zuhören Verständnis für die Situation der Klient*innen. Die stärkt das Gefühl von sozialer Unterstützung (Empathie als zentraler Faktor in der Beratung; dabei bedeutet Verstehen nicht, immer mit allem einverstanden zu sein, was Klient*innen sagen oder tun). Zum Beispiel: »Sie haben sicher einen guten Grund für XY, was genau ...?«

- Berater*innen ermutigen die Klient*innen, bestehende soziale Netzwerke zu stärken, z. B. durch den Kontakt zu Freund*innen, ehemaligen Kolleg*innen oder Bekannten, um das soziale Eingebundensein zu unterstützen.
- Berater*innen schlagen Programme oder Gruppenaktivitäten vor, die die Klient*innen mit anderen Menschen in ähnlichen Situationen zusammenbringen, was das Zugehörigkeitsgefühl fördert.

Die Selbstbestimmungstheorie als Rahmenkonzept sowie MI als »kommunikatives Werkzeug« bieten eine strukturierte Herangehensweise, um Arbeitsuchende zu ermutigen, ihre Fähigkeiten zu erkennen und ihre berufliche Motivation zu stärken. Dabei sind jedoch auch organisatorische Faktoren von Bedeutung. Die erfolgreiche Implementierung erfordert kontinuierliche Schulungen, Supervision sowie eine institutionelle Verankerung der Methoden (Unger u. a. 2024a, 2024b). Jobcenter unterliegen dabei gesetzlichen Vorgaben und Zielen, die nicht immer im Einklang mit den individuellen Bedürfnissen der Klient*innen oder den Ideen der Selbstbestimmungstheorie wie von MI stehen. Die Herausforderung besteht darin, die Haltung der Selbstbestimmungstheorie und die Ansätze von MI mit diesen institutionellen Anforderungen zu verbinden, sodass sowohl die Autonomie der Ratsuchenden als auch die Effizienz der Beratung gewahrt bleiben. Hier kann es hilfreich sein, wenn auch die Organisation selbst (Stichwort: Führung und Zusammenarbeit) die hier skizzierten Aspekte berücksichtigt (Unger u. a. 2024a, 2024b; Unger & Sann 2023; Unger u. a. 2022; Schaufeli 2021).

Fazit

Arbeitslosigkeit stellt nicht nur eine individuelle, sondern auch eine gesamtgesellschaftliche Herausforderung dar, die weitreichende wirtschaftliche, soziale und psychologische Folgen nach sich zieht. Insbesondere Langzeitarbeitslosigkeit kann sich negativ auf die psychische Gesundheit, das Selbstwertgefühl und die berufliche Motivation auswirken, wobei die daraus resultierenden Belastungen auch nach einer erfolgreichen Wiedereingliederung in den Arbeitsmarkt noch spürbar sein können. Die Selbstbestimmungstheorie nach Deci und Ryan verdeutlicht, dass insbesondere der Verlust von Autonomie, von Kompetenzerleben und sozialer Eingebundenheit zentrale Faktoren sind, die die Motivation zur Veränderung hemmen. Daher ist es essenziell, Programme der Arbeitsmarktintegration und Beratung so zu gestalten, dass sie diese Bedürfnisse berücksichtigen und stärken.

MI hat sich in diesem Kontext als wirksames Instrument erwiesen, um Veränderungsbereitschaft zu fördern und Widerstände abzubauen. Im Gegensatz zu direktiven oder kontrollierenden Beratungsansätzen setzt MI auf partnerschaftliche Zusammenarbeit, Empathie und die Förderung intrinsischer Motivation. Zahlreiche empirische Studien belegen die Effektivität von MI in verschiedenen Anwendungsfeldern, insbesondere in der Gesundheitsförderung, im Coaching und in der Arbeitsmarktintegration. Allerdings ist die erfolgreiche Implementierung dieser Methode nicht voraussetzungsfrei: Sie erfordert eine entsprechende Haltung der Berater*innen sowie institutionelle Rahmenbedingungen, die eine nachhaltige Anwendung ermöglichen.

Ein zentrales Problem in der Praxis ist, dass unerbetene Ratschläge oder Druck häufig zu einer psychologischen Reaktanz führen, wodurch sich Klient*innen in ihrer Autonomie eingeschränkt fühlen und eher Widerstand als Veränderungsbereitschaft zeigen. Dies unterstreicht die Bedeutung einer respektvollen und ermächtigenden Beratungshaltung, die Ratsuchende in ihrer Eigenverantwortung stärkt, anstatt sie durch externe Vorgaben zu steuern. Gleichzeitig zeigen Forschungsergebnisse, dass auch in Zwangskontexten positive Effekte erzielt werden können, sofern die Beratung auf Vertrauen, Beziehungsgestaltung und einer wertschätzenden Gesprächsführung basiert. So verstanden kann auch der Ansatz der Peer-Beratung einen entsprechenden Beitrag leisten.

Insgesamt lässt sich festhalten, dass die Verbindung von Selbstbestimmungstheorie und MI somit eine vielversprechende Grundlage für eine nachhaltige und effektive Unterstützung bietet. Sie ermöglicht nicht nur eine höhere Selbstwirksamkeit und Eigenmotivation der Klient*innen, sondern trägt auch dazu bei, eine wertschätzende wie wirksame Kommunikationskultur in Beratungsinstitutionen zu etablieren – hin zu einer stärkeren Berücksichtigung individueller Bedürfnisse und Entscheidungsfreiheit. Damit dies eine entsprechende Wirkung entfalten kann, bedarf es jedoch einer kontinuierlichen Reflexion und Anpassung der Beratungskonzepte sowie einer Berücksichtigung organisationaler und struktureller Rahmenbedingungen. Zukünftige Forschungs- und Praxisprojekte sollten sich daher verstärkt mit der langfristigen Implementierung und den konkreten Herausforderungen in der Beratungspraxis auseinandersetzen, um eine nachhaltige Verbesserung der Unterstützung arbeitsloser Menschen zu gewährleisten.

Literatur

Brehm, J. W. (1966): A theory of psychological reactance. New York: Academic Press.

Brehm, J. W.; Brehm, S. S. (1981): Psychological reactance: A theory of freedom and control. New York: Academic Press.

Britt, E.; Sawatzky, R.; Swibaker, K. (2018): Motivational Interviewing to Promote Employment. In: Journal of employment counseling, 55, S. 176–189.

Britt, E.; Soleymani, S.; Wallace-Bell, M.; Garland, A. (2023): Motivational interviewing for employment: An exploration of practitioner skill and client change talk. In: Journal of Employment Counseling 60, S. 42–59.

Bruckmeier, K.; Globisch, C.; Gottwald, M.; Hirseland, A.; Hohmeyer, K.; Kruppe, T.; Wolff, J. (2020): Zur Arbeitsförderung und Beratungsqualität in den Jobcentern. Stellungnahme des IAB zur öffentlichen Anhörung im Bundestagsausschuss für Arbeit und Soziales am 4. Mai 2020 (IAB-Stellungnahme 06/2020). Nürnberg: IAB – Institut für Arbeitsmarkt- und Berufsforschung.

Campbell, T. H.; Kay, A. C. (2014): Solution Aversion: On the Relation between Ideology and Motivated Disbelief. In: Journal of Personality and Social Psychology 107, S. 809–824.

Chance, Z. (2022): Der gute Einfluss. Menschen für sich gewinnen, authentisch bleiben, Gutes bewirken. München: Mosaik.

Conen, M.-L. (2021): Zwang hilft – zusammenzukommen. Mehr nicht! In: Erbring, S.; Fischer, J. (Hrsg.): Zukunft der Beratung. S. 210–222. Weinheim, Basel: Beltz Juventa.

Conen, M.-L.; Cecchin, G. (2009): Wie kann ich Ihnen helfen, mich wieder loszuwerden? Therapie und Beratung in Zwangskontexten. Heidelberg: Carl-Auer.

Cooper, R. E.; Saunders, K. R.; Greenburgh, A.; Shah, P.; Appleton, R.; Machin, K.; Johnson, S. (2024): The effectiveness, implementation, and experiences of peer support approaches for mental health: a systematic umbrella review. In: BMC Med 22, S. 72.

David, L.; Vassena, E.; Bijleveld, E. (2024): The unpleasantness of thinking: A meta-analytic review of the association between mental effort and negative affect. In: Psychological Bulletin 150 (9), S. 1070–1093.

Deci, E. L.; Ryan, R. M. (1985): Intrinsic motivation and self-determination in human behavior. New York: Springer.

Deci, E. L.; Ryan, R. M. (2000): The »What« and »Why« of Goal Pursuits: Human Needs and the Self-Determination of Behavior. In: Psychological Inquiry 11 (4), S. 227–268.

Duhigg, C. (2024): Die Macht der Gewohnheit. Warum wir tun, was wir tun. München: Piper.

Eberl, A.; Collischon, M.; Wolbring, T. (2023): Subjective Well-Being Scarring Through Unemployment: New Evidence from a Long-Running Panel. In: Social Forces 101 (3), S. 1485–1518.

Gordon, T. (2005): Managerkonferenz: Effektives Führungstraining. München: Heyne.

Gordon, T. (2019): Gute Beziehungen. Wie sie entstehen und stärker werden. Stuttgart: Klett-Cotta.

Grant, A. (2024): Think Again. Die Kraft des flexiblen Denkens. München: Piper.

Gundert, S.; Pohlan, L. (2022): Materielle und soziale Teilhabe. Mit dem Arbeitsplatz kann man mehr verlieren als nur den Job. IAB-Kurzbericht 2/2022. Nürnberg: IAB – Institut für Arbeitsmarkt- und Berufsforschung.

Hausner, K. H.; Weber, E.; Yilmaz, Y. (2022): Die Kosten der Arbeitslosigkeit sind 2021 nochmals um 5 Milliarden Euro gestiegen. IAB-Forum 28. Dezember 2022. https://www.iab-forum.de/die-kosten-der-arbeitslosigkeit-sind-2021-um-5-milliarden-euro-gestiegen/ (06.10.2025)

Herbig, B.; Dragano, N.; Angerer, P. (2013): Health in the long-term unemployed. In: Deutsches Ärzteblatt international 110 (23/24), S. 413–416.

Hirseland, A.; Ramos Lobato, P. (2010): Armutsdynamik und Arbeitsmarkt. Entstehung, Verfestigung und Überwindung von Hilfebedürftigkeit bei Erwerbsfähigen. IAB-Forschungsbericht 3/2010. Nürnberg: IAB – Institut für Arbeitsmarkt- und Berufsforschung.

Hirseland, A.; Kerschbaumer, L.; Küsters, I.; Trappmann, M. (2019): Langzeitleistungsbeziehende im SGB II: Unerwartete Übergänge in bedarfsdeckende Arbeit. IAB-Kurzbericht 20/2019. Nürnberg: IAB – Institut für Arbeitsmarkt- und Berufsforschung.

Kähler, H. D.; Zobrist, P. (2017): Soziale Arbeit in Zwangskontexten. Wie unerwünschte Hilfe erfolgreich sein kann. München: Ernst Reinhardt.

Kaps, P.; Oschmiansky, F.; Ebach, M.; Popp, S.; Berthold, J. (2019): Was benötigen und wie gelingen Wiedereinstiege von exkludierten Personen in soziale und arbeitsmarktliche Zusammenhänge? Abschlussbericht. Berlin: ZEP – Zentrum für Evaluation und Politikberatung.

Klug, W. (2023): Zwangskontexte in der Sozialen Arbeit. socialnet Lexikon. Bonn: socialnet. https://www.socialnet.de/lexikon/4551 (06.10.2025)

Knize, V.; Wolf, M.; Wolff, J. (2022): Zentrale Befunde aus Studien zu Sanktionen im SGB II mit einem Fokus auf Sanktionswirkungen und Sanktionswahrscheinlichkeit. IAB-Forschungsbericht 17/2022. Nürnberg: IAB – Institut für Arbeitsmarkt- und Berufsforschung.

Kroll, L. E.; Müters, S.; Lampert, T. (2015): Arbeitslosigkeit und ihre Auswirkungen auf die Gesundheit. Ein Überblick zum Forschungsstand und zu aktuellen Daten der Studien GEDA 2010 und GEDA 2012. Berlin, Heidelberg: Robert Koch-Institut.

Lawes, M.; Hetschko, C.; Schöb, R.; Stephan, G.; Eid, M. (2022): Unemployment and hair cortisol as a biomarker of chronic stress. In: Sci Rep 12, 21573.

Leduc-Cummings, I.; Werner, K. M.; Milyavskaya, M.; Dominick, J. K.; Cole, S. (2022): Experiencing obstacles during goal pursuit: The role of goal motivation and trait self-control. In: Journal of Research in Personality 99, S. 1–21.

Liel, K. (2012): Evaluation eines Gesundheitskompetenztrainings für Menschen in Langzeitarbeitslosigkeit – Die Auswirkungen von Motivierender Gesprächsführung und partizipativen Gruppenaktivitäten auf die Motivation zu einem gesünderen Lebensstil (Dissertation). München: Ludwig-Maximilians-Universität.

Limm, H.; Heinmuller, M.; Gundel, H.; Liel, K.; Seeger, K.; Salman, R.; Angerer, P. (2015): Effects of a health promotion program based on a train-the-trainer approach on quality of life and mental health of long-term unemployed persons. In: BioMed Research International, 719327.

Lundahl, B. W.; Kunz, C.; Brownell, C.; Tollefson, D.; Burke, B. L. (2010): A meta-analysis of motivational interviewing: Twenty-five years of empirical studies. In: Research on Social Work Practice, 20 (2), S. 137–160.

Lynch, M. F. (2014): Motivation in the Client-Counselor Relationship. In: Weinstein, N. (Hrsg.): Human Motivation and Interpersonal Relationships. S. 317–333. Dordrecht: Springer.

Marinescu, I.; Skandalis, D. (2021): Unemployment Insurance and Job Search Behavior. In: The Quarterly Journal of Economics 136 (2), S. 887–931.

Markland, D.; Ryan, R. M.; Tobin, V. M.; Rollnick, S. (2005): Motivational Interviewing and Self-Determination Theory. In: Journal of Social and Clinical Psychology 24 (6), S. 811–831.

Metzger, J. (2025): Stürmische Zeiten, stabiles Ich. In: Psychologie Heute 2, S. 12–19.

Miller, W. R.; Moyers, T. B. (2021): Effective psychotherapists: Clinical skills that improve client outcomes. New York: The Guilford Press.

Miller, W. R.; Rollnick, S. (2025): Motivierende Gesprächsführung: Motivational Interviewing. 4. Aufl. Freiburg i. B.: Lambertus.

Noyon, A.; Heidenreich, T. (2020): Schwierige Situationen in Therapie und Beratung. Weinheim, Basel: Beltz.

Oschmiansky, F.; Berthold, J. (2020): Folgen der Arbeitslosigkeit. In: Bundeszentrale für politische Bildung: Arbeitsmarktpolitik. Theoretische Konzepte und Grundlagen. https://www.bpb.de/themen/arbeit/arbeitsmarktpolitik/54891/theoretische-konzepte-und-grundlagen/ (06.10.2025)

Paul, K.; Zechmann, A. (2022): Arbeitslosigkeit und Gesundheit. In: Haring, R. (Hrsg.): Gesundheitswissenschaften. S. 543–552. Berlin, Heidelberg: Springer.

Paul, K.; Scholl, H.; Moser, K.; Zechmann, A.; Batinic, B. (2023): Employment status, psychological needs, and mental health: Meta-analytic findings concerning the latent deprivation model. In: Frontiers in Psychology, 14, S. 1–11.

Rains, S. A. (2013): The nature of psychological reactance revisited: A meta-analytic review. In: Human Communication Research 39, S. 47–73.

Resnicow, K.; McMaster, F. (2012): Motivational Interviewing: moving from why to how with autonomy support. In: International Journal of Behavioral Nutrition and Physical Activity 9 (19), S. 1–9.

Reynolds-Tylus, T. (2019): Psychological Reactance and Persuasive Health Communication: A Review of the Literature. In: Front. Commun., 4, Art. 56.

Rooney, R. H. (2009): Strategies for Work with Involuntary Clients. New York: Columbia University Press.

Rosenberg, B.; Siegel, J. T. (2018): A 50-year review of psychological reactance theory: Do not read this article. In: Motivation Science 4 (4), S. 281–300.

Roth, G. (2019): Warum es so schwierig ist, sich und andere zu ändern: Persönlichkeit, Entscheidung und Verhalten. Stuttgart: Klett-Cotta.

Rubak, S.; Sandbaek, A.; Lauritzen, T.; Christensen, B. (2005): Motivational interviewing: a systematic review and meta-analysis. In: The British journal of general practice: the journal of the Royal College of General Practitioners 55 (513), S. 305–312.

Ryan, R. M.; Deci, E. L. (2017): Self-determination theory: Basic psychological needs in motivation, development, and wellness. New York: The Guilford Press.

Ryan, R. M.; Lynch, M. F.; Vansteenkiste, M.; Deci, E. L. (2011): Motivation and autonomy in counseling, psychotherapy, and behavior change: A look at theory and practice. In: The Counseling Psychologist 39, S. 193–260.

Sann, U.; Unger, F.; Wiesmann, D. (2023): Wertschätzung als Aktivierungspotential: Ausgewählte Erkenntnisse des rehapro-Projektes »Auszeit-Aktiv-Arbeit A³«. In: Psychosoziale und Medizinische Rehabilitation 37, S. 14–21.

Schaufeli, W. B. (2021): Engaging leadership: How to promote work engagement? In: Frontiers in Psychology 12, 754556.

Slemp, G. R.; Field, J. G.; Ryan, R. M.; Forner, V. W.; Van den Broeck, A.; Lewis, K. J. (2024): Interpersonal supports for basic psychological needs and their relations with motivation, well-being, and performance: A meta-analysis. In: Journal of personality and social psychology 127 (5), S. 1012–1037.

Slemp, G. R.; Lee, M. A.; Mossman, L. H. (2021): Interventions to support autonomy, competence, and relatedness needs in organizations: A systematic review with recommendations for research and practice. In: Journal of Occupational and Organizational Psychology 94 (2), S. 1–31.

Stockinger, B.; Zabel, C. (2020): Bewertung der Betreuung und Beratung in den Jobcentern. Leistungsberechtigte bedürfen oft besonderer Unterstützung. IAB-Kurzbericht 23/2020. Nürnberg: IAB – Institut für Arbeitsmarkt- und Berufsforschung.

Trotter, C. (2016): Risk Assessment in Practice. In: Trotter, C.; McIvor, G.; McNeill, F. (Hrsg.): Beyond the Risk Paradigm in Criminal Justice. S. 49–60. New York: Palgrave.

Unger, F.; Sann, U. (2023): Promoting self-determination and motivation as leadership skills: A didactic to strengthen autonomy support and the importance of role models in Social Work Management Education. In: Arnold, M. (Hrsg.): Handbook of Applied Teaching and Learning in Social Work Management Education: Theories, Methods, and Practices in Higher Education. S. 309–337. Berlin, Heidelberg: Springer.

Unger, F.; Sann, U.; Martin, C. (2022): Personalführung in Organisationen der Sozialwirtschaft. Ein Studienbuch. Wiesbaden: Springer.

Unger, F.; Sann, U.; Martin, C.; Wiesmann, D. (2024): Wirkungsorientierte Evaluation innovativer Arbeitsmarktansätze. In: Schmidtke, B.; Kolbinger, M. L.; Molzbichler, D. (Hrsg.): Tagungsband zur INAS-Tagung

»Sozial – Innovativ – Nachhaltig«. Perspektiven für Sozialmanagement und Sozialwirtschaft. S. 305–321. Berlin, Heidelberg: Springer.

Unger, F.; Sann, U.; Kaps, S.; Martin, C.; Wiesmann, D.; Igelmann, S. (2024a): Motivierende Gesprächsführung in Jobcentern: Eine Einführung in Grundhaltung und Methoden. In: Rübner, M.; Schulze-Böing, M. (Hrsg.): Gut beraten im Jobcenter? Beratungsqualität als Herausforderung für Führung und Praxis. S. 151–165. Baden-Baden: Nomos.

Unger, F.; Sann, U.; Kaps, S.; Martin, C.; Wiesmann, D.; Igelmann, S. (2024b): Einsatz der Motivierenden Gesprächsführung in Jobcentern: Lern- und Organisationsstrukturen. In: Rübner, M.; Schulze-Böing, M. (Hrsg.): Gut beraten im Jobcenter? Beratungsqualität als Herausforderung für Führung und Praxis. S. 271–282. Baden-Baden: Nomos.

Vansteenkiste, M.; Sheldon, K. M. (2006): There's nothing more practical than a good theory: Integrating motivational interviewing and self-determination theory. In: British Journal of Clinical Psychology 45, S. 63–82.

Vansteenkiste, M.; Van den Broeck, A. (2018): Understanding the Motivational Dynamics among Unemployed Individuals: Refreshing Insights from the Self-Determination Theory Perspective. In: Klehe, U.-C.; van Hooft, E. A. (Hrsg.): The Oxford Handbook of Job Loss and Job Search. S. 159–180. New York: Oxford University Press.

Wewiorski, N. J.; Rose, G. S.; Wang, S.; Dreifuss, R.; Mueller, L.; Shirk, S. D.; Drebing, C. E. (2021): Motivational interviewing: Key ingredients associated with taking a step toward employment. In: Psychiatric Rehabilitation Journal 44 (3), S. 266–274.

Case Management – Herausforderungen an die Organisation

Wenn Individualität und lebensweltorientiertes Handeln im Zentrum stehen!

Michael Monzer

Case Management, verstanden als konzeptioneller Ansatz zur individuellen Begleitung komplexer Fälle, birgt erhebliches Potenzial für organisationales Lernen. Durch die gezielte Überwindung von Zugangshürden und die Harmonisierung von Schnittstellen können wertvolle Erkenntnisse gewonnen werden, die zur Weiterentwicklung der beteiligten Institutionen beitragen.
In diesem Prozess nehmen Peers eine zentrale Vermittlungsfunktion ein. Sie agieren als Brückenbauer*innen in zwei Richtungen. Einerseits in der Unterstützung der Hilfesuchenden: Peers helfen ihnen, ihre individuellen Bedürfnisse klar und präzise zu formulieren. Dies ermöglicht es den Organisationen, ihre Verfahren und Maßnahmen bedarfsgerecht anzupassen. Andererseits übersetzen Peers die institutionellen Anforderungen in eine für die Begleiteten verständliche Sprache. Dadurch wird das Gefühl von Verstehbarkeit (sense of comprehensibility) (Bengel u. a. 2001, S. 29) – das grundlegende Gefühl, die Welt und ihre Anforderungen zu verstehen – gestärkt.
Case Management wird somit als Ansatz beschrieben, der die Versorgungsstrategien von Individuen und Gemeinschaften mit den formellen, öffentlichen Maßnahmen und Angeboten verknüpft – insbesondere dann, wenn diese Verbindung ohne Vermittlung, Steuerung oder Moderation nicht realisierbar ist. Während der Begriff »Care Management« die formellen und informellen Bewältigungsstrategien umfasst, liegt der Fokus des Case Managements auf der Schaffung individueller und effektiver Bezüge zwischen diesen beiden Ebenen.
Dieses einfache Modell zum Care Management und Case Management wird durch seine Übertragung auf die Verfahrensschritte des Case Managements und durch den Einbezug des Peer-Ansatzes zu einem anspruchsvollen Vorgehen, das konkrete Hinweise zur Organisationsentwicklung von Humandiensten liefert.

Abb. 2.1: Das Verhältnis von Care Management und Case Management (eigene Darstellung)

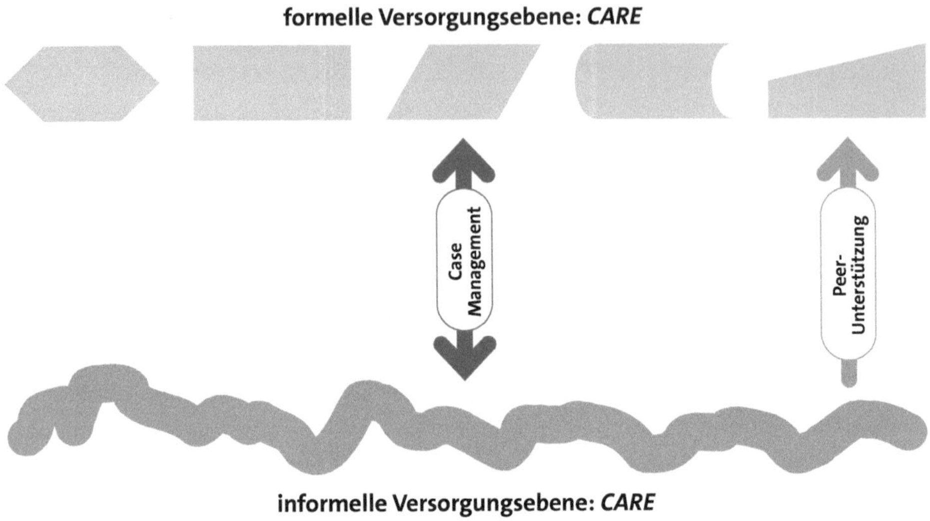

Elementare Voraussetzung: Fälle differenzieren

Nicht alle Menschen benötigen eine zusätzliche Unterstützung im Sinne des Case Managements. In vielen Versorgungsbereichen sind Bürger*innen in der Lage, mit ihren eigenen Fähigkeiten, die zur Verfügung stehenden Regelleistungen in Anspruch zu nehmen und im Falle mehrerer, paralleler Leistungen diese selbstständig zu koordinieren. Es gibt Lebenssituationen, wie Krankheit, Flucht oder tiefgreifende biografische Brüche, in denen eine überwältigende Ansammlung von Herausforderungen das eigene Bewältigungsvermögen übersteigt. Bei »typischen Ballungen« wie chronischen Erkrankungen (z. B. Sucht) oder einer plötzlich auftretenden Pflegebedürftigkeit, welche die Selbstregulation überfordern, reagiert die Unterstützungslandschaft sowohl mit einer verstärkten Spezialisierung als auch durch bereits vernetzte Hilfsangebote. Es stehen vorkonfektionierte Hilfesysteme zur Verfügung, die häufig durch die Zusammenarbeit mehrerer Anbieter auch mit den schwierigen Fallkonstellationen Erfahrungen gesammelt haben. Beispiele für diese spezialisierten Hilfesektoren gibt es in der Hilfe für Geflüchtete oder in der Unterstützung von chronisch Erkrankten mithilfe von Disease-Management-Programmen der Krankenkassen. Festzuhalten ist, dass sich diese spezialisierten Versorgungsnetzwerke aus den Regeldiensten entwickelt haben, weil immer wieder ähnliche Fallkonstellationen aufgetreten waren. Angebote wie die Jobcenter

können als Vertreter dieser spezialisierten Organisationen bezeichnet werden, wenn ihre Netzwerke bereichsübergreifend angelegt sind.
Fälle, die selbst mit spezialisierten und zielgruppenspezifischen Strukturen und Netzwerken nicht ausreichend unterstützt werden können, erfordern ein individuelles Unterstützungspaket, das sich an den spezifischen Bedürfnissen des Einzelfalls orientiert. Hierbei kommt das Verfahren des Case Managements zum Einsatz. Dieses systematische und stufenweise Vorgehen ermöglicht durch methodisch transparente Entscheidungsgrundlagen die Entwicklung passender sowie teilweise innovativer Maßnahmen und Lösungen.
Damit ist Case Management das Mittel der Wahl, wenn Routineangebote und spezialisierte Hilfen nicht ausreichen. Während auf der Ebene der Routinefälle Controlling-Strategien als primäres Steuerungsinstrument dienen, sind auf der spezialisierten Versorgungsebene regelmäßig vernetzte Steuerungsstrukturen, wie Netzwerkkonferenzen, erforderlich, die kontinuierlich evaluiert werden müssen. Überdies ist diese Ebene stark auf ein ausgereiftes Wissensmanagement angewiesen. Im Bereich des Case Managements stehen insbesondere Fallbesprechungen und Instrumente zur Prozessevaluation im Fokus. Der Peer-Ansatz fügt sich hervorragend in diese Ebene ein, da er mit seiner individuellen Zuordnung eine besondere und kontinuierliche Nähe zum Fall gewährleistet.

Fälle: die Übergänge zwischen Mensch und Organisation

Fälle gehören weder ausschließlich den Menschen noch der Organisation. Sie sind Interaktionsfelder zwischen beiden. Auf diesem Feld müssen die Verhältnisse allerdings konstant im Blick behalten werden. Während auf der Ebene der Routinefälle den Organisationsnutzer*innen von den Beteiligten zugetraut wird, dass sie selbst darauf achten, sich mit ihren Bedürfnissen durchzusetzen, hat die spezialisierte Ebene für die schwierigen und aufwendigen Fälle bestimmte »Mechanismen« bereits eingebaut. Verbriefte Kommunikationsstränge zwischen den beteiligten Diensten, bessere Fallzahlen oder regionalisierte Strukturen sind nur einige von vielen Möglichkeiten, Organisationslogiken zu »entschärfen«. Case-Management-Fälle erfordern in unterschiedlichsten und oft schwer vorhersehbaren Situationen Unterstützung. Advokatorik im Sinne von Lebensweltorientierung ist dabei die Haltung, die situationsabhängig herangezogen wird, um trotzdem Einzelfallgerechtigkeit in den Verhältnissen zu wahren.
Bereits in den Anfangsjahren der Jobcenter beschäftigten sich, beauftragt durch die Agentur für Arbeit, einige Autor*innen mit den Möglichkeiten

des Handlungskonzepts Case Management im beschäftigungsorientierten Fallmanagement (Bohrke-Petrovic u. a. 2007). Unter der Überschrift »Systemvoraussetzungen für erfolgreiche Arbeit im Einzelfall« (ebd., S. 23) wurden verschiedene Übergange zwischen System und Fall identifiziert:

Abb. 2.2: Zusammenhänge zwischen Fall- und Systemsteuerung (erweiterte Darstellung nach Bohrke-Petrovic u. a. 2007, S. 23)

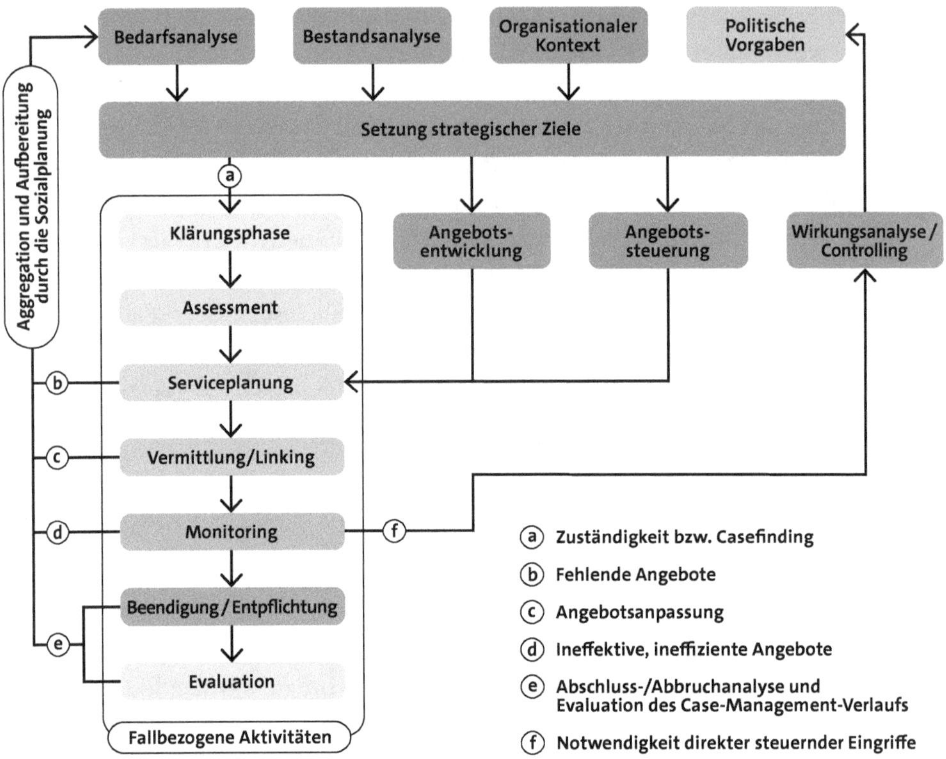

Fallauswahl

Die Fallauswahl (Casefinding) in der *Klärungsphase* stellt innerhalb der Modellierung den einzigen Übergang von der Organisation zum konkreten Fall dar. Dies verdeutlicht die besondere Rolle dieser Phase, denn durch die Auswahl der Fälle definieren Case-Management-Organisationen methodisch ihren spezifischen Bestimmungszweck. Obwohl das Case Management besonders für komplexe, bereichsübergreifende Fälle geeignet ist, wird erst nach der strategischen Entscheidung festgelegt, welche konkreten Fälle für das Verfahren berücksichtigt werden sollen. Dabei hängt die Auswahl von der jeweiligen Konzeption ab. Es kann sich beispielsweise um eine bestimmte Zielgruppe handeln, um Fälle, die bisher ohne Erfolg unterstützt wurden, oder um Fälle, in denen zahlreiche Akteur*innen involviert sind.

In einem Projekt, das einen Peer-Ansatz erproben möchte, sollten die entsprechenden Fälle sinnvollerweise im Rahmen des Case Managements bearbeitet werden. Dies unterstreicht, dass das Casefinding eng mit einer Perspektive der Organisationsentwicklung verknüpft ist. Wenn man unter Case Management auch die Möglichkeit versteht, in Fällen bewusst von bisherigen Lösungen abzuweichen, um neue Maßnahmen zu erproben, erlangt die sorgfältige Auswahl der Fälle besondere Bedeutung. Im vorliegenden Zusammenhang stellt sich die Frage, welche Fälle für einen Peer-Ansatz geeignet sind, welche Ressourcen – beispielsweise in Bezug auf Betreuungsschlüssel oder -dauer – als Rahmenbedingungen bereitgestellt werden sollen oder wie mit Zwangskontexten umzugehen ist. Ebenso wichtig ist die Klärung, welche Fälle explizit vom Case Management ausgeschlossen werden und aus welchen Gründen (Triage). Sollte das Peer-Konzept zukünftig weiterentwickelt werden, können die Peers zusammen mit dem Case Management für den nächsten Zeitraum wertvolle Hinweise dazu liefern, wie die Kriterien für die Fallauswahl gestaltet sein sollten.

Im Rahmen der Fallauswahl, die als Top-down-Element eines Bottom-up-Konzepts zu verstehen ist, entwickeln die System- bzw. Strukturverantwortlichen ihre Konzeption. Dabei formulieren sie die Erwartungen, welche Fälle im weiteren Verlauf genutzt werden sollen, um Erkenntnisse für die lernende Organisation zu generieren.

Serviceplanung

Während das Assessment keinen direkten und systematischen Verweis aus dem Fall an die Entwicklung der Versorgungsstruktur liefert, spielt die *Serviceplanung* (Hilfe- /Integrationsplanung) eine entscheidende Rolle für die Weiterentwicklung der Angebotsstruktur.

In der organisierten Unterstützungsarbeit wird diese häufig mit der (Verlaufs-) Dokumentation gleichgesetzt. Dabei werden Maßnahmen und Angebote festgelegt, um später überprüfen zu können, was im jeweiligen Fall umgesetzt wurde. Für viele Fälle ist dieser Ansatz ausreichend, da genügend professionelle Erfahrung vorhanden ist, um Zuordnungen und Absprachen effizient zu treffen. In solchen Fällen gehen die Formulierung von Zielen und die Suche nach passenden Maßnahmen oft nahtlos in die Vermittlung über, was Zeit spart. Die passende Maßnahme wird dann aus Dokumentationsgründen mit der entsprechenden Zielsetzung nachvollziehbar verknüpft.

Die strategische Fallplanung verfolgt hingegen einen anderen Ansatz. Im Kontext des Case Managements liegt der Fokus darauf, zunächst – mitunter aufwendig – spezifische Ziele zu entwickeln, insbesondere, wenn bisherige Maßnahmen erfolglos geblieben sind oder die bestehenden Erfahrungen nicht ausreichen, um eine Lösung zu finden. In solchen Fällen ist eine detaillierte Zielentwicklung essenziell, um passgenaue Maßnahmen für komplexe Situationen zu erarbeiten.

Für die Sozialplanung liefern individuelle Ziele, die noch nicht automatisch mit bestehenden Maßnahmen verknüpft sind, wertvolle Hinweise zur Strukturentwicklung. Solche Ziele, für die es bislang keine passenden Angebote oder Maßnahmen gibt, ermöglichen die Identifikation von Versorgungslücken. Damit diese Fälle als valide Informationsquellen herangezogen werden können, ist eine methodisch einwandfreie Zielentwicklung essenziell. Dies bedeutet insbesondere, dass eine Verwechslung von Ziel und Maßnahme vermieden werden muss und dass eine methodische Orientierung, beispielsweise an den SMART-Kriterien (Doran 1981) oder den individuellen Bedürfnislagen (Göckler 2015), erfolgt. Um solche Ziele als Grundlage für die Entwicklung fehlender Angebote zu nutzen, müssen sie entweder sozialplanerisch aufgegriffen oder systematisch erfasst werden (vgl. Abb. 2.2).

Zumindest in Case-Management-Fällen sollte die Serviceplanung nicht nur dazu verwendet werden, Menschen im SGB-II-Bezug in vorab festgelegte oder gar zu befüllende Maßnahmen zu vermitteln. Häufig führen die zuvor »eingekauften« Leistungen zu einer eingeschränkten Variabilität, weil die Zielsetzung nicht nur auf den individuellen Fortschritt, sondern auch auf eine plausible Vergütung der Leistungserbringer ausgerichtet ist. Nur wenn fallbezogen individuelle Leistungen oder Erfolge mit den Vergütungskategorien abgerechnet werden können, ist dieses Vorgehen im Sinne des Case Managements sinnvoll. Auf der Seite der Organisation sind dafür Sozialplanung (Bedarfsanalyse) und Wissensmanagement (Bestandsanalyse) zwingend erforderlich. In der Bedarfsanalyse werden die Hinweise aus den Fällen gewichtet, mit den bestehenden Maßnahmen und Angeboten abgeglichen (Bestandsanalyse/Wissensmanagement) und als Entscheidungsvorlagen aufbereitet.

Die Notwendigkeit einer validen Zielformulierung sollte nicht allein von der Achtsamkeit der Fallmanager*innen abhängig gemacht werden. Damit die

Ziele auch den Bezug zur Lebenswelt berücksichtigen, muss das Case Management »die Selbstverfügung und -bestimmung der Klient*innen sowie die Aufmerksamkeit für deren soziales Netzwerk ins Zentrum« (Van Riet & Wouters 2002, S. 51) stellen. In diesem Kontext können Peers, die selbst vergleichbare Situationen erlebt haben, einen bedeutenden Beitrag leisten. Sie stärken nicht nur die Partizipation, sondern ermutigen auch dazu, eigene und möglicherweise nicht sozial erwünschte Ziele zu formulieren. Wenn aus diesen Prozessen sozialplanerische Aufgabenstellungen abgeleitet werden, erweist sich der Peer-Effekt als besonders wertvoll und entscheidend.

Linking

In der Praxis des Case Managements ist es häufig erforderlich, Maßnahmen individuell anzupassen, da standardisierte Lösungen oft nicht präzise auf die spezifischen Bedürfnisse der Klient*innen zugeschnitten sind. Diese Anpassungen sind notwendig, um sicherzustellen, dass die Hilfeleistungen im Sinne der Serviceplanung effektiv und zielgerichtet sind. Da in komplexen Fällen meist mehrere Maßnahmen gleichzeitig erforderlich sind, müssen diese Maßnahmen aufeinander abgestimmt und koordiniert werden, um eine kohärente und effiziente Unterstützung zu gewährleisten.
Die zentrale Funktion der Serviceplanung im Case Management, auch im Hinblick auf die Identifizierung von Versorgungslücken, erfordert es, dass die nachfolgenden Unterstützungsschritte immer die Aufrechterhaltung der Ziele im Blick haben. Bevor Änderungen an diesen Zielen vorgenommen werden, sollte eine sorgfältige Überprüfung stattfinden, ob es passendere Maßnahmen gibt, die die ursprünglichen Ziele erreichen können. In Case Managementfällen haben Zieländerungen oft weitreichende Auswirkungen, da sie die gesamte Hilfestrategie und die damit verbundenen Maßnahmen beeinflussen können. Es ist daher von entscheidender Bedeutung, dass die Ziele konsistent bleiben, um die Kontinuität und Effektivität der Hilfeleistungen zu gewährleisten.
Die Notwendigkeit, Maßnahmen im Linking individuell anzupassen, liefert wertvolle Erkenntnisse für die Weiterentwicklung und Optimierung der Strukturen im Sozial- und Gesundheitswesen. Solche Anpassungsnotwendigkeiten können als Indikatoren für bestehende strukturelle Defizite oder potenzielle Verbesserungsbereiche dienen. Durch die gezielte Analyse dieser Anpassungen eröffnen sich Möglichkeiten, neue Ansätze und Strukturen zu entwickeln, die stärker an den tatsächlichen Bedürfnissen der Klient*innen orientiert sind. Die daraus resultierenden Inputs für die Sozialplanung tragen dazu bei, eine

nachhaltige und effektive Organisation von Hilfe- und Dienstleistungen zu gewährleisten.
Der Übergang von der Planung zur Umsetzung und die damit verbundene Delegation von Aufgaben an Dienste, an die Klient*innen selbst oder an Angehörige bringen Risiken mit sich, da die bestehende Beziehung im Case Management auf andere Akteur*innen übertragen wird. In diesem Prozess müssen neue Beziehungen aufgebaut und muss das in der bisherigen Zusammenarbeit entstandene Verständnis auf zusätzliche Beteiligte übertragen werden. Der Peer-Ansatz im Linking bietet hierbei eine geeignete Möglichkeit, diese Risiken zu minimieren. Peers, die selbst ähnliche Erfahrungen gemacht haben, können in dieser Phase Irritationen, Missverständnisse und vorschnelle Reaktionen abfedern. Durch ihre kontinuierliche Begleitung stellen sie sowohl emotionale Unterstützung als auch praktische Hilfe bereit, was insbesondere bei neuen Maßnahmen von Bedeutung ist. Ihre Fähigkeit, auf eigene Bewältigungserfahrungen zurückzugreifen, macht sie zu einer wertvollen Ressource bei der Lösung von Problemen, die in solchen Übergangsphasen häufig auftreten.
Im Linking liegt der methodische Schwerpunkt darauf, dass sich das Case Management schrittweise aus der direkten Unterstützung zurückzieht. Ziel ist es, das soziale Netz der Klient*innen zu aktivieren und zu stärken, damit diese in die Lage versetzt werden, eigenständig zu handeln und ihre Anliegen gegenüber Regeldiensten selbstständig zu vertreten. Sollte kein soziales Umfeld aus Angehörigen oder Zugehörigen vorhanden sein, ist es notwendig, dieses gezielt aufzubauen, um sowohl emotionale als auch praktische Unterstützung zu sichern. Vorübergehend können Peers diese soziale Funktion in begrenztem Maße übernehmen und einen wichtigen Beitrag leisten.
Peers übernehmen im Linking eine zentrale Rolle, da sie maßgeblich dazu beitragen, Überforderungen der Klient*innen zu vermeiden. Gleichzeitig fördern sie die Stabilität von Kooperationen und wirken möglichen Abbrüchen in der Hilfeleistung entgegen. Durch ihre kontinuierliche Begleitung können sie ein tieferes Verständnis für die Bedürfnisse und Grenzen der Klient*innen entwickeln, das über das hinausgeht, was formelle Angebote oft zu leisten in der Lage sind.

Monitoring

Monitoring und Controlling sind unverzichtbar, um die Effektivität und Effizienz von Maßnahmen sicherzustellen. Dabei wird überprüft, ob die Klient*innen die zugesagten Leistungen erhalten und ob seitens des Case Managements

Eingriffe erforderlich sind, um die gesteckten Ziele zu erreichen. Im Kontext komplizierter und komplexer Fälle liegt der Schwerpunkt dabei weniger auf der reinen Kontrolle, sondern vielmehr auf dem Verständnis dafür, welche Faktoren die Zielerreichung im individuellen Fall behindern oder unterstützen. Bei einfacheren Fällen kann in der Regel davon ausgegangen werden, dass die angebotenen Maßnahmen wirksam sind oder ihre Effektivität durch Controlling überprüft werden kann.

Im Gegensatz dazu weisen Case-Management-Fälle häufig Besonderheiten auf, da die eingeleiteten Maßnahmen unerwartet auf Hindernisse stoßen können und im ungünstigsten Fall sogar ein Abbruch erforderlich sein kann. Daher ist es beim Monitoring solcher Fälle besonders wichtig, verschiedene Strategien wie eine angepasste Kontaktdichte und flexible Kommunikationsstrategien bereitzuhalten und bedarfsgerecht einzusetzen. Diese Flexibilität ermöglicht es, auch in herausfordernden Situationen individuell angepasste Lösungswege zu entwickeln und umzusetzen.

Eine effiziente Zusammenarbeit zwischen Maßnahmenträgern und dem Case Management sowie ein umfassendes Verständnis des gesamten Falls sind grundlegende Voraussetzungen dafür, das Monitoring in dieser Phase an den Anbieter der Maßnahme zu delegieren. In anderen Fällen, insbesondere bei komplexeren Szenarien, muss jedoch sichergestellt sein, dass auch außerhalb der regulären Termine interveniert werden kann. Dies ist angesichts der Fallzahlenschlüssel nur durch einen ausgewogenen Case Mix möglich, der bereits bei der Fallauswahl realistische Bedingungen schafft und somit in bestimmten Fällen eine kontinuierliche Begleitung erlaubt.

In der Praxis der Fallarbeit in Sozialverwaltungen zeigt sich jedoch nach wie vor, dass Fälle nach der Bewilligung der Leistungen aus Zeitmangel häufig »im Aktenschrank verschwinden« und erst dann wieder bearbeitet werden, wenn die finanzierte Maßnahme ausläuft. Kontinuierliches Monitoring als Fallsteuerungspraxis kann daher nur in wenigen Fällen stattfinden. Deshalb ist der Einsatz von Peers in diesem Abschnitt von herausragender Bedeutung. Mit ihrer größeren Nähe zu den Klient*innen können sie Krisen rechtzeitig erkennen und dazu beitragen, dass die Maßnahmen nicht abgebrochen werden.

Das Monitoring offenbart jedoch auch die Herausforderungen in der Zusammenarbeit zwischen Klient*in, Peer und Case Management. Da Peers nicht über die notwendige Legitimation verfügen, um gegenüber den Diensten advokatorisch zu intervenieren, können Konflikte oder Krisen auftreten, die sie nicht eigenständig lösen können. In solchen Fällen ist es erforderlich, dass die Peers Rücksprache mit dem Case Management halten und diesem ein

Einschreiten vorschlagen. Diese typische Konstellation beim Einsatz von Peers muss daher von Beginn an bedacht und organisatorisch klar geregelt werden, um eine reibungslose Zusammenarbeit sicherzustellen.
Wenn die einzelfallbezogenen Ziele in der Serviceplanung und später im Linking als Grundlage für Absprachen und die Beauftragung von Angeboten genutzt wurden, kann im Monitoring überprüft werden, ob die Zusammenarbeit mit den verschiedenen Kooperationspartnern erfolgreich verläuft. Dabei sollte auch festgestellt werden, ob die vermittelten Angebote in der Lage waren, sich an die individuellen Fallkonstellationen anzupassen. Überdies ist es wichtig, zu analysieren, wie die Maßnahmen im Hinblick auf ihre Effektivität und Effizienz fallübergreifend bewertet werden können und welche geplanten oder ungeplanten Beendigungen der Maßnahmen beobachtet wurden. In Kombination mit dem Angebotscontrolling bieten die Case-Management-Fälle somit eine Basis für die vertiefte Bewertung der vermittelten Maßnahmen.

Evaluation

Im Rahmen des Case Managements erfolgt die Evaluation in erster Linie während der Abschlussgespräche. Sie unterscheidet sich vom Monitoring dadurch, dass sie eine bewertende Rückschau auf den gesamten Fallverlauf ermöglicht und dabei nicht nur die erzielten Ergebnisse, sondern auch die Angemessenheit der angewandten Vorgehensweisen in den jeweiligen Phasen reflektiert. Diese prozessorientierte Betrachtungsweise ist für das Case Management besser geeignet, da sie den Fokus auf die Qualität des Prozesses legt, anstatt sich ausschließlich auf die Erhebung quantitativer Kennzahlen zur Ergebnisqualität zu beschränken.

Case Management als Organisationsentwicklungsansatz

Damit die Erkenntnisse aus den Fällen als ein Bottom-up-Ansatz genutzt werden können, sind vonseiten der Case-Management-Organisation eine Reihe von Vorüberlegungen anzustellen. Die bloße Entscheidung, in bestimmten Fällen intensiver zu arbeiten und dabei vermehrt Ausnahmen zuzulassen, ist in der Regel nicht ausreichend, um Case Management erfolgreich zu implementieren. Im Gegenteil: Ein solcher Ansatz kann unter Umständen sogar kontraproduktive Effekte hervorrufen. Die Individualisierung von Hilfe hat stets Auswirkungen auf die Entscheidungsgrundlagen einer Organisation. Aus systemischer Perspektive ist bei jeder Abweichung von vereinbarten Abläufen mit Widerstand zu rechnen. Wenn Case Management auf eine unvorbereitete Organisation trifft, können solche Widerstände erhebliche Reibungsverluste verursachen, die im schlimmsten Fall sogar zum Abbruch des Case Managements führen. Je komplexer eine Organisation ist, desto wichtiger ist es, kontinuierliche Anpassungsstrategien zu entwickeln. Komplexe Systeme benötigen, wie (Luhmann 1987, S. 501) beschreibt, ein hohes Maß an Instabilität, um fortlaufend auf interne und externe Veränderungen reagieren zu können. Sie müssen diese Instabilitäten dauerhaft reproduzieren. Dies gilt insbesondere für Humandienste. Vor diesem Hintergrund ist Case Management als ein Ansatz zu verstehen, der dazu beiträgt, durch gezielte Instabilitäten die Stabilität des eigenen Systems aufrechtzuerhalten und somit die Fähigkeit zu einer kontinuierlichen Reaktionsbereitschaft sicherzustellen.

Wie viel Ausnahme darf's denn sein?

Geht man davon aus, dass Case Management darauf abzielt, Humandienste dazu zu befähigen, die komplexen Anforderungen einer sich kontinuierlich wandelnden Umwelt durch interne Verfahren zu bewältigen, wird dessen Bedeutung für die Organisationsentwicklung sowie die bereichsübergreifende Vernetzung deutlich. Dabei tritt Case Management zu Beginn häufig als eine Art »Störung« der bestehenden Ordnung auf. Entscheidend ist, welcher Grad an Einfluss dem Case Management auf die Organisationsentwicklung eingeräumt wird. In diesem Kontext lassen sich drei spezifische Funktionen unterscheiden (Monzer 2018).

Die Compliance-Funktion übernimmt die Verantwortung für das Management von komplexen und komplizierten Fällen. Dabei erkennt es fallbezogen die Herausforderungen in der bestehenden Praxis, entwickelt regelkonforme Lösungen im Sinne der Organisation und unterstützt die Klient*innen bei der Anpassung an die vorgegebenen normativen Gegebenheiten.

Die Differenzierungsfunktion hat die Aufgabe, die Einzigartigkeit eines Falls so aufzubereiten, dass die Entscheidungsebene fundiert Abweichungen zustimmen kann, falls dies erforderlich ist. Dabei muss die Ausnahme gut begründet sein. Gleichzeitig stellt das Case Management sicher, dass entstandene Abweichungen keine weiteren Regelungslücken verursachen und der Fall rasch und geordnet in die bestehenden Verfahrenslogiken integriert wird.

Die Organisationsentwicklungsfunktion richtet ihr Augenmerk darauf, spezielle Fälle zu identifizieren und zu belegen, warum Abweichungen von den bestehenden Vorgaben sinnvoll sind. Zusätzlich initiiert sie notwendige

Anpassungen innerhalb der Organisation, um zukünftig ähnliche Fälle unter angepassten Entscheidungsprämissen bearbeiten zu können.
Abbildung 2.2 verdeutlicht, dass ein abgesicherter Prozess erforderlich ist, um die Erkenntnisse über Versorgungslücken aus den Hilfeplänen, die Anpassungen der Angebote aus dem Linking sowie die Defizite in Effizienz und Effektivität aus dem Monitoring strategisch in die Organisationsentwicklung einzubringen. Besonders bei Case-Management-Fällen ist ein reines Controlling hierfür nicht ausreichend. Vielmehr setzt das Verständnis der Änderungsbedarfe ein tiefgehendes Erfassen der jeweiligen Fallkonstellationen voraus. Als geeignetes Instrument bietet sich die Fallkonferenz an, bei der idealerweise neben der Sozialplanung und dem Controlling auch die Case Manager*innen sowie Peers, Maßnahmenträger und Klient*innen beteiligt werden sollten. Ziel ist es, vor dem Hintergrund von Controlling und Wissensmanagement fundierte Schlüsse aus den einzelnen Fällen zu ziehen, um bestehende Angebote gezielt zu erweitern, zu spezifizieren, einzuordnen, zu beenden oder durch flankierende Maßnahmen wie Peer-Unterstützung zu ergänzen.

Konzeptionelle Einordnung des Peer-Einsatzes im Case Management

Der Einsatz von Peers im Case Management kann auf zwei unterschiedliche Weisen erfolgen, die jeweils verschiedene Auswirkungen auf die Komplexität der Fälle haben. Werden Peers als zusätzliche Unterstützung eingesetzt, liegt ihr Schwerpunkt primär in der Reduktion von Komplexität. Sie entlasten Case Manager*innen zeitlich und finanziell, fungieren als Brückenbauer*innen sowie als Rollenvorbilder und fördern dadurch Vertrauen, Selbsthilfe und Empowerment. Zudem können sie dazu beitragen, ethische Dilemmata und Rollenkonflikte zu entschärfen, beispielsweise zwischen den Zielsetzungen von Organisationen und individuellen Klient*innenbedürfnissen. Durch die Möglichkeit zur kontinuierlichen Begleitung bereichern sie die Diskussion über die oft kontrovers betrachtete Beziehungsfrage im Case Management (Wendt 2007), indem sie dessen Neutralität durch Ermutigung auf Augenhöhe und konkrete Bewältigungsstrategien sinnvoll ergänzen.
Eine andere Dynamik entsteht jedoch, wenn Peers als integraler Bestandteil einer Case-Management-Organisation verstanden werden. In diesem Fall führt ihr Einsatz zunächst zu einer Zunahme der Komplexität der Fälle. Peers interagieren direkt mit der Lebenswelt der Klient*innen und nehmen deren

Bewältigungsstrategien als Ausgangspunkt für ihre Arbeit. Dabei bilden sie ein kritisches Gegengewicht zu bestehenden Maßnahmen, fordern Ausnahmen und regen Veränderungen an. Diese Initiativen werden im Rahmen des Case Managements bewusst als »Störungen« betrachtet, die die Anzahl der Wahlmöglichkeiten vergrößern und Individualisierung fördern. Diese bewusste Erhöhung der Komplexität folgt dem systemischen Prinzip nach Heinz von Foerster: »Handle stets so, dass die Anzahl der Wahlmöglichkeiten größer wird!« (Foerster u. a. 2006, S. 234).
Während dies zunächst den Eindruck erwecken kann, dass Peer-Arbeit die Fallarbeit zusätzlich erschwert, zeigt sich langfristig ein anderes Bild: Die durch den Peer-Ansatz gestärkte lebensweltliche Perspektive kann zu verbesserten Angeboten führen. Voraussetzung dafür ist jedoch, dass Organisationen dieses Wissen aktiv in ihre Qualitätsentwicklung und -steuerung einbeziehen. Hierfür müssen Strukturen und Prozesse geschaffen werden, die es ermöglichen, Fälle gezielt für die Organisationsentwicklung zu nutzen. Auf diese Weise wird die anfängliche Komplexitätserhöhung durch Peer-Arbeit zu einem wertvollen Instrument für eine ganzheitliche und nachhaltige Verbesserung des Case Managements. Der Peer-Ansatz zeigt damit sein Potenzial sowohl als entlastende Unterstützung als auch als transformative Kraft für mehr Individualisierung und Wahlmöglichkeiten in der Fallarbeit.

Fazit

Case Management als Organisationsentwicklungsansatz bietet ein nicht zu unterschätzendes Potenzial für die Weiterentwicklung von Humandiensten im Sozial- und Gesundheitswesen. Durch die systematische Integration von Einzelfallerfahrungen in organisationale Lernprozesse können Versorgungsstrukturen kontinuierlich optimiert und an die sich wandelnden Bedürfnisse der Klient*innen angepasst werden. Zentrale Aspekte dieses Ansatzes sind die differenzierte Fallauswahl als Grundlage für zielgerichtetes organisationales Lernen, eine methodisch fundierte Serviceplanung zur Identifikation von Versorgungslücken, individuelles Linking zur Anpassung und Koordination von Maßnahmen sowie kontinuierliches Monitoring zur Qualitätssicherung und Weiterentwicklung von Angeboten.
Der Einsatz von Peers als Brückenbauer*innen zwischen Klient*innen und Institutionen verstärkt dabei die lebensweltorientierte Perspektive und unterstützt die Nachhaltigkeit der Hilfen und deren Weiterentwicklung. Peers können in verschiedenen Phasen des Case Managements wertvolle Unterstützung

leisten – von der Zielformulierung über die Maßnahmenanpassung bis zum kontinuierlichen Monitoring. Werden Peers als integraler Bestandteil der Organisation verstanden, führt ihr Einsatz zunächst zu einer höheren Fallkomplexität, um langfristig durch lebensweltliche Perspektiven und gezielte Organisationsentwicklungen nachhaltige Verbesserungen zu erzielen.

Für eine erfolgreiche Implementierung von Case Management als Organisationsentwicklungsinstrument ist es unerlässlich, dass Organisationen bereit sind, etablierte Strukturen und Prozesse kritisch zu hinterfragen und flexibel anzupassen. Nur so kann das volle Potenzial des Case Managements zur Verbesserung der Versorgungsqualität und zur Entwicklung bedarfsgerechter, effizienter Unterstützungsangebote ausgeschöpft werden.

Letztlich trägt ein solcher Ansatz dazu bei, dass Humandienste agiler und responsiver auf die komplexen Herausforderungen einer sich stetig wandelnden Gesellschaft reagieren können. Case Management ergänzt dabei organisationsbezogene Controllingstrategien, indem durch die Vertiefung einzelner systemkritischer Fälle Hinweise auf (zukünftige) Entwicklungsnotwendigkeiten abgeleitet werden. Die enge Verbindung der Peers zu den Menschen und ihren individuellen Lebenssituationen unterstreicht den Lebensweltbezug, der als Orientierungspunkt für die Weiterentwicklung und Steuerung von Angeboten dienen sollte.

Literatur

Bengel, J.; Strittmacher, R.; Willmann, H. (2001): Was erhält Menschen gesund? Antonovskys Modell der Salutogenese – Diskussionsstand und Stellenwert; eine Expertise. Köln: BZgA.

Bohrke-Petrovic, S.; Göckler, R.; Grathwol, U.; Kleffner-Zimmermann, A.; Monzer, M.; Poetzsch, J.; Reis, C.; Schulz, A.; Schuppke, M., Siebert, J. (2007): Interaktion zur Integration. Ein praxisorientierter Leitfaden zur Beratung im SGB II. Bundesagentur für Arbeit. Nürnberg.

Doran, G.T. (1981): There's a S.M.A.R.T. way to write management's goals and objectives. In: Management Review 70 (11), S. 35–36.

Foerster, H. von; Schmidt, S. J.;Köck, W. K. (2006): Wissen und Gewissen. Versuch einer Brücke. Frankfurt am Main: Suhrkamp.

Göckler, R. (2015): Ziele im Case Management vereinbaren – alles nur S.M.A.R.T.? In: Case Management 12 (4), S. 189–196.

Luhmann, N. (1987): Soziale Systeme. Grundriss einer allgemeinen Theorie. Frankfurt a. M.: Suhrkamp.

Monzer, M. (2018): Case Management Organisation. Heidelberg: medhochzwei.

Van Riet, N.; Wouters, H. (2002): Case-Management. Ein Lehr- und Arbeitsbuch über die Organisation und Koordination von Leistungen im Sozial- und Gesundheitswesen. Luzern: Interact-Verlag für Soziales und Kulturelles.

Wendt, W. R. (2007): Wo bleibt die Beziehung? Zu einigen Aspekten sozialer Interaktion im Case Management. In: Case Management, 4 (1), S. 15–19.

3 Ein Konzept für Peer-Unterstützung im Jobcenter – BEA (Beraten – Ermutigen – Assistieren)

Vom Fallmanagement zum Prozessmanagement im Projekt BEA

Barbara Meinert, Thomas Stock und Gudrun Dobslaw

Für arbeitslose Menschen, die sich schon lange im »System« der Beschäftigungsförderung (SGB II) befinden, stehen oftmals andere zu lösende Probleme im Vordergrund als die (Wieder-)Eingliederung in Arbeit. Zu diesen Problemen, die im SGB II als Vermittlungshemmnisse bezeichnet werden, gehören beispielsweise die Bewältigung einer komplexen Schuldenproblematik, der Umgang mit gesundheitlichen Problemen, wie psychische oder Suchterkrankungen, oder auch drohende Wohnungslosigkeit (Deutscher Bundestag 2008). Ist die Lebenssituation arbeitsloser Menschen so prekär, dass eine existenzsichernde Unterstützung notwendig wird, können Leistungen nach § 20 SGB II (1) zur Grundsicherung beantragt werden. Sie sollen »in vertretbarem Umfang eine Teilhabe am sozialen und kulturellen Leben in der Gemeinschaft« ermöglichen. Das Ziel der Beratung besteht aber darin, die Leistungsempfänger*innen in ein sozialversicherungspflichtiges Beschäftigungsverhältnis zu vermitteln. Alle Prozesse und Strukturen im Jobcenter sind auf dieses Ziel hin ausgerichtet (siehe Kap. 2.1). Dazu gehört auch die Sanktionspraxis, die zwar mit Einführung des Bürgergeldes zum 1.1.2023 eingeschränkt, aber nicht ganz abgeschafft wurde (wie ursprünglich geplant). Im Gegenteil wird aktuell wieder über eine Verschärfung der Sanktionspraxis nachgedacht und es liegen entsprechende Empfehlungen vor (Ortmann u. a. 2025).

Kund*innen des Jobcenters sehen den Zwangskontext als problematisch und in der Beratung als wenig motivationsfördernd an (Molle 2023). Denn Termine nicht wahrzunehmen oder Arbeitsangebote abzulehnen als »Fehlverhalten« zu definieren, trägt der individuellen Lebenssituation und den Möglichkeiten oder Begrenzungen der Betroffenen wenig Rechnung (Henke 2014; Molle 2023).

Auch wenn Fallmanager*innen diesen Kontext durchaus kritisch sehen und ihre Beratungstätigkeit in einem Höchstmaß flexibel den Bedürfnissen der Kund*innen anpassen (Beckmann u. a. 2021), so wird ihr Beratungshandeln doch letztendlich an den erzielten Vermittlungsquoten in Arbeit gemessen. Das führt immer wieder zu einer Diskrepanz zwischen Zielorientierung der Jobcenter und aktueller Bedarfslage und Lebenssituation der Kund*innen, mit dem Ergebnis, dass die Aufnahme in ein sozialversicherungspflichtiges Arbeitsverhältnis selten gelingt (Beste & Trappmann 2016; FIA u. a. 2017). Zudem scheint der erlebte Zwangskontext eher dazu zu führen, dass die Motivation, eine Arbeit aufzunehmen, negativ beeinflusst wird (Van den Berg u. a. 2024). Rübner und Kollegen (2022) stellen hier zu Recht fest: »Wenn die Anforderungen, die das Leben momentan an die Menschen heranträgt, an sich schon eine Überforderung darstellen, oder die innere Bereitschaft und Fähigkeit, sich nach langanhaltender Arbeitslosigkeit wieder mit den Chancen einer Arbeitstätigkeit auseinanderzusetzen, noch wachsen muss«, dann hat es keinen Sinn, die Aktivierung zur Aufnahme von Arbeit als priorisiertes Ziel zu formulieren.

Die vorliegende Beratungskonzeption wurde in Zusammenarbeit mit vier Jobcentern aus NRW und der Hochschule Bielefeld im Projekt BEA (Beraten – Ermutigen – Assistieren) entwickelt (Förderlinie rehapro des BMAS von 2019 bis 2025). Sie setzt genau an diesem Punkt an: Mit einem niederschwelligen Beratungsangebot, das eine Peer-Unterstützung vor allem für Menschen mit komplexen Problemlagen, wie Suchterkrankungen und/oder psychischen Störungen, beinhaltet, sollen die Motivation und der Wille zur Veränderung unterstützt (siehe dazu auch Kap. 2.2) und so (wieder) (mehr) Teilhabe am gesellschaftlichen Leben ermöglicht werden.

Die Entwicklung dieser Beratungskonzeption erfolgte im »Doing«, da keine vergleichbare Praxis im Kontext der Jobcenter bekannt war, von der man hätte lernen können. Das bedeutet, dass mit dem Start des Projekts die Idee zwar ausgereift vorlag und die Strukturen entsprechend angelegt waren (siehe Abb. 3.1), jedoch konnten fallbezogene und situative Fragen zur Zusammenarbeit, zu Zuständigkeiten oder auch Reflexionsorten, die teilweise erst im Prozessverlauf entstanden, nur sukzessive geklärt und in die Konzeption eingearbeitet werden. Daher war der gesamte Entwicklungs- und Durchführungsprozess für alle Beteiligten auf der einen Seite spannend und von hoher Partizipation aller Akteur*innen geprägt, führte aber auf der anderen Seite auch immer wieder zu Irritationen, Verunsicherungen oder Fragen zu den Grenzen der Handlungskompetenzen oder Zuständigkeiten.

Um die vorliegende Beratungskonzeption erarbeiten zu können, brauchte es ein gemeinsames Verständnis von Teilhabe. Auf der Grundlage der schon bestehenden Kooperation im Rahmen des Aktionsbündnisses Teilhabeforschung (Bartelheimer u. a. 2020) konnten die Grundannahmen des Capability Approach (siehe Kap. 3.2) auf die Beratungspraxis in dem Projekt übertragen werden. Das setzte eine intensive Auseinandersetzung mit den Begrifflichkeiten, aber auch mit notwendigen Umsetzungspraxen voraus, die wiederum im Rahmen von Weiterbildungen, kollegialer Fallberatung und Supervision reflektiert wurden.
Die Umsetzung der Beratungskonzeption erforderte eine deutliche Abkehr von den etablierten Strukturen und Prozessen des Jobcenters. Das beinhaltete auch, die dort bekannten Räumlichkeiten (Büros, Wartebereiche, Servicebereich), die mit festen Abläufen assoziiert sind, zu verlassen und sich auf neue, andere Formate der Beratung einzulassen. So wurden in dem Projekt Beratungsformate wie Spaziergänge als »Walk and Talk« oder Beratungsgespräche in anderen Räumlichkeiten als denen des Jobcenters ausprobiert. Prozessbegleitend und in enger Zusammenarbeit erfolgte eine wissenschaftliche Evaluation zu den Herausforderungen und Umsetzungsschritten der Beratungskonzeption. Hier waren alle Perspektiven bedeutsam, sowohl die der Organisation und ihrer Mitglieder (siehe Kap. 5.1 und 5.3) als auch die der Peer-Begleitungen (Kap. 5.2) und vor allem auch die der Teilnehmer*innen (Kund*innen des Jobcenters).
Im Ergebnis liegt ein Konzept vor, das sehr viel öffentliche und Fachaufmerksamkeit auf sich gezogen hat und von denjenigen, die Unterstützung benötigen, als ausgesprochen erfolgreich eingeschätzt wird.

Eckpfeiler der Beratungskonzeption BEA

Menschen, die existenzsichernde Leistungen nach SGB II beziehen, sehen sich oftmals mit ihrer komplexen Problemlage überfordert, die neben der Arbeitslosigkeit auch gesundheitliche Einschränkungen, Wohnungslosigkeit, familiäre Probleme und vieles mehr umfassen kann. Weil Handlungsoptionen fehlen, besteht ein erhöhtes Risiko für gesellschaftliche Ausschlussprozesse (siehe Kap. 3.2).
Das Ziel in der Unterstützung sollte demnach darin bestehen, Menschen wieder zu befähigen, ihr Leben selbst in die Hand zu nehmen. Auf der Grundlage des Befähigungsansatzes (Capability Approach (CA)) von Sen (Sen & Krüger 2010) und Nussbaum (2014) kommt der Stärkung von Ressourcen eine besondere Bedeutung zu, damit die Betreffenden (wieder) eigene Lebensentwürfe

entwickeln und auch umsetzen können. Welche Ressourcen dabei individuell gestärkt werden sollten, kann nur subjektbezogen geklärt werden. Ressourcen zur Verfügung zu haben, reicht dabei allerdings nicht aus, sie müssen auch eingesetzt bzw. für die Bedürfnisbefriedigung umgesetzt werden (können). Dazu braucht es entsprechende Systembedingungen und die Unterstützung persönlicher und sozialer Rahmenbedingungen. Erst in diesem Zusammenspiel lassen sich Handlungsoptionen erkennen und entwickeln, um in der Folge einen Zustand realisierter Freiheit bzw. Teilhabe zu erreichen (Bartelheimer u. a. 2020).

Die im Projekt BEA erarbeitete Beratungskonzeption orientiert sich an diesem Teilhabeverständnis und setzt zum einen auf die Förderung von Ressourcen, zum anderen auf die Anpassung von Systembedingungen an die Bedürfnisse von zu beratenden Personen. Folgende Eckpfeiler kennzeichnen die BEA-Beratungskonzeption:

- eine auf Assistenz und Ermutigung ausgerichtete Zusammenarbeit, die die Entwicklung von Veränderungsmotivation unterstützt;
- eine lebensweltliche Perspektive, die den Menschen mit seinen Bedürfnissen in den Fokus stellt (Grunwald & Thiersch 2018);
- ein niederschwelliges Unterstützungsangebot, das den Kund*innen den Zugang zu Unterstützungsangeboten erleichtert;
- eine Peer-Begleitung, bei der Peers als Expert*innen der eigenen Lebenssituation eine Zusammenarbeit »auf Augenhöhe« ermöglichen, die explizit nicht wertend und nicht automatisch an den Zielen des Jobcenters orientiert ist, sondern die Bedürfnisse und Zielsetzungen der Kund*innen in den Mittelpunkt der Zusammenarbeit stellt;
- ein individuelles Budget außerhalb der Regelleistungen (im Rahmen des Projekts BEA), um im Einzelfall formlos Unterstützungsarrangements zu ermöglichen. Damit lassen sich innovative und bedarfsorientierte Leistungen, die auf die gesellschaftliche und berufliche Teilhabe ausgerichtet sind, realisieren. Dies ist aktuell mit den Leistungen des SGB II in der hier umgesetzten Form nicht möglich. Das Portfolio der infrage kommenden Angebote reicht von individueller Begleitung bis zu Hilfestellung in allen, die Lebenssituation der*des Einzelnen verbessernden Bereichen. Projektinterne individuelle Budgets können anders als die Regelleistungen des SGB II ohne formale Anforderungen für zielführende Aktivitäten eingesetzt werden. Damit ist auch diese Interventionsform bewusst niederschwellig angelegt. Ob sie sich nach Abschluss der Projektförderung im Regelgeschäft der Jobcenter-Beratung implementieren ließe, müsste geprüft werden.

Mit der Erweiterung des Beratungssettings durch Peer-Begleitungen teilen sich die Verantwortlichkeiten und damit auch die Handlungsoptionen im Beratungsprozess auf. Die nachfolgende Grafik verdeutlicht die Art der Zusammenarbeit (Abb. 3.1):

Abb. 3.1: Beratung im trialogischen Setting (eigene Darstellung)

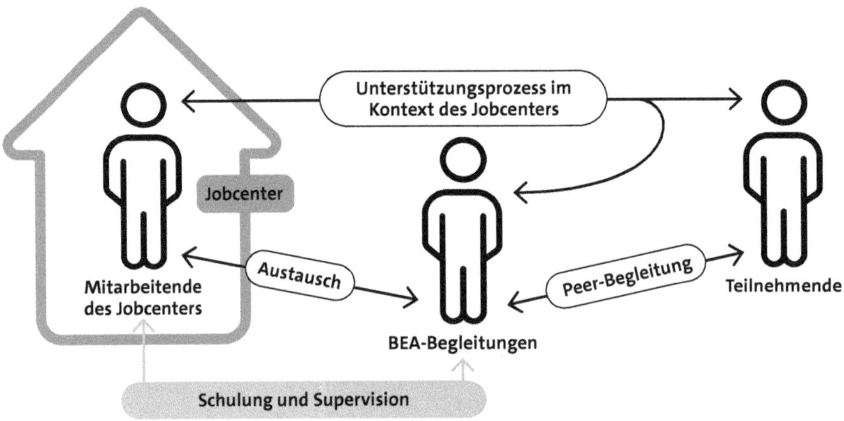

Wie die Umsetzung dieses trialogisch angelegten Beratungssettings im Projekt BEA erfolgte und welche Rollen und Verantwortlichkeiten die verschiedenen Akteur*innen dabei übernahmen, wird im Folgenden näher erläutert.

Teilnehmende des Projekts BEA waren Kund*innen des Jobcenters, die aufgrund komplexer Problemlagen über zahlreiche sogenannte Vermittlungshemmnisse verfügten und deshalb aus ihrer aktuellen Situation heraus wenig Chancen auf ein sozialversicherungspflichtiges Arbeitsverhältnis mitbrachten. Für das Projekt BEA wurde die Zielgruppe »Menschen mit einer Suchterkrankung und/oder psychischen Erkrankung« definiert. Die Teilnahme war freiwillig. Einen Vorschlag zur Teilnahme am Projekt erhielten Kund*innen des Jobcenters im Gespräch mit ihrer zuständigen Ansprechperson oder über allgemeine Informationswege (z. B. Flyer oder Aushänge zu den Angeboten im Jobcenter).

*BEA-Begleiter*innen (BEA):* Jede*r Teilnehmende bekam eine*n BEA-Begleiter*in vermittelt, die als Ansprechperson und Unterstützer*in bei persönlichen Fragen zur Verfügung stand. Während die Einbeziehung von Peer-Begleitungen in psychiatrischen Handlungsfeldern durch die Genesungsbegleiter*innen bzw. EX-IN-Begleitungen (Schmid 2020) und in Kontexten von Behinderung durch Peer Counseling und die Ergänzende unabhängige Teilhabeberatung (EUTB) (Heimer u. a. 2023) bereits seit Längerem umgesetzt, evaluiert und als Teil regelhafter Versorgung beschrieben wird, stellt Peer-Unterstützung im Handlungsfeld Jobcenter eine Innovation dar.

Die Expertise der Peer-Begleitungen, die im Rahmen des Projekts als BEA-Begleiter*innen bezeichnet wurden, sollte in den Unterstützungsprozess mit eingebracht und weitergegeben werden. Utschakowski (2016) beschreibt die Funktion der Peer-Unterstützung damit, dass Betroffene eine Möglichkeit des Austauschs »auf Augenhöhe« haben und sie Zuversicht im Hinblick auf die Gestaltung eines sinnerfüllten Lebens trotz einer psychischen Erkrankung oder anderer Problemlagen vermittelt bekommen. Die Peer-Begleiter*innen verfügen einerseits über das notwendige Verständnis für subjektiv erlebte Schwierigkeiten und Belastungen der Teilnehmer*innen und können andererseits durch ihre Vorbildfunktion den Teilnehmer*innen zu einem positiveren Selbstwertgefühl, verbunden mit verstärkter Selbstwirksamkeitserfahrung, verhelfen (Braungardt u. a. 2011). Im besten Fall übernehmen die BEA-Begleiter*innen auf diese Weise eine Modellfunktion für die Teilnehmenden am Projekt, um zu zeigen, wie man eine aussichtslos erscheinende Situation Stück für Stück bewältigen kann.

Die BEA-Begleitungen waren in den kompletten Beratungsprozess einbezogen, wie sich aus der Grafik (Abb. 3.1) ersehen lässt, und fungierten in einer Art Mittlerrolle zwischen Fallmanagement (hier im Projekt: Prozessmanagement) und Teilnehmenden. Das führte zu einem besseren gegenseitigen Verständnis, das sich hilfreich auf die Gestaltung der Arbeitsbeziehung auswirkte. Grundlegend für die Zusammenarbeit zwischen den BEA-Begleitungen und den Teilnehmenden war der Aufbau einer tiefen Vertrauensebene, die auf dem gemeinsam geteilten Erfahrungshintergrund basierte.

Die BEA-Begleiter*innen konnten die Zusammenarbeit mit den Teilnehmenden frei gestalten. Die Häufigkeit der Kontakte und die zu besprechenden Themen wurden jeweils individuell ausgehandelt. Aufgabe der BEA-Begleitungen war es, die Teilnehmenden ganz praktisch dabei zu unterstützen, Perspektiven zu entwickeln und diese in Ziele zu übertragen, um sie dann in alltagspraktisches Handeln umzusetzen.

Die BEA-Begleiter*innen mussten, um in das Projekt aufgenommen zu werden, Erfahrungen mit gesundheitlichen Einschränkungen wie psychischen Problemen oder Suchterkrankungen mitbringen (Lanquentin 2017; Solomon 2004). Darüber hinaus durften sie sich in keiner akuten Krise befinden und keine akute Suchtproblematik aufweisen. Bestehende Erfahrungen in

Selbsthilfegruppen galten als gute Grundlage, waren aber keine Voraussetzung, um als BEA-Begleitung tätig zu werden. Schließlich wurde im Projekt BEA von ihnen erwartet, an Qualifizierungen zu Projektstruktur, -zielen und -aufgaben sowie an einer Qualifizierung zu Techniken der Motivierenden Gesprächsführung (Miller & Rollnick 2015) teilzunehmen. Zur unterstützenden Begleitung gab es darüber hinaus Angebote zur kollegialen Fallberatung und zur regelmäßigen Supervision.

Die Akquise der Peer-Begleitungen erfolgte überwiegend durch Kontakte zu Selbsthilfegruppen, die Anbindung an das Projekt BEA erfolgte im Rahmen ehrenamtlicher Tätigkeit. Aufwandsentschädigungen wurden von einem unabhängigen gemeinnützigen Verein ausgezahlt.

*Prozessmanager*innen* als Mitarbeitende des Jobcenters übernahmen in diesem spezifischen Beratungssetting die Rolle der Prozesssteuerung. Ihre Aufgabe bestand darin, den trialogischen Beratungsprozess zu initiieren, alle Beteiligten zu koordinieren und in ihrer Aufgabenumsetzung zu unterstützen. Alle Interventionen der Prozessmanager*innen richteten sich auf den Unterstützungsprozess an sich und indirekt auf die jeweilige teilnehmende Person. Der Fokus lag auf der Kommunikation, wobei die Ziele, die Teilhabeoptionen, die Ressourcen und mögliche Handlungsschritte immer wieder als Wahlmöglichkeit angeboten wurden und es ausschließlich den Teilnehmenden überlassen blieb, sich für oder gegen eine Option zu entscheiden.

Hier unterscheidet sich teilhabeorientiertes Prozessmanagement wesentlich vom Fallmanagement im SGB II, das eher instruktiv/verschreibend arbeitet. Dies ist den Rahmenbedingungen und der Ausrichtung der Jobcenter geschuldet, die darauf zielen, dass die Klient*innen eine Arbeit aufnehmen und ihren Lebensunterhalt aus eigenen Mitteln bestreiten können.

Eine wesentliche Aufgabe im Rahmen der Prozesssteuerung bestand darin, Prozessreflexionen zu initiieren im Sinne eines regelmäßigen Innehaltens im Prozess, um den bisherigen Verlauf zu betrachten und zu überdenken. Dabei ging es nicht nur darum, die Wirksamkeit von Strategien im Hinblick auf die Zielerreichung zu prüfen – auch das wieder ein Unterschied zum Fallmanagement –, sondern vor allem auch darum, dass sich die Teilnehmenden darüber bewusst werden konnten, welche Ressourcen in welcher Form aktiviert und welche Optionen in welcher Form gewählt worden waren und was unterstützt und geholfen hatte oder eben auch nicht. Zu verhandeln war darüber hinaus, was alternativ oder ergänzend noch an Ressourcen und Optionen eingebracht werden sollte.

Darüber hinaus stellten Prozessmanager*innen die benötigten Ressourcen für den Unterstützungsprozess zur Verfügung, koordinierten die Schnittstellen, stellten Kontakte zu den Netzwerkpartner*innen her und unterstützten die Teilnehmer*innen bei Anträgen und anderen behördlichen Anliegen. Auch die Verwaltung des Persönlichen Budgets fiel im Rahmen des Projekts in den Zuständigkeitsbereich der Prozessmanager*innen.

Prozessbeschreibung der teilhabeorientierten Beratung

Der im Projekt BEA entwickelte Beratungsansatz fußt auf der Kernidee des Capability Approach (siehe Kap. 3.2), bei dem die zur Verfügung stehenden Handlungsoptionen ein wichtiger Baustein für die Teilhabechancen eines Menschen sind. Diese konzeptionelle Grundlage wurde in der Beratungskonzeption des Projekts BEA operationalisiert und realisiert sich in vier Phasen:

- Anbahnung der Arbeitsbeziehung,
- Einstieg in den Unterstützungsprozess,
- Umsetzung von Zielen und
- Ausstieg aus dem Unterstützungsprozess.

Anbahnung des Prozesses

Am Anfang des Prozesses stand das Beziehungsangebot, das explizit nicht wertend, nicht zielgerichtet und auf freiwilliger Basis gestaltet war. Die Anbahnung des Prozesses dauerte in der Regel drei bis sechs Wochen und begann mit der Einladung interessierter Kund*innen des Jobcenters zu einem unverbindlichen individuellen Informationsgespräch, in dem die Prozessmanager*innen das Projekt und die Arbeitsweise in dem Projekt vorstellten. Im Anschluss an diese Einzelgespräche bekamen die Interessent*innen die Gelegenheit, sich im Rahmen einer Bedenkzeit zu überlegen, ob eine Teilnahme in Betracht käme. Hierbei wurde vereinbart, wer in welchem Zeitraum wem eine Rückmeldung gibt, entweder dass die Prozessmanager*innen nach sechs bis zehn Tagen erneut den Kontakt zu den Interessierten suchten oder dass sich die Interessent*innen selbst im Rahmen einer vereinbarten Zeit zurückmeldeten.
Entschieden sich die Kund*innen für die Teilnahme an dem Projekt, wurden sie zu einem weiteren Gespräch eingeladen. Hier besprachen die Beteiligten alle erforderlichen Unterlagen wie Datenschutzerklärungen etc. gemeinsam und es erfolgte die Aufnahme in das Projekt: Aus den Kund*innen wurden damit Teilnehmer*innen, um die Abgrenzung von Jobcenter-internen Prozessen auch sprachlich zu markieren.

In diesem Aufnahmegespräch wurde auch das Matching mit einer BEA-Begleitung vorbereitet. Die Teilnehmer*innen besprachen mit den Prozessmanager*innen zunächst, welche Kriterien ihnen für die Zusammenarbeit mit einer BEA-Begleitung wichtig sind, beispielsweise ähnliche Freizeitaktivitäten oder auch der gemeinsame Erfahrungshintergrund mit der Erkrankung. Anschließend wurde das Matching durchgeführt. Hier gab es unterschiedliche Vorgehensweisen: Den Teilnehmenden konnten konkrete BEA-Begleitungen vorgeschlagen werden, wobei es den Prozessmanager*innen oblag, geeignete BEA-Begleitungen vorab auszusuchen und diese den Teilnehmenden anschließend in einem gemeinsamen Gespräch vorzustellen. Eine andere Möglichkeit für einen Matchingprozess bestand darin, den BEA-Begleitungen neue Teilnehmende in anonymisierter Form vorzustellen. Die BEA-Begleitungen konnten sich dann für eine*n Teilnehmer*in oder für mehrere melden. Im Anschluss wurden die Teilnehmenden über die möglichen BEA-Begleitungen informiert und suchten sich dann aus, mit wem sie zusammenarbeiten wollten. Egal wie das Matching durchgeführt wurde, es stand den Teilnehmenden zu jeder Zeit frei, sich im weiteren Prozess gegen die BEA-Begleit zu entscheiden und in ein neues Matching einzutreten, wenn sie festgestellten, dass das bisherige Matching nicht passte.
Ein zentrales Ziel dieser ersten Phase im Unterstützungsprozess bestand darin, die wesentlichen Grundlagen für eine auf Augenhöhe angelegte Zusammenarbeit zu legen und zu verdeutlichen, dass der gesamte Unterstützungsprozess auf interaktiver Aushandlung einzelner Schritte und Umgangsformen basiert. Das implizierte ein Höchstmaß an Transparenz für die Teilnehmer*innen und die Entscheidungsfreiheit, mit welcher BEA-Begleitung sie zusammenarbeiten wollten, um damit die Basis für eine vertrauensvolle und offene Beziehung zu legen. Zudem erfolgte hier eine explizite Abkehr von vorgegebenen Prozessen und Strukturen des Jobcenters, indem kaum Formalitäten wie beispielsweise das Abschließen von verbindlichen Vereinbarungen (wie die im SGB II vorgeschriebenen Kooperationsvereinbarungen) vonseiten der Teilnehmenden zu erfüllen waren und der Kontrakt über die Zusammenarbeit mit Prozessmanager*innen und BEA-Begleitung in einem völlig neuen räumlichen Setting als Ergebnis eines wechselseitigen Aushandlungsprozesses geschlossen wurde.

Einstieg in das Projekt: Qualitäten entdecken

Der Projekteinstieg umfasste in der Regel eine Dauer von drei Wochen. Im Zentrum dieser Phase standen das nähere Kennenlernen aller Beteiligten des nun folgenden Beratungsprozesses sowie die Festigung eines tragfähigen Arbeitsbündnisses und der kontinuierlichen Aushandlung der konkreten Zusammenarbeit, wie beispielsweise Absprachen über die Kommunikationskanäle, bevorzugte Kontaktzeiten und die Festlegung des Beratungsortes, wobei die Beratung auch gerne in Form eines »Walk and Talk« außerhalb der Räumlichkeiten der Jobcenter stattfand.
Um gemeinsam in die individuelle Lebenswelt der Teilnehmenden eintauchen zu können, wurde als Assessment-Tool die Lebenslandkarte »In your shoes« entwickelt und in den ersten Beratungsgesprächen eingesetzt (siehe Abb. 3.2). Die Prozessmanager*innen waren immer beteiligt, je nach Absprache mit den Teilnehmenden auch die BEA-Begleitungen.

Abb. 3.2: Lebenslandkarte »In your shoes« (eigene Darstellung)

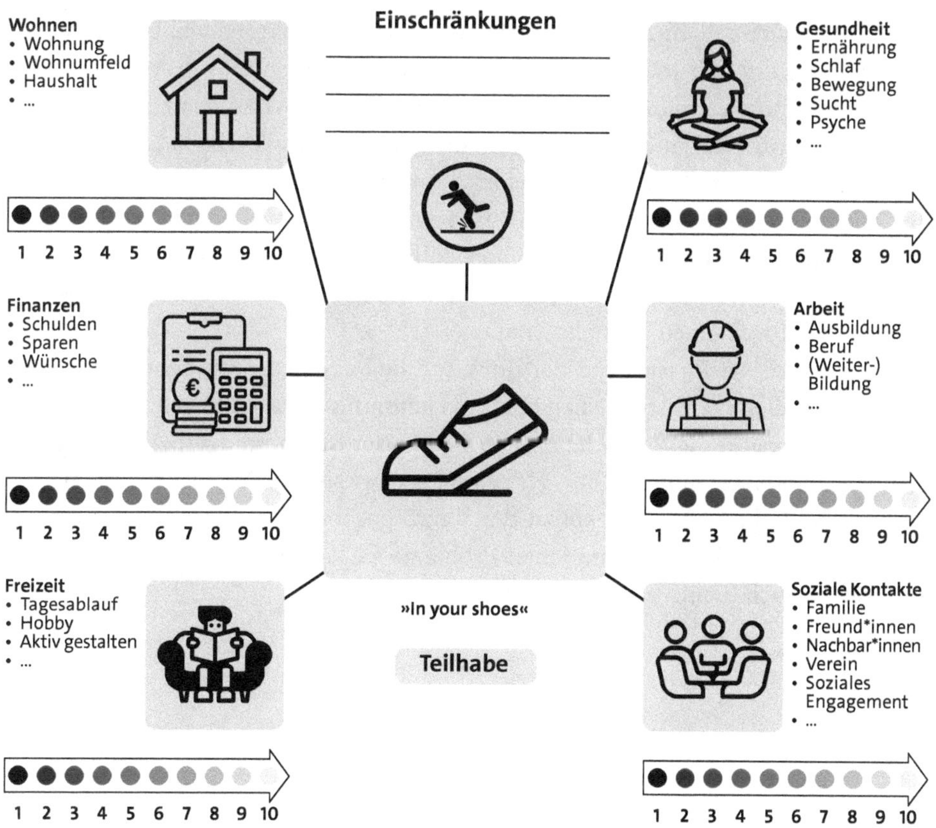

Auf Grundlage dieses Schaubildes wurden die Teilnehmenden aufgefordert, frei über ihren Lebensalltag zu erzählen. Nachfragen bezogen sich hier insbesondere auf vorhandene Ressourcen, um einen defizitorientierten Blick zu verhindern. Die einzelnen Kategorien dieser »Landkarte« sollten als hilfreiche Unterstützung dienen und mussten keinesfalls chronologisch abgearbeitet werden. Die Teilnehmer*innen konnten selbst wählen, zu welchen Lebensbereichen sie über sich berichten wollten, um ihre Lebenssituation und ihre Bedarfe zu verdeutlichen. Im Gegensatz zu dem üblichen Vorgehen im Jobcenter, das in einem Profiling und der daraus resultierenden Ermittlung sogenannter Handlungsbedarfe besteht, die dann gegebenenfalls in einer Zuweisung zu qualifizierenden und unterstützenden (Gruppen-)Maßnahmen besteht, gab es hier genügend Zeit und Raum für die individuelle Sicht auf Lebensziele und erfolgreiche oder weniger erfolgreiche Bewältigungsstrategien. Dokumentiert wurde gemeinsam, sodass alle Beteiligten denselben Informationsstand hatten.

Im nächsten Schritt ging es darum, ein oder mehrere konkrete Ziele für die Zusammenarbeit im Projekt zu entwickeln. Auch diese Gespräche fanden immer mit den Prozessmanager*innen statt, die BEA-Begleitungen nahmen oftmals auch teil, immer in Absprache mit den Teilnehmenden. Die Zielentwicklung erfolgte unter Bezugnahme auf das Assessmenttool »In your shoes«. Entweder hatten die Teilnehmenden schon konkrete Wünsche und Ziele oder diese wurden anhand der »Lebenslandkarte« entwickelt. Die Skalierung der Zufriedenheit in den einzelnen Lebensbereichen diente hier als Unterstützung, mit ihr wurden Wertigkeiten für die jeweiligen Lebensbereiche und damit verbundene Veränderungswünsche sichtbar. Waren diese identifiziert, ging es in die gemeinsame Entwicklung von konkreten Zielsetzungen im Rahmen der zwölfmonatigen Teilnahmedauer.

Auch in dieser Phase stand der Blick auf die Ressourcen im Zentrum, denn nicht in allen Lebensbereichen bestand Handlungsbedarf und nicht alle bisherigen Bewältigungsversuche stellten sich in der Beratung – oftmals entgegen der Teilnehmer*innensicht – als erfolglos oder sinnlos heraus. Zudem wurde den Teilnehmenden explizit der Raum gegeben, zu entscheiden, welche Themen und damit verbundenen Probleme sie kommunizieren wollten und welche auch nicht.

Die Umsetzungsphase – sich auf den Weg machen

Waren die Ziele bestimmt und hatte sich für alle Beteiligten eine zufriedenstellende Grundlage für die Zusammenarbeit ergeben, ging es in die Umsetzungsphase, die sich in der Regel über eine Dauer von neun bis elf Monaten erstreckte. An der Umsetzung waren die BEA-Begleitungen in der Regel sehr intensiv beteiligt.
Das Ziel der teilnehmenden Person wurde zunächst im gemeinsamen Gespräch (Prozessmanager*innen und bei Bedarf BEA-Begleitungen) in mehrere Teilziele und einzelne Schritte zur Erreichung unterteilt. Die einzelnen Aufgaben zur Unterstützung stimmte der*die Teilnehmende dann mit der BEA-Begleitung und dem*der Prozessmanager*in ab. Alle Beteiligten klärten miteinander, wer welche Aufgaben in welchem Zeitraum übernehmen und wann das nächste gemeinsame Gespräch stattfinden sollte. Dabei hatten alle ein Mitspracherecht, der*die Teilnehmer*in hatte jedoch immer die Entscheidungshoheit über alle Prozessschritte und Ziele.
Im Rahmen der Umsetzungsphase trafen sich die Beteiligten regelmäßig und reflektierten den Prozess, dabei wurden Aufgaben und auch Teilziele immer wieder aktualisiert, angepasst und neu ausgerichtet. In diesem Kernprozess erfolgte die Umsetzung des Konzepts zur teilhabeorientierten Beratung. Dabei handelt es sich um einen fortlaufenden zirkulären Prozess, in dem die Beteiligten gemeinsam immer wieder die Ziele, die Teilhabeoptionen und die möglichen Handlungsschritte überprüfen und anpassen. Zentral für diesen Prozessschritt ist, dass immer wieder ein Innehalten mit einer Reflexion aller bis dahin erfolgten Teilschritte erfolgt, um eine entsprechende Anpassung der weiteren Teilschritte zu ermöglichen. Als Tool eignet sich dafür besonders die oben abgebildete Lebenslandkarte »In your shoes« (siehe Abb. 3.2), die eine aktuelle Standortbestimmung im Rahmen des Gesamtbildes ermöglicht. So werden Handlungsoptionen sichtbar, die sich im Zuge der Zusammenarbeit mit BEA-Begleitungen und Prozessmanager*innen entwickelt haben.

Der Ausstieg: Rückblick und Ausblick

Etwa sechs bis acht Wochen vor Beendigung der individuellen Projektteilnahme leitete der*die Prozessmanager*in die Beendigung des Projektes ein.
Dazu wurde ein Dreiergespräch zwischen Teilnehmer*in, BEA-Begleitung und Prozessmanager*in initiiert, um den gesamten Weg der Veränderung zu reflektieren. Dabei lag ein deutlicher Fokus darauf, sich auf das Erreichte und

die Erfolge zu konzentrieren und beides zu würdigen. Als Tool griffen die Beteiligten auch hier wieder auf die Lebenslandkarte »In your shoes« zurück. Anhand einer neuen Skalierung mit der Fragestellung »Wie geht es mir jetzt im Gegensatz zu vorher?« sollte der*die Teilnehmer*in explizit die Veränderungen noch einmal nachzeichnen und nachfühlen. Das ist ein wichtiger Prozessschritt für das Erleben von Selbstwirksamkeit und Selbstvertrauen. In diesem Gespräch wurde auch geklärt, welche Themen in der kurzen verbleibenden Zeit noch abgeschlossen werden sollten und welche nächsten Schritte der*die Teilnehmende über den BEA-Beratungsprozess hinaus gehen wollte.
Wichtig war es in dieser Prozessphase, gemeinsam mit den Teilnehmenden auf der Grundlage ihrer Zielsetzungen und Handlungsoptionen eine Anschlussperspektive zu entwickeln, die auch die anschließenden Unterstützungsangebote umfasste. Die Aufgabe des*der Prozessmanager*in war es, einen möglichen Übergang in das Regelgeschäft des Jobcenters gut vorzubereiten und die Weichen entsprechend zu stellen.
Ein weiterer wichtiger Aspekt dieser Ausstiegsphase bestand darin, dass alle Beteiligten sich darauf vorbereiteten, die entstandenen Beziehungen zu den Prozessbeteiligten wieder zu lösen. Es war wichtig, diesen Ausstieg als Phase zu gestalten und auf keinen Fall als einen abrupten Abschied. So wie das »Onboarding« ein bewusster Prozess war, so sollte auch das »Offboarding« ein bewusster Prozess des Abschiednehmens sein.

Die BEA-Beratungskonzeption: Vom Fallmanagement zum Prozessmanagement

Die Umsetzung der BEA-Beratungskonzeption bedeutete für alle Beteiligten eine große Herausforderung – nicht nur, weil die Konzeption gemeinsam im Prozess kontinuierlich weiterentwickelt wurde und dafür viel Austausch in vielen Sitzungen notwendig war, sondern auch, weil gewohnte Handlungsmuster, Routinen, verlässliche Strukturen und Zielvorgaben im Rahmen des Jobcenters aufgegeben werden mussten. Das betraf alle Akteur*innen, in jedem Fall aber auch die Prozessmanager*innen, die fast alle über viele Jahre hinweg zuvor als »normale« Fallmanager*innen im Jobcenter beschäftigt waren.
Mit der Erweiterung der dyadischen Konstellation Kund*in – Fallmanager*in um eine weitere fest etablierte Person in Form der BEA-Begleitung wurde der Unterstützungsprozess »öffentlich« und damit auch von außen bewertbar und beeinflussbar. Denn die BEA-Begleitungen waren zwar Teil des Forschungs- und Implementationsprojekts „BEA“, aber nicht im Jobcenter angestellt oder

in einer abhängigen Position zum Jobcenter. Die Peer-Begleiter*innen übernahmen hier eine wichtige Funktion, sie waren nicht nur als Ansprechpersonen für die Teilnehmenden eine wichtige Ergänzung und Unterstützung im Prozess des Erkennens von Handlungsoptionen. Sie waren auch ein wichtiges Korrektiv für die Prozessmanager*innen, beispielsweise wenn Haltungsfragen und Umgangsformen zur Disposition standen.
Die konzeptionellen und methodischen Herausforderungen der Zusammenarbeit, wenn sich das reguläre Fallmanagement in Richtung Prozessmanagement verändert, wie in dem BEA-Konzept intendiert, sind in Tabelle 3.1 dargestellt. Unterschieden werden verschiedene Dimensionen des beraterischen Handelns. Eine wesentliche Veränderung, die sowohl die Haltung wie auch nachfolgend

Tab. 3.1: Gegenüberstellung Fallmanagement SGB II und BEA-Konzept

Dimensionen	Fallmanagement in der Systemlogik	Prozessmanagement im BEA-Konzept
Handlungsprinzip	Fürsorge	Teilhabe
Handlungsweise	Fallzentrierung	Prozessorientierung
Kommunikationstyp	Direktiv	Dialogisch
Prozessgestaltung	Diagnose von Vermittlungshemmnissen	Eröffnung von Teilhabeoptionen
	instruktive Beratung	Prozessbegleitung
	Kund*in wird als Fall von ... (Schulden/Sucht) betrachtet	Kund*in wird als Individuum mit Entwicklungswünschen betrachtet
	Kund*in ist Gegenstand einer Fallbearbeitung	Kund*in ist Entscheider*in im Prozess
	Abarbeiten von Zielen	Ermöglichung von Erkenntnisprozessen
Erwartungshaltung	Reparatur(-erwartung)	Wachstumsprozess
Auswirkungen auf die Beziehungsgestaltung	Widerstand bei Kund*innen wegen des Gefühls der Entmündigung	Kooperation, Motivation und Förderung von Mündigkeit und Autonomie
Partizipation	Absprache zwischen Fallmanager*in und Kund*in unter dem Diktat der Zielerreichung	liegt ausschließlich bei dem*der Teilnehmenden; Teilhabe wird hier als Entscheidungsprozess zur Zielerreichung verstanden

das methodische Handeln vor allem der Prozessmanager*innen betrifft, bezieht sich auf die Wahrnehmung des Gegenübers und die Frage, ob Leistungsempfänger*innen eher als Fürsorgeempfänger*innen wahrgenommen werden oder aber als Menschen, die aufgrund von (gesundheitlichen) Beeinträchtigungen nur in bestimmten Aspekten ihrer Teilhabe eingeschränkt, in anderen Lebensbereichen aber durchaus als kompetent und selbstbestimmt wahrzunehmen sind. Für den Umgang miteinander kann das weitreichende Auswirkungen haben, denn eine Person, die man als selbstbestimmt wahrnimmt, bevormundet man nicht, greift nicht in ihre Entscheidungen oder Lebensweise ein und versteht ihr Verhalten als intentional gesteuert (Seidel 2016, S. 201).

Die Entwicklung »vom Fall zum Prozess« impliziert ebenfalls eine grundsätzliche Neuorientierung im beraterischen Handeln und dem zugrunde liegenden Menschenbild. Dabei stellt sich die Frage des Ansatzpunktes: Muss die Person »verändert« oder »repariert« werden, damit mehr Teilhabe (hier: Aufnahme einer Erwerbstätigkeit) möglich ist, oder gilt es, im Sinne des Capability-Modells Menschen im Prozess zu befähigen, Handlungsoptionen wahrzunehmen und ihre Vorstellung von einem »guten Leben« zu realisieren? Was darunter jeweils zu verstehen ist, ist subjektgebunden und kann nur von der Person selbst beantwortet werden. Mit einem prozessorientierten Ansatz verbindet sich damit eine Abkehr von der Defizitorientierung hin zu einem problemorientierten Vorgehen, das die jeweiligen Lebenszusammenhänge berücksichtigt. Es werden nicht mehr Probleme oder Vermittlungshemmnisse »diagnostiziert«, sondern das Ziel besteht in der Eröffnung von Teilhabeoptionen. Zudem beinhaltet die Fokussierung auf den Prozess, dass Zielsetzungen, Tempo, Arbeitsweisen der Kund*innen in die Steuerung des Prozesses einfließen und verhandelbar sind, letztendliche Entscheidungen werden von den Kund*innen getroffen. Das gelingt nur, wenn direktive zugunsten von dialogischen Kommunikationsstilen aufgegeben werden.

Im Ergebnis braucht es für ein prozessorientiertes beraterisches Handeln ein hohes Maß an Reflexionskompetenz und auch -gelegenheiten. Eingeübte Rollenmuster müssen zugunsten eines partizipativ angelegten Kooperationsverständnisses kritisch hinterfragt werden. Das beinhaltet auch ein hohes Maß an Transparenz und Ehrlichkeit, beispielsweise wenn es um die Thematisierung, aber auch die Ausgestaltung der im Beratungsprozess inhärent angelegten asymmetrischen Beziehungsstruktur geht und um die Frage, wie damit umgegangen wird. Letztlich führt das auch zu der Frage, wie sich der von außen wahrgenommene Zwangskontext auflösen lässt, zugunsten einer Arbeitsweise auf Augenhöhe.

Literatur

Bartelheimer, P.; Behrisch, B.; Daßler, H.; Dobslaw, G.; Henke, J.; Schäfers, M. (2020): Teilhabe – eine Begriffsbestimmung. Beiträge zur Teilhabeforschung. Wiesbaden: Springer VS.

Beckmann, F.; Heinze, R. G.; Schad, D.; Schupp, J. (2021): Klima der Angst oder Respekt auf Augenhöhe? Erfahrungen von Hartz IV-Beziehenden mit Jobcentern im Zuge der Corona-Pandemie. In: Sozialer Fortschritt, 70, S. 651–669.

Beste, J.; Trappmann, M. (2016): Erwerbsbedingte Abgänge aus der Grundsicherung. Der Abbau von Hemmnissen macht's möglich. IAB-Kurzbericht 21. Nürnberg.

Braungardt, T.; Schindler, N.; Vogel, M.; Schneider, W. (2011): Förderung der Gesundheit und der psychosozialen Selbstwirksamkeit bei Langzeitarbeitslosen. Wirksamkeit eines manualisierten Gruppenprogramms. In: Psychotherapeut 56 (1), S. 40–46.

Deutscher Bundestag (2008): Drucksache 16/11488 vom 18.12.2008.

FIA; GISS; zoom; Henkel, D. (2017): Erhebung von Ansätzen guter Praxis zur Integration und Aktivierung suchtkranker Leistungsberechtigter nach dem SGB II. Endbericht. Berlin u. a.

Grunwald, K.; Thiersch, H. (2018): Lebensweltorientierung. In: Graßhoff, G.; Renker, A.; Schröer, W. (Hrsg.): Soziale Arbeit. Eine elementare Einführung. S. 303–315. Wiesbaden: Springer.

Heimer, A.; Schütz, H.; Wansing, G. (2023): Evaluation der Ergänzenden unabhängigen Teilhabeberatung. Berlin u. a. https://www.bmas.de/DE/Service/Publikationen/Forschungsberichte/fb-620-evaluation-der-eutb.html (29.10.2025).

Henke, J. (2014): »Mehr sein als eine Nummer« – Arbeitsmarktdienstleistungen aus der Nutzerperspektive. In: WSI Mitteilungen 67 (3), S. 236–243.

Lanquentin, N. (2017): Peer Counseling. Über Chancen und Grenzen des Peer-Effekts. In: Gebrande, J.; Melter, C.; Bliemetsrieder, S. (Hrsg.): Kritisch ambitionierte Soziale Arbeit. Intersektional praxeologische Perspektiven. S. 119–132. Weinheim, Basel: Beltz Juventa.

Miller, R. M.; Rollnick, S. (2015): Motivierende Gesprächsführung. 3. Aufl. Freiburg: Lambertus.

Molle, J. (2023): Risiken und Chancen ganzheitlicher Beratung durch Jobcenter. In: Sturm, N. M.; John, E. (Hrsg.): Ethik der Macht der öffentlichen Verwaltung. Zwischen Praxis und Reflexion. S. 115–138. Wiesbaden: Springer.

Nussbaum, M. C. (2014): Die Grenzen der Gerechtigkeit. Behinderung, Nationalität und Spezieszugehörigkeit. Berlin: Suhrkamp.

Ortmann, T.; Thode, E.; Wink, R. (2025). Bürgergeld: Anspruch, Realität, Zukunft. Gütersloh: Bertelsmann Stiftung.

Rübner, M.; Göckler, R.; Kohn, K.-H.; Göbel, C. (2022): Beschäftigungsorientiert beraten, vermitteln und fördern. Grundlagen und Standards für professionelle Dienstleistungen am Arbeitsmarkt. Regensburg: Walhalla.

Schmid, C. (2020): Ver-rückte Expertisen. Ethnografische Perspektiven auf Genesungsbegleitung. Bielefeld: transcript.

Seidel, C. (2016): Selbst bestimmen. Eine philosophische Untersuchung personaler Autonomie. Berlin, Boston: De Gruyter.

Sen, A.; Krüger, C. (2010): Die Idee der Gerechtigkeit. Lizenzausgabe Bonn: Bundeszentrale für Politische Bildung.

Solomon, P. (2004): Peer support/peer provided services underlying processes, benefits, and critical ingredients. In: Psychiatric rehabilitation journal, 27 (4), S. 392–401.

Utschakowski, J. (2016): Peer Support: Gründe, Wirkungen, Herausforderungen. In: Utschakowski, J.; Sielaff, G.; Bock, T.; Winter A. (Hrsg.): Experten aus Erfahrung. Peerarbeit in der Psychiatrie. S. 16–24. Köln: Psychiatrie Verlag.

Van den Berg, G. J.; Kesternich, I.; Müller, G.; Siflinger, B. M. (2024): Reciprocity and the interaction between the unemployed and the caseworker. In: Journal of Economic Behavior and Organization 227, S. 1–11.

Teilhabeorientierte Unterstützung – im Jobcenter und im Modellprojekt BEA

Peter Bartelheimer und Jutta Henke

Vorbemerkung

In den letzten fünf Jahren hatten wir immer wieder einmal Anlass, uns mit Konzeption und Umsetzung des Modellprojekts »Beraten – Ermutigen – Assistieren« (BEA) im Rahmen des Bundesprogramms rehapro zu beschäftigen. Denn es sprach gleich mehrere unserer eigenen fachlichen Interessen an.

Schon seit Ende der 1990er-Jahre beschäftigt uns, wie sich Dienstleistungsarbeit mit der »aktivierenden« Neuausrichtung und institutionellen Umgestaltung von Arbeitsförderung und Mindestsicherung entwickelt und welche Probleme sich ihr stellen. So haben wir Modellvorhaben »ganzheitlicher« Betreuung in Jobcentern und Arbeitsagenturen begleitet und die Umsetzung der Beratungskonzeption (BeKo) der Bundesagentur für Arbeit in den beiden Rechtskreisen des Sozialgesetzbuchs Drittes Buch – Arbeitsförderung (SGB III) und des Sozialgesetzbuchs Zweites Buch – Bürgergeld, Grundsicherung für Arbeitsuchende (SGB II) evaluiert. (Eine nicht mehr ganz aktuelle Projektübersicht findet sich in Bartelheimer & Henke 2018; Bartelheimer 2024a.) Jutta Henke war zudem an zwei Studien beteiligt, die im Auftrag des Bundesgesundheitsministeriums bundesweit Ansätze guter Praxis von Jobcentern in der Arbeit mit Suchtkranken erfassten (zuletzt Henke u. a. 2017).

Gemeinsam mit Kolleg*innen aus dem Aktionsbündnis Teilhabeforschung versuchten wir, den Begriff der Teilhabe für die sozialwissenschaftliche Forschung näher zu bestimmen (Bartelheimer u. a. 2020), und verfolgen seit 2010, wie Teilhabeziele auch ins SGB II »einwandern« (Bartelheimer & Henke 2018; Bartelheimer 2024b).

Ziel des Projekts BEA war es, Teilhabemöglichkeiten zu erweitern. Nicht nur sollten die Fachkräfte der beteiligten Jobcenter als Prozessmanager*innen anders arbeiten können als im Regelbetrieb und hierzu zusätzliche Qualifikationen erwerben. Auch dass die Interaktion durch Peer-Unterstützung zu einem Beziehungsdreieck erweitert wurde, also die entscheidende Besonderheit des Projektansatzes, sollte den Teilnehmenden mehr Teilhabe ermöglichen.

Wir waren unter den ersten, die die Projektbeschreibung zu BEA 2020 mitlesen konnten. Jutta Henke diskutierte im Dezember 2021 in einem virtuellen Projektworkshop mit Prozessmanager*innen über die Bedeutung von Teilhabe als Messlatte für ihre Unterstützungsarbeit. Peter Bartelheimer stellte im April 2023 auf einem BEA-Fachtag Überlegungen zu einer teilhabeorientierten Arbeitsweise der Jobcenter zur Diskussion. In zwei Forschungswerkstätten auf den Jahreskongressen 2021 und 2023 des Aktionsbündnisses Teilhabeforschung, an denen wir zusammen mit Gudrun Dobslaw beteiligt waren, diente die BEA-Arbeitsweise als Praxisbeispiel. Dabei ging es für uns immer um die Frage, was eine an Teilhabe orientierte Unterstützungsarbeit im Modellprojekt sowie überhaupt im Rahmen des SGB II auszuzeichnen hätte.
Auch in diesem Beitrag steht im Mittelpunkt, wie BEA die fachliche Sicht auf eine teilhabeorientierte Arbeitsweise der Jobcenter weiterentwickelt hat. Wir fragen, wie die in BEA angebotene Unterstützung dazu beitragen kann, Teilhabeeinschränkungen von Leistungsberechtigten mit psychischen Einschränkungen und Suchtproblemen zu überwinden und ihnen neue Teilhabechancen in der alltäglichen Lebensführung und am Arbeitsmarkt zu eröffnen.
Unsere gelegentlichen Einblicke in das Projekt erlauben jedoch hierzu keine Aussagen der Art, wie sie eine wissenschaftliche Begleitung oder eine Evaluation treffen könnten. Andere Beiträge dieses Bandes können die Arbeitsweise von Prozessmanager*innen und Peer-Begleitungen und ihre Unterstützungsbeziehungen mit den Teilnehmenden auf der Grundlage von Beobachtungen, Dokumentationen und Gesprächen bewerten und fallbezogene Wirkungen diskutieren. Dieser Beitrag kann lediglich den Projektansatz einem »Theoriecheck« unterziehen. Wie passen die Teilhabeziele von BEA zu dem, was die Forschung unter Teilhabe versteht? Wie und an welchen Stellen im Leistungssystem der Jobcenter erweitert BEA Teilhabechancen? Wie plausibel sind die Projektannahmen zu einer teilhabeorientierten Arbeitsweise im Rahmen der Jobcenter und was davon lässt sich über das Modellprojekt hinaus verallgemeinern?

Wie viel Teilhabe steht im SGB II?

In den letzten 15 Jahren hat Teilhabe als Rechtsbegriff an verschiedenen Stellen Eingang ins SGB II gefunden.
Dass die Grundsicherung ein Mindestmaß an materieller Teilhabe ermöglichen muss, gab das Bundesverfassungsgericht (2010) der Gesetzgebung mit seinem Urteil zu den Regelsätzen auf. Seither heißt es in § 1 SGB II, die Grundsicherung

müsse ein menschenwürdiges Leben ermöglichen. Nach § 20 gehört dazu »in vertretbarem Umfang eine Teilhabe am sozialen und kulturellen Leben in der Gemeinschaft«.

Seit 2023 soll der Kooperationsplan, der nach § 15 Abs. 2 SGB II die frühere vertragsähnliche Eingliederungsvereinbarung abgelöst hat, ein Plan »zur Verbesserung der Teilhabe« sein. Schließlich wurde soziale Teilhabe bereits 2011 eine von vier Zieldimensionen des bundesweiten Zielsteuerungssystems für die Jobcenter (§ 48b Abs. 3 SGB II).

Bei zwei Gruppen von Leistungsberechtigten sind die Jobcenter in besonderer Weise auf Teilhabeziele verpflichtet. Sie sollen bei Kindern und Jugendlichen seit 2011 darauf hinwirken, dass diese »Leistungen für Bildung und Teilhabe möglichst in Anspruch nehmen« (§ 4 Abs. 2 SGB II). Und das Teilhabechancengesetz von 2018 führte mit dem § 16i SGB II langfristige Lohnkostenzuschüsse ein, die im Verbund mit ganzheitlicher beschäftigungsbegleitender Betreuung besonders arbeitsmarktfernen, langzeitarbeitslosen Leistungsberechtigten wieder eine Perspektive zur Teilhabe am Arbeitsmarkt eröffnen sollen.

Offenbar ist der Teilhabebegriff in der SGB-II-Gesetzgebung inzwischen sehr präsent. Wo aber die Gesetzesnormen konkret werden, fehlen für eine teilhabeorientierte Arbeitsweise der Jobcenter an zentralen Stellen nähere Bestimmungen und fachliche Orientierungspunkte. Da die Höhe der Regelleistungen politisch festgelegt wird, ergibt sich aus der materiellen Teilhabenorm für die Jobcenter kein konkreter Handlungsauftrag. Bei der Unterstützungsarbeit steht weiterhin das »Fordern und Fördern« mit dem Ziel der »Eingliederung« in den Arbeitsmarkt im Vordergrund. Der Kooperationsplan bleibt thematisch auf »das Eingliederungsziel und die wesentlichen Schritte zur Eingliederung« beschränkt (§ 15 Abs. 2 Satz 2), und in der fachlichen Weisung der Bundesagentur für Arbeit (2023) zu seinen Inhalten kommt Teilhabe nur dort vor, wo auf den Teilhabeplan für Rehabilitand*innen hingewiesen wird. Und da für die Zielvereinbarungen mit den Jobcentern nach § 48b Abs. 3 SGB II »insbesondere« die Verringerung der Hilfebedürftigkeit, die Integration in Erwerbstätigkeit und die Vermeidung von langfristigem Leistungsbezug maßgeblich sind, muss die Verbesserung der Teilhabe in den Planungsgrundlagen der Bund-Länder-Arbeitsgruppe Steuerung SGB II weiterhin nicht vorkommen.

In den Jobcentern lassen sich bis heute drei verschiedene Lesarten dieses recht unbestimmten Teilhabeauftrags unterscheiden.

Nach einem erwerbsarbeitszentrierten Verständnis liegen Teilhabeziele eigentlich außerhalb des Systems der Grundsicherung. Da Teilhabe durch Erwerbsarbeit zu erreichen sei, könne sie erst beginnen, nachdem Leistungsberechtigte in Arbeit vermittelt wurden, also nicht bereits im Leistungsbezug. »Der einzige Lösungsweg, auf den sich alle Energie von Mensch und Behörde konzentrieren sollte«, könne demnach »nur die Integration in Ausbildung und Beschäftigung sein« – so der frühere Vorstand der Bundesagentur für Arbeit Heinrich Alt (2017, S. 14). Unterstellt wird dabei, dass das Arbeitsentgelt den Grundsicherungsbezug beendet und zur Teilhabe reicht.

Dem steht eine zweite, »arbeitsmarktferne« Lesart gegenüber, nach der »soziale« Teilhabe für längerfristig oder dauerhaft nicht vermittelbare Gruppen den Ausschluss von Erwerbsarbeit kompensieren soll. Mit dem Attribut »sozial« werden vor allem Teilhabedimensionen außerhalb der Erwerbsarbeit angesprochen, und sie stehen auch bei der geförderten Beschäftigung nach § 16i SGB II im Vordergrund. Allerdings sieht ein Teil der Jobcenter den »sozialen« Arbeitsmarkt auch noch »als letzte Chance für Arbeitsmarktintegration« (Englert u. a. 2023).

Drittens lässt sich Teilhabe aber auch als generelle Erweiterung des Unterstützungsauftrags der Jobcenter verstehen. Dieser umfasst demnach sowohl Erwerbsintegration und Arbeitsmarktübergänge als auch andere Teilhabebereiche, wobei im Fall zu entscheiden ist, welche Teilhabeziele gerade mit Vorrang verfolgt werden.

Was heißt Teilhabe und was unterstützt sie?

Als positiver Gegenbegriff gegen Ausgrenzung steht Teilhabe für die Möglichkeit, sich nach eigenen Vorstellungen in verschiedenen gesellschaftlichen Lebensbereichen zu bewegen, also in einem gesellschaftlich üblichen Rahmen ein selbstbestimmtes Leben zu führen (Bartelheimer u. a. 2020, S. 44). Abbildung 3.3 sucht in einem einfachen Modell aus der Sicht des Subjekts zu veranschaulichen, wie Teilhabe entsteht – oder »produziert« wird –, und daran lässt sich auch diskutieren, worauf es bei der Unterstützung von Teilhabe ankommt.

Materielle Ressourcen, zu denen auch Unterstützungsleistungen zählen, werden erst dadurch wertvoll, dass sie jemandem ein selbstbestimmtes Leben ermöglichen. Den sehr persönlichen Vorgang, in dem Ressourcen in Teilhabe umgesetzt werden, bezeichnet die Literatur zum Befähigungsansatz (Capability Approach) als »Umwandlung« (z. B. Sen 2010, S. 282 ff.). Die Bedingungen hierfür sind individuell zu verschieden, als dass sich das Verhältnis von Ressourceneinsatz und Teilhabeergebnis allgemeingültig bestimmen ließe.

Abb. 3.3: Wie Teilhabe entsteht und worauf es dabei ankommt (eigene Darstellung, nach Bartelheimer u. a. 2020, S. 32)

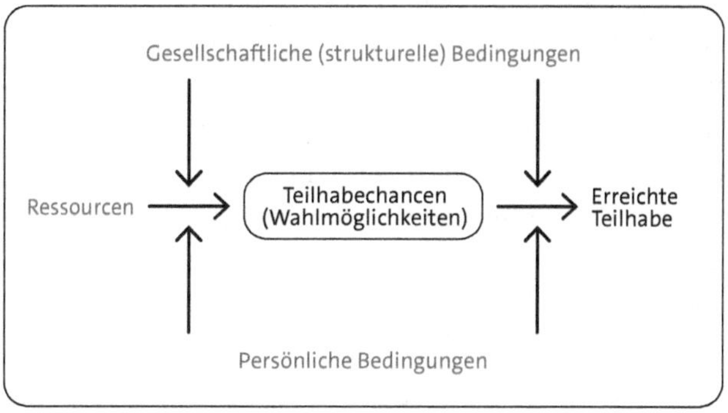

So brauchen Personen mit gesundheitlichen oder psychischen Beeinträchtigungen mehr und andere Ressourcen, um in einem für sie wichtigen Lebensbereich Teilhabe zu erreichen, als andere Gruppen, die diese Handicaps nicht haben. Schon aus diesem Grund muss eine teilhabeorientierte Unterstützungsarbeit Diversität anerkennen, also ungleiche persönliche »Umwandlungsbedingungen« auch ungleich behandeln. Gleichheitsansprüche gelten für die zu erreichenden Teilhabemöglichkeiten, nicht für die Ansprüche auf Unterstützung.

Die persönlichen Bedingungen, zu denen nicht nur Beeinträchtigungen zählen, sondern z. B. auch Einstellungen, Kompetenzen, Erwartungen, persönliche Bindungen, stehen bei der »Umwandlung« in einer Wechselbeziehung zu strukturellen Bedingungen. Teilhabe wird nicht nur durch unzureichende Ressourcen eingeschränkt, sondern auch dadurch, dass Menschen mit ihren persönlichen Voraussetzungen in gesellschaftlichen Lebensbereichen auf Bedingungen treffen, die für sie als Barrieren wirken. Infrastrukturen, Institutionen und Regeln können mehr oder weniger sensibel für solche individuellen Unterschiede sein; sie können ausgrenzend oder inklusiv gestaltet werden. Unterstützungsbedarfe liegen daher nie allein in der Person. Vielmehr muss die Fallarbeit persönliche und strukturelle Gegebenheiten stets gleichermaßen im Blick haben.

Ressourcen sollen Teilhabe*möglichkeiten* eröffnen. Sind die materiellen Mittel auf das Existenzminimum beschränkt, unterschreiten sie dieses oder sind sie unsicher, so setzt dies dem Möglichkeitsraum für ein selbstbestimmtes Leben harte Grenzen. Beschränkt wird dieser aber auch dann, wenn den Leistungsberechtigten mit dem Zugang zu Ressourcen und mit der

Unterstützung zugleich vorgegeben wird, wie sie ihr Leben einzurichten haben. Teilhabe ist mithin nicht objektiv gegeben, sondern an die subjektive Wahrnehmung und Bewertung von Möglichkeiten der Lebensführung, kurz: an Wahlmöglichkeiten, gebunden. Das hier vorgestellte Verständnis von Teilhabe zielt daher auf mehr Gleichheit bei den Optionen, nicht auf Angleichung der Lebensführung. Im Zentrum des Modells stehen die Teilhabechancen, aus denen die erreichte Teilhabe »mit guten Gründen« (Sen 2010, S. 272) gewählt werden kann. (Was hier in Anlehnung an Sen [z. B. 2010, S. 264 ff.] als Raum der Teilhabechancen, Befähigungen oder Capabilities dargestellt wird, bezeichnet die Literatur zum Lebenslagenansatz als persönlichen Handlungs- und Entscheidungsspielraum [z. B. Nahnsen 1992]). Teilhabeorientierte Unterstützung muss daher auch Menschen mit einschränkenden persönlichen Bedingungen Wahlhandlungen und gestaltenden Einfluss auf ihr Leben ermöglichen.

»Zu jedem Zeitpunkt sind verschiedene Lebensbereiche bedeutsam für individuelle Teilhabe, und eine Vielzahl von Barrieren und Einschränkungen können diese begrenzen« (Bartelheimer u. a. 2020, S. 45.). Teilhabe ist also mehrdimensional, und die im Modell dargestellte »Umwandlung« findet stets zugleich in verschiedenen, miteinander verbundenen Lebensbereichen statt. Die Teilhabe in einem Bereich kann sowohl einen Eigenwert für die Person haben als auch für andere Dimensionen von Teilhabe instrumentell von Bedeutung sein. Beschränkungen bei Ausbildung und Arbeit ziehen Nachteile in anderen Bereichen nach sich, aber umgekehrt lassen sich berufliche Ziele auch nicht in jeder Lage und ohne Rücksicht auf andere Lebensbereiche verfolgen. Unterstützung muss also thematisch für verschiedene Teilhabeeinschränkungen offen sein, und es ist fallweise und für die jeweilige Lebenssituation zu entscheiden, an welchen sie anzusetzen hat.

Suchterkrankte und psychisch erkrankte Leistungsberechtigte im Jobcenter

Der Ansatz des rehapro-Modellprojekts BEA ist auf die Teilhabeeinschränkungen zweier besonderer Gruppen ausgerichtet, die in den Jobcentern unterstützt werden. In der Praxis haben Integrationsfachkräfte wahrscheinlich täglich mit psychisch erkrankten und/oder suchterkrankten Menschen zu tun.

Vor etwa zehn Jahren wertete eine Studie des Instituts für Arbeitsmarkt- und Berufsforschung der Bundesagentur für Arbeit Daten der Krankenkassen aus. Danach erhielten – mit über die Jahre steigender Tendenz – rund 37% der

Leistungsberechtigten nach dem SGB II innerhalb eines Jahres mindestens eine psychiatrische Diagnose (Schubert u. a. 2013, S. 32). Suchterkrankungen wurden den psychischen Erkrankungen zugerechnet, sie machten etwa 16% aller Diagnosen aus.

Eine Auswertung bundesweiter AOK-Daten zeigte wenige Jahre später, dass unter den Menschen, die Leistungen nach dem SGB II bezogen, der Anteil derjenigen, die wegen einer Suchterkrankung behandelt wurden, höher war als der Anteil der Patient*innen im ALG-I-Bezug. Noch größer war der Abstand zu den sozialversicherungspflichtig Erwerbstätigen (Henkel & Schröder 2016). Arbeitslosigkeit macht krank, aber vor allem wirken selektive Effekte: Suchterkrankte Menschen werden schneller arbeitslos. Arbeitslosigkeit nach einer Suchttherapie erhöht das Rückfallrisiko, aber wer Leistungen nach dem SGB II bezieht, hat zugleich geringere Chancen auf dem Arbeitsmarkt, auch wenn die Person abstinent bleibt (für einen Überblick: Henke u. a. 2016, S. 36 ff.). In der Vermittlung und im Fallmanagement stehen Fachkräfte also vor komplexen Problemen.

Bei der Betreuung psychisch erkrankter oder suchtkranker Menschen bewegen sich die Jobcenter auf einem schmalen Grat: Aktivieren sie zur Arbeitsaufnahme, leiten sie ein Rehaverfahren ein – dann bleibt es beim bloßen Verwalten – oder lassen sie eine Erwerbsunfähigkeit feststellen und versuchen, in Rente oder Grundsicherung für Erwerbsunfähige nach dem SGB XII überzuleiten? Mit welchem Verständnis von Teilhabe die Jobcenter ihre arbeitsmarktpolitischen Ziele verfolgen, hat Einfluss auf die Angebote, die sie diesen beiden Zielgruppen machen: 2016 hatten 50% der Jobcenter keine spezialisierten Angebote für suchterkrankte Menschen, mit denen Vermittlungsziele nicht zu erreichen waren. Andere Jobcenter verfolgten Teilhabeziele, z. B. mit einem spezialisierten Fallmanagement, abgestimmten Verfahren an der Schnittstelle zwischen SGB II und der medizinischen Reha, Konzepten zielgruppenspezifischer Beschäftigung und ganzheitlicher Beratung. BEA greift viele dieser Elemente auf.

Im Jobcenter: Was die Umwandlung hemmt

Die Projektunterlagen zu BEA (Jobcenter Arbeitplus Bielefeld & Hochschule Bielefeld 2019) und spätere Projektdarstellungen nennen eine ganze Reihe von Gründen dafür, dass die Jobcenter generell und insbesondere für Menschen mit psychischen oder Abhängigkeitserkrankungen kein teilhabefreundliches Unterstützungssetting bieten. In Abbildung 3.4 sind diese hemmenden

Bedingungen in das oben eingeführte Modell eingetragen. Die Darstellung berücksichtigt, dass sich mit den Fachkräften eine weitere Instanz in die »Umwandlung« von Ressourcen in Teilhabe einschaltet.

Abb. 3.4: Mögliche Teilhabebarrieren im Regelbetrieb der Jobcenter (eigene Darstellung)

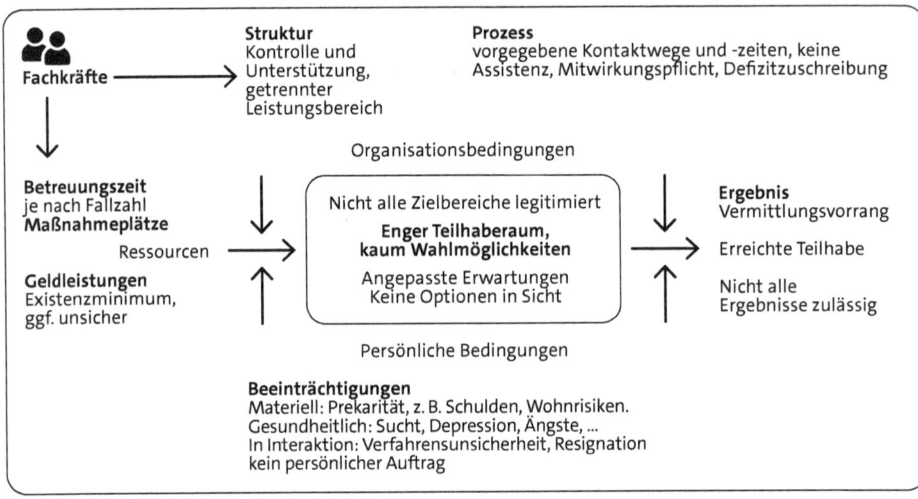

Die Geldleistungen des Jobcenters bilden die wichtigste materielle Ressource, die Leistungsberechtigte in Teilhabe »umwandeln« können. Ihre Höhe begrenzt den Spielraum der Teilhabemöglichkeiten von vornherein auf ein Minimum. Mit ihnen lässt sich aber auch nicht immer sicher rechnen: Zum Beispiel werden Bescheide oft nicht verstanden, das Jobcenter erkennt Bedarfe nicht an oder verrechnet Rückforderungen.

Bei der Darstellung der hemmenden *Strukturbedingungen* stehen die »asymmetrischen Machtverhältnisse« zwischen Leistungsberechtigten und Fachkräften in den BEA-Projektdarstellungen stets an erster Stelle (Lammers u. a. 2022; Dobslaw u. a. 2024; Lammers & Meinert 2024). Angesprochen ist hier aber nicht die situative Asymmetrie, die bei jeder Form der Beratung, Anleitung oder Hilfestellung entsteht. Wer der Hilfe bedarf und eine andere Person bei einem Problem für kompetenter hält, lässt sich damit auf eine asymmetrische Beziehung ein. Diese Asymmetrie der Rollen hindert aber selbstbestimmtes Handeln nicht, denn sowohl in alltäglichen als auch in professionellen Unterstützungsleistungen verkehren sich die Rollenverhältnisse auch immer wieder: Man entscheidet selbst, beim Gegenüber Unterstützung zu suchen, kann diesen »Auftrag« auch wieder entziehen und urteilt schließlich selbst darüber, ob sich der erteilte Rat oder die angebotene Hilfe für die eigene Lebensführung »verwerten« oder »umwandeln« lässt (zur dienstleistungstheoretischen Herleitung vgl. Reis u. a. 2000, S. 86 f.). Dagegen folgt die spezifische, strukturelle Asymmetrie der Interaktionen im Jobcenter aus der im SGB II verankerten Fürsorgelogik des »Forderns und Förderns«: Die Fachkräfte sollen zugleich kontrollieren *und* unterstützen. Auf der angebotenen Unterstützung liegt eine Hypothek, die nicht nur moralisch wirkt: Jeder Kontakt kann »Rechtsfolgen« haben, nämlich zu Leistungsminderungen führen, und dies trägt zur Unsicherheit der materiellen Leistungen bei. Da diese Leistungen, die ein Mindestmaß an Teilhabe ermöglichen sollen, in beinahe allen Jobcentern in einem getrennten Bereich bearbeitet werden, sind sie im Unterstützungsprozess oft als Problem, aber kaum als Ressource präsent. Das hat sich auch in der BEA-Umsetzung gezeigt.

Die zweite Ressource, nämlich die Zeit, die Integrationsfachkräfte einsetzen können, ist durch *Prozessbedingungen* der Jobcenter (Fallzahlen, Betreuungsschlüssel, Kontaktdichte) knapp bemessen, und der Geschäftsprozess gibt ihren Einsatz weitgehend ohne Rücksicht auf den Unterstützungsbedarf im Einzelfall vor. Kontakte finden in der Regel als terminierte Vorsprachen in einem Bürosetting statt; spontan sind die Fachkräfte kaum erreichbar. In der eingesetzten Zeit ist ein Kooperationsplan zu erstellen und nachzuhalten und gegebenenfalls ein Integrationsziel zu bearbeiten. Persönliche Assistenzleistungen wie Begleitung sind in diesem Rahmen weder vorgesehen noch möglich. Dass diese Prozessbedingungen den Leistungsberechtigten kaum Verfahrensrechte zubilligen, erschwert das Entstehen einer Vertrauensbeziehung zu den Fachkräften. Statt einen persönlichen Unterstützungsauftrag zu gewinnen, sollen Fachkräfte Mitwirkungspflichten einfordern. Modelle für den Geschäftsprozess verstärken Defizitzuschreibungen: Etwa sucht das »Vier-Phasen-Modell« der Integrationsarbeit (Bundesagentur für Arbeit 2023) Handlungsbedarf in der Fallarbeit mit wenigen Ausnahmen bei persönlichen »Schwächen« und nicht bei hemmenden »Rahmenbedingungen«.

Zu den Ressourcen zählen schließlich auch die Maßnahmeplätze, die Fachkräfte besetzen können. Ob sie zu Teilhabechancen beitragen, hängt nicht nur vom Design der Maßnahmen ab, sondern auch davon, ob sie auf individuelle Belange eingehen oder standardisierte Angebote machen und ob sich Leistungsberechtigte für die Teilnahme entscheiden können oder ob Fachkräfte gehalten sind, eingekaufte Plätze zu besetzen. In jedem Fall erweitern die Maßnahmen die Unterstützungsbeziehung um einen beauftragten Dritten.

Schließlich folgt aus den »aktivierenden« rechtlichen und organisatorischen

Vorgaben für die Jobcenter, dass nicht allein die Gegebenheiten des einzelnen Falls die Wertigkeit der *Ergebnisse* bestimmen. Denn vorrangig soll der Übergang in Arbeit oder die Ausweitung des Arbeitsumfangs unterstützt werden, und Teilhabeoptionen und Teilhabeergebnisse in anderen Lebensbereichen sind nicht durch ihren Eigenwert legitimiert, sondern nur, soweit sie der so definierten Integration dienen.

Zwar lässt auch dieser Rahmen Fachkräften Spielräume, mit Leistungsberechtigten unterstützende Beziehungen aufzubauen und mit geklärten Zielen an Teilhabebarrieren zu arbeiten. Bei Menschen aber, die durch Sucht oder psychische Beeinträchtigungen in ihrer Lebensführung und in ihrer Erwerbsbeteiligung bereits stark belastet sind, ist dies erschwert. Sie begegnen Behörden und sozialstaatlichen Stellen mit Angst vor Stigmatisierung und mit Misstrauen, können Verfahrensanforderungen schwerer erfüllen und sind besonders sensibel für Schuldzuweisungen. Dass ihre Stellung in der Interaktion mit dem Jobcenter schwach ist, bestärkt sie darin, sich zurückzuziehen und Kontakte zu vermeiden. In dieser Konstellation sehen sie für sich wenig Handlungsmöglichkeiten und passen ihre Erwartungen an ihre eingeschränkte Lebensführung an. Persönliche und organisatorische Bedingungen wirken zusammen, um ihre Optionen zu begrenzen, und erschweren es, verbliebene Ressourcen in Teilhabe »umzuwandeln«.

Was BEA anders macht

Mit drei Strategien hat die BEA-Projektkonzeption auf die Bedingungen reagiert, die eine teilhabeorientierte Unterstützungsarbeit im Rahmen des SGB II bislang erschweren.

Erstens sah BEA Anpassungen an den Strukturen und Prozessen in den beteiligten Jobcentern vor, soweit dies projektbezogen und modellhaft möglich war. Der Betreuungsschlüssel für Prozessmanager*innen war in BEA auf 20 begrenzt, und diese Zahl wurde in der Praxis häufig unterschritten. Die Fachkräfte arbeiteten aufsuchend, d. h., sie führten die Matchinggespräche, die den Kontakt zwischen Teilnehmenden und Peers herstellten, und die späteren, begleitenden »Teilhabegespräche« in einer den Beteiligten vertrauten, alltagsnahen Umgebung, verabredeten Kontaktzeiten einvernehmlich und blieben über verschiedene Kommunikationswege flexibel erreichbar. Diese Veränderungen haben sich auch in anderen Modellprojekten immer wieder bewährt. Schließlich bot das Projekt den Prozessmanager*innen Supervision und begleitende Weiterbildungsangebote zu psychischen Erkrankungen und Motivierender Gesprächsführung.

Zweitens hat BEA im Rahmen des Bundesprogramms rehapro die Chance ergriffen, den im SGB II noch schwachen und unbestimmten Teilhabebegriff durch Anleihen am Teilhabeverständnis der UN-Behindertenrechtskonvention (UN-BRK) und des Bundesteilhabegesetzes (BTHG) von 2016 nachzuschärfen. Die UN-BRK begründet in Art. 1 einen menschenrechtlichen Anspruch auf selbstbestimmte, volle, wirksame und gleichberechtigte Teilhabe in allen Lebensbereichen. Behinderung versteht sie nach dem biopsychosozialen Gesundheitsmodell, an dem sich die WHO 2001 mit ihrer International Classification of Functioning, Disability and Health (IFC) orientierte, als Ergebnis einer Wechselwirkung zwischen individuellen gesundheitlichen Einschränkungen und strukturellen Barrieren, die an Teilhabe hindern. (Das in Abb. 3.3 dargestellte Modell von Teilhabe bildet diese Wechselbeziehung zwischen persönlichen und strukturellen Bedingungen nach, erweitert sie aber um das von A. Sen eingeführte Konzept der »Umwandlung«.) Das BTHG hat dieses Verständnis mit den §§ 1 und 2 des SGB IX in das neue Teilhaberecht überführt, und seine Umsetzung bildete den konzeptionellen Bezugsrahmen für BEA.

Der Assessmentbogen, den das Projekt nutzt, folgt einem mehrdimensionalen Teilhabeverständnis. Arbeit steht hier gleichwertig neben anderen Lebensbereichen von Finanzen über Gesundheit bis zu Freizeit und sozialen Kontakten. Auch das individuelle Budget, das die im Fall verfügbaren Ressourcen erweitert und das individuell flexibel eingesetzt werden kann, hat seine Entsprechung im BTHG. Mit dem Anspruch, Bedarfserhebung und Unterstützungsarrangements kooperativ zu gestalten und den Leistungsberechtigten in allen Verfahrensschritten Wahlmöglichkeiten zu geben, greift BEA die partizipativen Elemente des BTHG auf, ohne sie so stark zu formalisieren, wie es dort mit dem Teilhabeplan (§ 19 SGB IX) und dem Gesamtplan (§ 117) geschieht, und ohne sie mit den Mitwirkungspflichten und Rechtsfolgen zu belasten, die für den Kooperationsplan nach § 15 SGB II im Regelverfahren der Jobcenter gelten. Indem die BEA-Prozessmanager*innen sich als Teil eines personenbezogenen Netzwerks aus lebensweltlichen und professionellen Akteur*innen verstehen, folgen sie der BTHG-Leitidee personenzentrierter Unterstützung.

Drittens entschärft die Begleitung durch Peers die asymmetrischen Funktionen der Kontrolle und der Leistungsgewährung, die sich im Rahmen des Jobcenters nicht aufheben lassen, indem sie in die Interaktion zwischen Prozessmanager*innen und Leistungsberechtigten eine weitere unabhängige Instanz einschaltet. Die Peers stärken die Position der schwächeren Prozessbeteiligten – hierin besteht die zentrale fachliche Innovation von BEA.

Mehr Teilhabe durch BEA: Was könnte wie wirken?

Wie der BEA-Projektansatz die Bedingungen für Teilhabe in den beteiligten Jobcentern verbessert, lässt sich wieder an dem oben eingeführten Modell diskutieren (Abb. 3.5). Zu berücksichtigen ist, dass es sich hier lediglich um theoretische Wirkungsannahmen handelt (»Theoriecheck«) und dieser Beitrag sich nicht auf Beobachtungen und Ergebnisse stützen kann.

Abb. 3.5: Wie der BEA-Projektansatz Bedingungen für Teilhabe verbessert (eigene Darstellung)

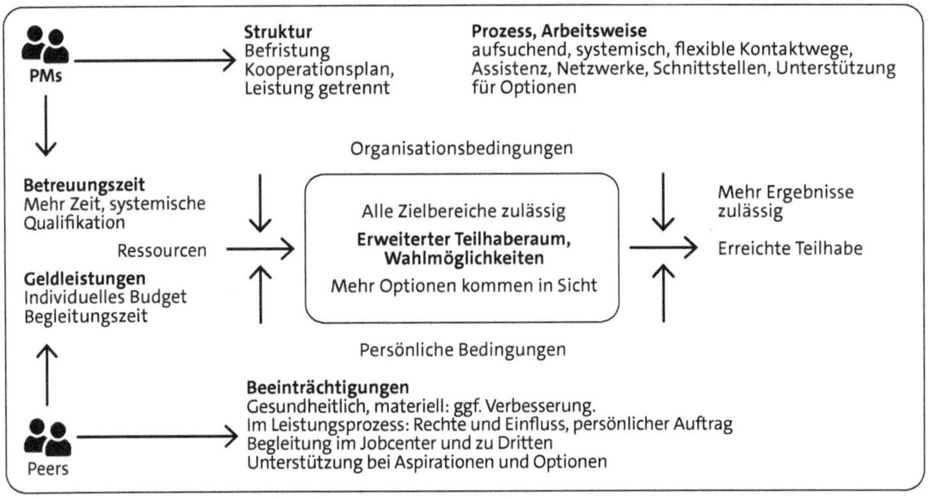

Neben den Fachkräften arbeitet mit den Peers eine weitere Instanz daran, den Teilnehmenden mehr Teilhabe zu ermöglichen – es entsteht eine dreiseitige Unterstützungsbeziehung.

Im Modellprojekt stehen mehr Ressourcen zur Verfügung. Auf der Seite der Jobcenter erlaubt es der günstige Betreuungsschlüssel den BEA-Prozessmanager*innen, mehr Betreuungszeit einzusetzen als im Regelbetrieb. Zugleich werden die Regelleistungen zum Lebensunterhalt durch ein fallbezogenes individuelles Budget ergänzt. Neu kommt die Zeit hinzu, die Peers nach eigenem Ermessen für die Begleitung »ihrer« Fälle einsetzen.

Der Projektansatz hat nicht alle Organisationsbedingungen verändert, die Teilhabeoptionen von Leistungsberechtigten begrenzen können, aber die aufsuchende Arbeitsweise, die direkteren Kontaktmöglichkeiten, die Zeit und Bereitschaft zu Assistenzleistungen, der Einsatz für die Bewältigung von

Schnittstellen und für den Aufbau unterstützender personenbezogener Netzwerke haben doch viele Barrieren ausgeräumt. Die thematische Öffnung lässt nun Optionen, Ziele und Ergebnisse in den Lebensbereichen zu, die für die Herstellung von Handlungsfähigkeit und Teilhabe im jeweiligen Fall den Ausschlag geben. Eine neue strukturelle Begrenzung entsteht allerdings durch die zeitliche Befristung der Projektteilnahme.

Der Darstellung in der Abbildung 3.5 liegt die Annahme zugrunde, dass die BEA-Begleitung bei den Teilnehmenden bessere persönliche Voraussetzungen dafür schafft, diese zusätzlichen Ressourcen in Möglichkeiten selbstbestimmter Lebensführung »umzuwandeln«. Dies kann durch Assistenz geschehen – etwa, wenn die Peers sie zu anderen Fallbeteiligten wie Ärzt*innen oder Ämtern begleiten. Dazu kann gehören, dass Peers Prozesse und Leistungslogiken der Jobcenter für die Teilnehmenden übersetzen und im Konfliktfall vermitteln: Als Beispiele nennen Dobslaw u. a. (2024, S. 116) die Auszahlung von Sachleistungen oder den Einsatz des Persönlichen Budgets. Vor allem aber dürften Gespräche und alltägliche Kontakte sie darin bestärken können, Resignation, Anpassung und Rückzug zu überwinden, gegen einschränkende Umstände Zukunftserwartungen und Wünsche zu entwickeln und Teilhabeziele anzustreben. Die Literatur zum Befähigungsansatz bezeichnet dies als »capacity to aspire«, die Fähigkeit, etwas anzustreben und die Zukunft mitzudenken (z. B. Appadurai 2004; Flechtner 2017).

Ziel der Fallarbeit ist nun, dass Verbesserungen der persönlichen und strukturellen Teilhabebedingungen einander wechselseitig verstärken. Die Achtung von Entscheidungsrechten führt dazu, dass Teilhabe im Leistungsprozess beginnen kann und die Teilnehmenden für Unterstützungsleistungen von Prozessmanager*innen und Peers einen persönlichen Auftrag formulieren können. Handlungsoptionen kommen in den Blick und können gemeinsam verfolgt werden.

Theoriecheck: positiv. Perspektiven: unsicher

Aus der Perspektive der Teilhabeforschung lassen sich die Wirkungsannahmen des BEA-Projektansatzes plausibel begründen. Mit seinen drei Elementen – der Veränderung von teilhabehemmenden Organisationsbedingungen, der Orientierung am personenzentrierten Teilhabekonzept des BTHG und der Peerbegleitung – kann die Teilhabe für Leistungsberechtigte nach dem SGB II mit den beschriebenen Einschränkungen verbessert werden. BEA besteht den Theoriecheck.

Wesentliche Elemente des BEA-Projektansatzes wurden nicht zum ersten Mal erprobt und ihre Wirkung ist gut evaluiert. Mehr Zeit für die Leistungsberechtigten und die Klärung ihrer Anliegen, Entscheidungsfragen und Optionen, aufsuchende, systemische Arbeit, flexible Kontaktwege und ein direkter Zugang per Mail oder Telefon zur Integrationsfachkraft, Handlungsformen wie Anleitung, praktische Unterstützung oder Begleitung, die über Beratung hinausgehen, die Nutzung von Netzwerken für die Fallbearbeitung und die aktive Schnittstellenarbeit – z. B. Kooperationen mit der lokalen Sozialpsychiatrie und der Eingliederungshilfe, mit Kliniken und Rehaeinrichtungen – wirken immer teilhabeförderlich. Studien zeigen auch, dass trotz komplexer persönlicher Probleme von Leistungsberechtigten die Vermittlung in Ausbildung und Arbeit dabei nicht auf der Strecke bleiben muss (Bartelheimer u. a. 2015, 2012).
Eigentlich ist die weitere modellhafte Erprobung dieser Ansätze nicht erforderlich, denn längst gibt es genug Evidenz für ihre Wirkungen. Bislang haben aber nur einzelne Elemente Eingang in die Regelvermittlung gefunden: Im SGB II regelt § 14 Abs. 3 inzwischen, dass Beratung auch »aufsuchend und sozialraumorientiert erfolgen« kann. Das 2023 neu eingeführte Regelinstrument der »ganzheitlichen Betreuung« nach § 16k SGB II soll Beschäftigungsfähigkeit ausbauen und stabilisieren – mit einer teilhabeorientierten Arbeitsweise. Viele weitere Ansätze könnten vom Modell zur Regel werden.
Wie BEA-Evaluation und Theoriecheck zeigen, leistet die Peer-Beratung einen eigenständigen Beitrag dazu, dass psychisch erkrankte und suchterkrankte Menschen im Jobcenter teilhabeorientiert unterstützt werden. Auch der Deutsche Verein für öffentliche und private Fürsorge empfiehlt den Jobcentern übrigens eine »Recovery-Perspektive« bei der Betreuung von psychisch erkrankten Leistungsberechtigten, zu der die enge Kooperation mit Peers, Psychiatrie-Erfahrenen und Genesungsbegleiter*innen gehört (DV 2022, S. 14).
Erweitert sich die Fallbearbeitung um Dritte, so entsteht allerdings auch das oben schon beschriebene Leistungsdreieck: Peers unterbreiten ein eigenes »Dienstleistungsversprechen« und sie brauchen ebenso wie die Fachkräfte einen persönlichen Auftrag der Leistungsberechtigten, um für diese tätig werden zu können. Zudem können Rollenprobleme entstehen: Was ist wichtiger: Beistand (auch gegen das Jobcenter) oder Assistenz im Alltag?
Teilhabe ist im SGB II bisher eher ein sozial schillerndes Etikett als ein fachlich reflektierter Auftrag. Mit dem Regierungswechsel 2025 ist nun die Bürgergeldreform wieder Geschichte, und die angekündigte »neue Grundsicherung« ist ganz die alte. Vermittlung in Arbeit hat Vorrang, sogar vor Ausbildung, spätere Teilhabe nicht ausgeschlossen. Was heißt das für die fachlichen Diskussionen

um Teilhabeorientierung, die in den letzten Jahren, z. B. in Projekten wie BEA, begonnen haben? Gegen die Phantome der Arbeits- und Totalverweigerer*innen, die der politische Betrieb bekämpft, steht das Praxiswissen von Fach- und Führungskräften in den Jobcentern: Für viele Leistungsberechtigte ist Vermittlung nicht der nächste Schritt, und auch sie haben Anspruch auf Menschenwürde und Unterstützung.

Auch »nach BEA« ist zu erwarten, dass Jobcenter die Legitimation behalten werden, mit Zielgruppen ganzheitlich, systemisch und teilhabeorientiert zu arbeiten, soweit diese als »arbeitsmarktfern« gelten. Insofern wird die Lesart, wonach Teilhabe individuell fehlende Beschäftigungsfähigkeit kompensiert, weiter vorherrschen – Teilhabe wird im Jobcenter kein Ziel für alle sein. Den Vermittlungsvorrang für einige Zielgruppen auszusetzen, kann zum paradoxen Resultat haben, dass man den Arbeitsmarkt als Teilhabedimension für solche Gruppen vergisst, statt die ganze Teilhabe im Blick zu haben. Aber weiterhin werden Fachkräfte auch im Regelbetrieb Spielräume wahrnehmen können, um Teilhabe zu unterstützen.

Möglicherweise brauchen psychisch erkrankte und suchtkranke Menschen unter den neuen alten Fürsorgebedingungen der Jobcenter auch eine Exit-Option: Das Prinzip »Rehabilitation vor Rente« sollte nicht aufgegeben werden. Im Gegenteil: An der Schnittstelle zwischen den Jobcentern und der medizinischen und beruflichen Rehabilitation besteht trotz vieler rehapro-Modellprojekte weiter viel Handlungsbedarf. Wegen ihrer ohnehin schlechteren Arbeitsmarktchancen benötigen gerade Leistungsberechtigte im SGB II gute Zugänge zur Reha. Stellt sich jedoch heraus, dass Maßnahmen der Rehabilitation einen Übergang in Erwerbstätigkeit nicht befördern können, und besteht die gesundheitliche Beeinträchtigung fort, dann könnten geregelte Übergänge in die Rente oder in den Bezug von Grundsicherungsleistungen nach dem 4. Kapitel SGB XII für die erkrankten Menschen die bessere Option darstellen, um individuelle Teilhabechancen zu verwirklichen.

Literatur

Alt, H. (2017): Gutachten zum Reformbedarf der Grundsicherung. Potsdam-Babelsberg: Friedrich-Naumann-Stiftung. https://shop.freiheit.org/#!/Publikation/665 (29.10.2025)

Appadurai, A. (2004): The Capacity to Aspire: Culture and the Terms of Recognition. In: Rao, V. (Hrsg.): Culture and public action, S. 59–84. Stanford: Stanford Univ. Press.

Bartelheimer, P. (2024a): Teilhabe als Beratungsperspektive im Jobcenter – eine Standortbestimmung. In: Rübner, M.; Schulze-Böing, M. (Hrsg.): Gut beraten im Jobcenter? Beratungsqualität als Herausforderung für Führung und Praxis, S. 57–68. Baden-Baden: Nomos.

Bartelheimer, P. (2024b): Eine Idee von Teilhabe für die Jobcenter – Überlegungen aus der sozialwissenschaftlichen Teilhabeforschung. Bottrop: G.I.B. https://gib.nrw.de/publikation/eine-idee-von-teilhabe-fuer-die-jobcenter-ueberlegungen-aus-der-sozialwissenschaftlichen-teilhabeforschung/ (29.10.2025)

Bartelheimer, P.; Behrisch, B.; Daßler, H.; Dobslaw, G.; Henke, J.; Schäfers, M. (2020): Teilhabe – eine Begriffsbestimmung. Beiträge zur Teilhabeforschung. Wiesbaden: Springer VS.

Bartelheimer, P.; Henke, J. (2018): Vom Leitziel zur Kennzahl. Teilhabe messbar machen. Düsseldorf: FGW-Publikationen. https://www.ssoar.info/ssoar/handle/document/67644 (29.10.2025)

Bartelheimer, P.; Henke, J.; Marquardsen, K.; Schelkle, B.; Schwarze, H. (2015): IBA – Integriertes Beratungsangebot für Alleinerziehende. Forschungsbericht. Göttingen. https://sofi.uni-goettingen.de/publikationen/publikationen-detailanzeige/pubnr/1174/ (29.10.2025)

Bartelheimer, P.; Henke, J.; Kotlenga, S.; Pagels, N.; Schelkle, B. (2012): »Es lässt sich mit allen arbeiten«. PRIMUS – Arbeitsmarktdienstleistung zwischen Vermittlung und Fallmanagement. IAB-Forschungsbericht 05/2012. Nürnberg. https://iab.de/publikation/?id=2272773 (29.10.2025)

Bundesagentur für Arbeit (2023): Zweites Buch Sozialgesetzbuch – SGB II. Fachliche Weisungen. § 15 SGB II Potenzialanalyse und Kooperationsplan. Fassung vom 01.07.2023. Nürnberg. https://www.arbeitsagentur.de/datei/fw-sgb-ii-p15-potenzialanalyse-und-kooperationsplan_ba044231.pdf (29.10.2025)

Bundesverfassungsgericht (2010): Urteil des Ersten Senats vom 9. Februar 2010 – 1 BvL 1/09, Rn. 1–220. http://www.bverfg.de/e/ls20100209_1bvl000109.html (29.10.2025)

Deutscher Verein für öffentliche und private Fürsorge (DV) (2022): Empfehlungen des Deutschen Vereins für öffentliche und private Fürsorge e.V. zur Unterstützung von Personen mit psychischen Beeinträchtigungen und psychischen Erkrankungen in der Grundsicherung für Arbeitsuchende (SGB II). Berlin. https://www.deutscher-verein.de/empfehlungen-stellungnahmen/detail/empfehlungen-des-deutschen-vereins-fuer-oeffentliche-und-private-fuersorge-ev-zur-unterstuetzung-von-personen-mit-psychischen-beeintraechtigungen-und-psychischen-erkrankungen-in-der-grundsicherung-fuer-arbeitsuchende-sgb-ii/ (30.01.2026)

Dobslaw, G.; Lammers, K.; Meinert, B.; Burow, N.; Wegner, J.; Stricker, M. (2024): Peer-Begleitungen im Jobcenter. In: Case Management 21 (3), S. 113–118.

Englert, K.; Globisch, C.; Gottwald, M.; Kupka, P. (2023): Umsetzung des § 16i SGB II Teilhabechancengesetz durch die Jobcenter: Zwischen Sozialem Arbeitsmarkt und Integrationsinstrument. IAB-Kurzbericht 10/2023. https://iab.de/publikation/?id=13422863 (29.10.2025)

Flechtner, S. (2017): Should Aspirations be a Matter of Policy Concern? In: Journal of Human Development and Capabilities 18 (4), S. 517–530.

Henke, J.; Gabler, A.; Nägele, B.; Henkel, D.; Wagner, A. (2017): Erhebung von Ansätzen guter Praxis zur Integration und Aktivierung suchtkranker Leistungsberechtigter nach dem SGB II. Endbericht. Berlin u. a. https://www.giss-ev.de/filestorage/publikationen/giss_2017_bmg_sucht_endbericht.pdf (29.10.2025)

Henkel, D.; Schröder, H. (2016): Suchtdiagnoseraten bei Hartz-IV-Beziehenden in der medizinischen Versorgung im Vergleich zu ALG-I-Beziehenden und Erwerbstätigen. Eine Auswertung der Leistungsdaten aller AOK-Versicherten der Jahre 2007–2012, differenziert nach Männern und Frauen. Berlin, Frankfurt a. M.: Wissenschaftliches Institut der AOK / Institut für Suchtforschung SFF.

Jobcenter Arbeitplus Bielefeld; Hochschule Bielefeld (2019): BEA. Beraten – Ermutigen – Assistieren. Modellvorhaben rehapro – Antrag. Bielefeld.

Lammers, K.; Meinert, B. (2024): Peer-Begleitung im Jobcenter. Ein innovativer Beratungsansatz mit psychisch und suchterkrankten Menschen. In: Deutsche Rentenversicherung Bund (Hrsg.): 33. Rehabilitationswissenschaftliches Kolloquium. Deutscher Kongress für Rehabilitationsforschung. Nachhaltigkeit und Teilhabe: ökologisch – ökonomisch – sozial. DRV-Schriften Bd. 130, S. 399–400. Berlin.

Lammers, K.; Dobslaw, G.; Stricker, M.; Wegner, J. (2022): Motives of Peer Support Volunteers with Experiences of Mental and Addictive Disorders: An Innovative Approach in the Context of Employment Promotion in Germany. In: Voluntas: International Journal of Voluntary and Nonprofit Organizations, 33 (1), S. 324–334.

Nahnsen, I. (1992): Lebenslagenvergleich. In: Merle, U.; Henkel., H. A. (Hrsg.): »Magdeburger Erklärung«: neue Aufgaben der Wohnungswirtschaft. Beiträge zum deutschen Einigungsprozess. S. 101–144. Regensburg: Transfer Verlag.

Reis, C.; Bartelheimer, P.; Dieckmann, H. (2000): Wissenschaftliche Begleitung beim Deutschen Verein für öffentliche und private Fürsorge. In: Ministerium für Arbeit und Soziales, Qualifikation und Technologie des Landes Nordrhein-Westfalen (Hrsg.): Modellprojekt »Sozialbüros« NRW: Endbericht. S. 15–224. Düsseldorf.

Schubert, M.; Parthier, K.; Kupka, P.; Krüger, U.; Holke, J.; Fuchs, P. (2013): Menschen mit psychischen Störungen im SGB II. IAB-Forschungsbericht 12/2013. Nürnberg. https://doku.iab.de/forschungsbericht/2013/fb1213.pdf (29.10.2025)

Sen, A. (2010): Die Idee der Gerechtigkeit. München: Beck.

4 Erfahrungsberichte: Perspektiven auf Peer-Unterstützung im Jobcenter

Einleitend zu den nachfolgenden Kapiteln möchten wir als Herausgeberinnen noch einmal unsere Begeisterung mit allen Leser*innen teilen, dass wirklich alle Perspektiven aus dem Projekt BEA zu Wort kommen. Deshalb freuen wir uns umso mehr, dass nicht nur der konzeptionelle Rahmen und das Beratungskonzept selbst in diesem Sammelband vorgestellt werden, sondern auch die unterschiedlichen Akteur*innen von ihren Erfahrungen berichten. Es ist nur ein Ausschnitt, denn beteiligt waren sehr viel mehr Menschen, als hier Beiträge folgen werden. Aber es ist ein deutliches Votum, dass es sich lohnt, der Individualität von Lebensentwürfen Rechnung zu tragen und Beratung als kooperativen Prozess zu verstehen, der nur gemeinsam entwickelt und gewinnbringend umgesetzt werden kann.

Die Teilnehmenden werden im Folgenden zuerst zu Wort kommen (Kap. 4.1), denn um sie ging es ja zuallererst in dem Projekt. Mit ihnen sollten Wege entdeckt und entwickelt werden, die Veränderungen möglich machen.

Die BEA-Begleiter*innen berichten dann im Anschluss (Kap. 4.2) über ihre Erfahrungen, die sie in der Zusammenarbeit mit den Teilnehmenden, aber auch mit den Mitarbeitenden des Jobcenters (die im Projekt Prozessmanager*innen hießen) gemacht haben. Die BEA-Begleiter*innen waren ein zentrales Standbein nicht nur des Konzepts, sondern auch in der Praxis, vor allem in der Zusammenarbeit mit den Teilnehmenden.

Die dritte Akteursgruppe bildeten die Prozessmanager*innen des Jobcenters, die mit gesonderten Rahmenbedingungen Handlungsfreiheiten nutzen konnten, die sonst im regulären Jobcenter-Alltag nicht vorhanden sind. Sie übernahmen vor allem Steuerungsaufgaben und die Koordination des gesamten Unterstützungsprozesses. Auch von dieser Gruppe finden sich Erfahrungsberichte und subjektive Einschätzungen zum BEA-Projekt (Kap. 4.3).

Im abschließenden Erfahrungsbericht erweitert sich die Perspektive auf ein weiteres Modellprojekt, das Peer-Unterstützung im Jobcenter-Kontext erprobt. Durch den Beitrag der beteiligten Peer-Berater (Kap. 4.4) wird deutlich, wie Peer-Beratung in der Lichtenberger Initiative für Gesundheit und Arbeit (L.IGA) des Jobcenters Berlin-Lichtenberg praktisch umgesetzt wird und welche Unterschiede sich zum BEA-Projekt zeigen.

Erfahrungsberichte von Teilnehmenden aus dem Projekt BEA

Wem das Wasser bis zum Hals steht, sollte den Kopf nicht hängen lassen.

Irina S.

An diesem Projekt teilzunehmen, hat mir eine Arbeiterin vom Jobcenter vorgeschlagen, weil die Suchtkrankheit hat sich fest in mein Leben integriert!!! Ich setzte seit Jahren Alkohol als »Problemlöser« ein, das hat mein soziales Umfeld zerstört. Ich hatte große Probleme, meine Krankheit zu überwinden, trotz Therapien.

Durch dieses Projekt sollte mir geholfen werden, zu verstehen, welche Lebensumstände die Sucht verursacht haben, welche emotionalen Schwierigkeiten mit dem Suchtmittel bekämpft wurden.

So habe ich Melanie (BEA-Begleiterin) vorgeschlagen bekommen. Das erste Mal haben wir uns in einem Park getroffen. Der erste Eindruck war für mich überwältigend! Sie war soo verständnisvoll, soo samtweich im Umgang mit mir, die Chemie stimmte zwischen uns! Mir fiel es immer noch sehr schwer, die Hilfe anzunehmen, aber Gespräche und liebevoller Umgang mit Melanie haben mir geholfen, diese anzunehmen. Sie hat mir geholfen zu erkennen, dass dieses Projekt keine Abwertung meiner Person ist.

Melanie war in jeder Lebenssituation voll für mich da! Sie sagte zu mir immer wieder: »Du glaubst, du schaffst es nicht, aber du kannst und du schaffst es!!! Auf der anderen Seite wartet das Leben auf dich! Es gibt da Dinge, die dir wieder Freude machen!«

Ich bin sehr dankbar für dieses Projekt! Bin dankbar, dass es Menschen gibt, denen man nicht egal ist und die keine Vorurteile haben, weil sie durch Selbsterfahrung in diesem Leben keine »Giraffe« geworden sind.

Was hat sich verändert für mich durch dieses Projekt? Ich habe meine Sucht erkannt, ich hörte mehr auf, auf der Stelle zu treten. Das Projekt mit Melanie hat mir möglich gemacht, meine eigene Entwicklung über die Tatsache meiner

Sucht zu verstehen. Mir wurde klar, dass der Weg, der nicht leicht ist/wird, ein wertvolles Geschenk ist, welches ich mir selbst jeden Tag von Neuem mache, dass Abstinenz meine Freiheit ist. Ich habe gelernt, meine Denkmuster zu unterbrechen, auch wenn es mir nicht immer gelingt.
Meine Verhaltensweisen und Rückfälle habe ich noch nicht überwunden, aber ich bin mir sicher, dass mithilfe solcher Projekte es mir – und nicht nur mir – gelingen wird! Mir werden viele Perspektiven geöffnet, die ich mit offenen Händen in Anspruch nehmen werde. Danke!

Erwartungen

Teilnehmerin, anonym

Jeder von uns hat Erwartungen.
Als ich meine vierte oder fünfte Beraterin des Jobcenters in vier Jahren kennenlernte, hatte auch ich meine Erwartungen.
Sie wird mir auch nicht helfen. Mich in irgendwelche Maßnahmen stecken, die auch wieder nichts bringen. Demotiviert und herablassend sein, wie ich bereits einige kennengelernt habe. Oder mich zum nächsten Beratenden weiterreichen, der auch nichts mit mir anzufangen weiß. Diese war hingegen motiviert und hat sich zumindest regelmäßig bei mir gemeldet. Hat versucht, mir entgegenzukommen, obwohl ich ein schwieriger Fall bin.
Irgendwann hat sie mir von dem BEA-Projekt erzählt und ich war sofort interessiert, auch wenn es da Kommunikationsprobleme gegeben hat, wie es scheint. Ein Programm für Menschen mit psychischen Problemen, mit engerem Kontakt und weniger Anforderungen. Wenn das nicht traumhaft klang, dann weiß ich es auch nicht.
Ich habe sofort mein Interesse bekundet, habe es noch zweimal bekundet, bis es ankam. Bis es durch die Vorurteile drang, die manche Menschen mit dem Wort »psychisch« haben. Dann war ich dabei.
Und ich hatte Angst vor den Erwartungen, die als Nächstes an mich gestellt würden. Dass es wieder darum geht, mich in irgendwas reinzudrängen, um aus den Statistiken rauszukommen. Doch der Zahn wurde mir gezogen.
Eine Mitarbeiterin des Projekts und eine Begleiterin, die selbst Erfahrung mit psychischen Problemen hatte, waren mein neues Team, und obwohl ich Angst hatte, habe ich gespürt, dass das eine Chance ist.

Meine eigenen Erwartungen waren mir nicht ganz klar. Würde ich am Ende des Jahres meinen Traumjob finden? Nach allem, was ich über mich wusste, war es unwahrscheinlich. Ich hatte nur Angst, dass diese Menschen sich für mich bemühen würden, nur damit ich sie wieder enttäusche. Dass ich mich selbst wieder bemühen würde, nur um wieder enttäuscht dazustehen.
Spoiler: Ich habe nicht auf magische Weise meinen Traumberuf gefunden, bevor das Jahr zu Ende ging. Trotzdem bin ich mehr als zufrieden mit dem Projekt.
Mit meinem Team konnte ich über meine Ängste reden. Über meine Stärken und meine Schwächen, ohne Angst zu haben, dass es in irgendeiner Form gegen mich verwendet wird. Ich konnte sogar üben, Konflikte zu bewältigen. Die Begleiterin, die selbst schon Erfahrungen mit psychischen Problemen hatte, und ich haben nach der Hälfte der Zeit einen für mich wirklich schwerwiegenden Konflikt gehabt und ich stand vor der Wahl, das Ganze abzubrechen oder es irgendwie hinzukriegen. Ich wollte nicht aufgeben und habe mich auf eine neue Begleiterin eingelassen. Meiner ersten Begleiterin habe ich trotzdem zu verdanken, dass sie mir mit einer schwierigen bürokratischen Aufgabe geholfen hat. Und meine zweite Begleiterin hat mir geholfen, für meine zukünftigen Aufgaben einen Laptop zu organisieren – unter vielen anderen Dingen.
Beide sind mit mir spazieren gegangen und haben mir im Gespräch das Gefühl vermittelt, dass ich okay bin. Unabhängig davon, was ich leisten kann.
Die Mitarbeitenden des Projekts waren nicht nur freundlich und kompetent. Meine Ansprechpartnerin hat sich sehr um all ihre Klienten bemüht und war wirklich engagiert. Ähnliches habe ich über ihre Kollegen und ihre Chefin mitbekommen. Ich habe mich dort sehr gut aufgehoben gefühlt und konnte meine Ängste langsam abbauen.
Ich selbst sein.

Von der Begleiteten zur Begleiterin – ein Gespräch

Ehemalige Teilnehmerin/spätere BEA-Begleiterin und eine BEA-Begleiterin (beide anonym)

Gesprächsbeteiligte:
Projektteilnehmerin (TN): Alleinerziehende Mutter von drei heranwachsenden Kindern mit langjährigen Erfahrungen mit Depressionen und immer

wiederkehrenden Phasen von Zwangsstörungen. In ihrer letzten beruflichen Tätigkeit war sie selbstständig. Ihre Wünsche an die Teilnahme am Projekt waren, wieder Stabilität und Sicherheit zu gewinnen, Ängste zu überwinden und wieder am allgemeinen sozialen Leben teilzuhaben. – Nach den zwölf Monaten als Teilnehmerin im BEA-Projekt ließ sie sich selbst zur BEA-Begleiterin weiterbilden (im nachfolgenden Gespräch gekennzeichnet als TN/B).

BEA-Begleitung (B): Frühere Lehrerin, deren Ruhestand bevorstand, auf der Suche nach einer sinnerfüllten Tätigkeit im Anschluss, in der sie unterstützen und ihre Erfahrungen weitergeben kann. Sie hat sich aufgrund einer Anzeige und nach dem Kennenlernen des Projektteams zur Mitarbeit im Projekt BEA entschlossen. Sie hat langjährige eigene Erfahrungen mit Depressionen.

Warum habt ihr euch entschlossen, beim Projekt BEA mitzumachen?

TN: Zu dem Zeitpunkt ging es mir überhaupt nicht gut. Ich hatte mich ziemlich zurückgezogen. Als mein Prozessmanager mir das Projekt vorstellte, war ich natürlich skeptisch, aber ich hatte durch die Vorgespräche Vertrauen gewonnen und wollte mich darauf einlassen. Ebenso gefiel mir der Ansatz der Freiwilligkeit und dass wir gemeinsam »auf Augenhöhe« miteinander sprechen würden.

B: Ich war neugierig. Für mich war das Spannende am Projektansatz, dass Betroffene andere Betroffene unterstützen. Wer noch nie Depressionen hatte, kann nicht nachvollziehen, wie es jemandem damit geht. Um sich in die Situation hineinversetzen zu können, braucht man ähnliche Erfahrungen aus dem eigenen Leben.

Wie habt ihr dann zueinandergefunden?

TN: Mein Prozessmanager und ich kannten uns schon aus einer langjährigen, gemeinsamen Zeit aus der Beratung im Fallmanagement, und weil er glaubte, dass das Projekt mir helfen könnte, rief er mich an. Wir haben uns dann verabredet und lange miteinander gesprochen. Ich habe das erst mal für mich sacken lassen und nach dem zweiten Gespräch habe ich zugesagt.

B: Ich habe zunächst die Prozessmanager*innen kennengelernt und es gab sofort ein gemeinsames Verständnis und den Willen, miteinander im Projekt zusammenzuarbeiten. Nach der Schulung habe ich dann darauf gewartet, dass im sogenannten Matchingprozess (Zuordnung Teilnehmende*r zu einer BEA-Begleitung) eine passende Person ausgewählt würde. So kam es zum ersten Treffen.

TN: Ich war vor dem ersten Treffen total nervös und aufgeregt. Wir haben uns gemeinsam mit dem Prozessmanager getroffen und er hat uns zum Warm-up eine Zeit lang beim Spazierengehen begleitet, bevor er sich verabschiedete. Es hat dann doch einige Kilometer und wohl zwei Stunden gebraucht, bis ich ruhiger wurde ... dank meiner Begleiterin.

B: Eigentlich war von Beginn an ein Band zwischen uns, das über den Zeitraum unserer vielfältigen Gespräche immer fester wurde, und ihre anfängliche Aufgeregtheit legte sich schnell.

Wie war eure gemeinsame Zeit, was hat sich verändert?

TN: Zum Beginn unserer gemeinsamen Zeit bewegte ich mich in einem Hamsterrad. Die depressiven Schübe häuften sich, ich funktionierte nur noch und mich selbst gab es nicht mehr. Ich war in den familiären Strukturen gefangen und auch die körperlichen Einschränkungen wurden immer mehr. Dann traf ich meine Begleiterin und in der gemeinsamen Zeit merkte ich, dass ich nicht allein bin, dass ich Verständnis bekam, und ich lernte, wieder zu reden. Ich begann, wieder Verantwortung für mich zu übernehmen, auch wenn es mitunter sehr schwerfiel. Es hat zwischen uns immer gepasst und es ist mit der Zeit eine immer höhere Vertrautheit entstanden.

B: Ich kann das nur bestätigen. Wir hatten von Anfang an das Gefühl, dass es passt und wir gemeinsam die Chance hatten, etwas zu bewegen. Die eigene Betroffenheit mit der Krankheit war aber nicht allein ausschlaggebend dafür, dass es funktionierte. Ebenso wichtig ist es, sich auf sein Gegenüber einzulassen, um neue Wege zu finden oder auch einmal die Dinge ruhiger anzugehen.

TN: Die Zeit der Begleitung hat mir so viel Kraft gegeben, dass ich meine beinahe verschütteten Kompetenzen wiedererlangt habe. Ich fühlte, dass es auch mir guttun könnte, Menschen, denen es genauso wie mir ergangen ist, mit meinen Erfahrungen zu helfen. Daraus wurde die Idee geboren, selbst BEA-Begleiterin zu werden. In gemeinsamen Gesprächen mit meiner Begleiterin und meinem Prozessmanager sind wir es angegangen und nach der Schulung, die mir sehr geholfen hat, bin ich jetzt ein Teil des Teams.

Welche Erfahrungen habt ihr in eurer Zeit als BEA-Begleiterinnen gemacht?

B: Ich habe bezüglich der Menschen, die ich in der Zeit begleitet habe, sehr wertvolle Erfahrungen gesammelt. Wichtig für den Erfolg war, dass sich alle Beteiligten offen für das Projekt und die Zusammenarbeit zeigen und ohne Vorurteile aufeinander einlassen. Als Begleitung braucht es viel Empathie und Erfahrung, um sich in das Leben der Begleiteten hineinzuversetzen und Verhalten nachzuvollziehen.

TN/B: Sicherlich bildete, wie in unserem Fall, die Depression die gemeinsame Basis, aber die Ursachen, der Verlauf und die Folgen für die individuelle Lebenssituation sind unterschiedlich. Wichtig ist immer, dass sich der*die Teilnehmende ernst genommen fühlt, dass die sogenannte Augenhöhe immer gewahrt bleibt. Erst dann öffnen die Menschen sich.

B: Als Begleiterin brauchst du viel positive Energie, denn ohne die gelingt es nicht, jemanden aufzumuntern, kreativ und einfallsreich zu unterstützen, Ideen gemeinschaftlich zu entwickeln, sodass die Person wieder eigenständig handeln kann. Ohne eine soziale und empathische Ader geht es nicht.
TN/B: Meine Rolle und meine Tätigkeit als BEA-Begleiterin tun mir ebenso gut, wie mir die Zeit guttat, in der ich selbst begleitet wurde. Ich sehe in kürzester Zeit die gleichen Veränderungen bei meinen Teilnehmer*innen wie bei mir. Ich kann jetzt meine Stärken und Talente weitergeben und es hilft mir, auf meinem Weg zu bleiben.
Welches Fazit zieht ihr aus eurer Teilnahme am Projekt BEA?
B: Für mich war die Teilnahme als Begleitung sowohl mit den von mir Betreuten als auch mit den anderen BEA-Begleiter*innen eine interessante und bereichernde Zeit. Das Prinzip der Peer-Begleitung halte ich für sehr wertvoll und wünschte mir, dass es weiterverfolgt wird und noch weiter Einzug in die Beratung und Begleitung psychisch erkrankter Menschen hält. Ich werde, wie bislang, weiterhin Menschen ehrenamtlich begleiten.
TN/B: Die Zeit in der Begleitung und als Begleiterin haben mein Leben verändert. Ich habe eine Tätigkeit kennengelernt, auf der ich meine persönliche und berufliche Zukunft aufbauen kann. Ich kann meine Talente und Stärken einbringen und habe erste weitere ehrenamtliche Tätigkeiten aufgenommen. Ich bin in einem sehr guten Dialog zum Thema berufliche Weiterbildung im sozialen Bereich, denn das ist mein Ding. Ich habe mehr Kraft gewonnen, bin sorgenfreier und selbstbewusster geworden. Ich werde die Menschen im Projekt vermissen.

Das konnte ja keiner ahnen

Heinz-Alexander D.

Der nachfolgende Text ist die Verschriftlichung einer Erzählung von Heinz-Alexander D. gegenüber seiner BEA-Begleiterin, in der er von seiner Teilnahme am Projekt BEA berichtet.
In der Coronazeit bin ich durch eine Sachbearbeiterin des Jobcenters zum BEA-Projekt gekommen, weil sie wenig mit mir anfangen konnte und sie froh war, dass sie was für mich gefunden hatte, wohin sie mich abgeben konnte, als Anschlussverwendung. Die Zeit, bis ich in das Projekt übermittelt wurde, war angemessen, sodass ich mich nicht überfordert gefühlt habe.

Der erste Kontakt zu dem Projekt war die spätere Prozessmanagerin und für mich galten die gleichen Regeln wie bei der Therapie. In das Kennenlerngespräch bin ich offen reingegangen, weil auch von Anfang an deutlich gemacht wurde, dass alles vertraulich behandelt und nichts gegen mich verwendet wird, sodass ich also keine Angst haben musste, dass Sachen gegen mich verwendet werden oder Sanktionen verhängt werden, wie es sonst im Jobcenter gehandhabt wird, wenn man etwas nicht mitmacht, was da angeboten wird. Oder zumindest kann das zu einem verärgerten Sachbearbeiter führen. Die Freiwilligkeit zur Teilnahme und die Vertraulichkeit wurden betont und dass es nicht darum geht, mich in einen Job reinzupressen. Sondern darum, Lebensumstände zu verbessern, was bei mir sehr positiv angekommen ist. Somit konnte ich in diesem entspannten und guten Gespräch frei darüber quatschen, was so meine Gedanken und meine Probleme sind. Das passte zwischenmenschlich so gut, dass es ein Fundament für alles Weitere gebildet hat. Da hab ich auch einfach viel Glück gehabt. Mein Eindruck von der Prozessmanagerin war gleichbleibend gut. Super. Sie war engagiert, hilfsbereit und hat sich auch für mich über kleine Teilerfolge gefreut meinerseits und das empfand ich als sehr positiv, sehr bestärkend. Also an dieser Stelle noch einmal sehr vielen Dank für Ihre großartige Arbeit!
Durch das Jobcenter hatte ich vorher keine schlechten Maßnahmen. Die haben mich nie in eine Maßnahme reingepresst, die ich nicht wollte, wie z. B. ein superlangweiliges Bewerbungstraining, wo ich dann den Sinn nicht drin gesehen habe. Da hatte ich also keine Vorbelastungen und auch keine schlechten Erfahrungen mit dem Jobcenter.
Stolpersteine gab es keine für mich am Anfang des Projektes. Als bei dem ersten Dreiergespräch herauskam, dass es mit dieser BEA-Begleitung nicht passt, gab es ein weiteres Dreiergespräch mit einer anderen Person. Ohne Probleme. Zu Beginn des BEA-Jahres war ich ohne therapeutische Anbindung und diese Lücke wurde dann auch durch die Begleitung gefüllt. Austauschen, einfach reden können und zusammen rausgehen fühlte sich gut an, da ich weitestgehend sozial isoliert war zu dem Zeitpunkt meines Lebens, es gab quasi kein soziales Umfeld. Im Hier und Jetzt, über ein Jahr nach dem Projekt, sieht das sehr anders aus bei mir. Angefangen bei der ambulanten Eingliederungshilfe, die sehr hilfreich ist für mich im Alltag. Nur mit und durch die BEA-Begleitung war es mir möglich, durch diesen Antragsprozess durchzukommen. Bis hin zu einer guten Freundin, mit der ich wieder Spaß an gemeinsamen Hobbys gefunden habe, wie z. B. gemeinsam in die Sauna, auf Partys, wieder rausgehen, unterwegs sein und auch neue Leute kennenlernen. Und ich habe auch

so was wie ein soziales Umfeld dadurch aufgebaut und bin auch immer noch weiter dabei, Kontakte aufzubauen. Für mich ist einfach wichtig, dass ich keine Frustration mehr aufbaue, wie ich das früher mal gemacht habe, und Sachen dann einfach hinschmeiße, also einfach am Ball bleibe. Das ist mir wichtig. Aktiv bleiben, in Bewegung bleiben.
Diese gute Freundin habe ich übrigens direkt durch das BEA-Projekt gewonnen, weil ich durch das individuelle Budget des Projekts meinen Balkon renovieren konnte und dadurch wieder Menschen in meine Wohnung und den nun schönen Balkon lassen konnte, was mir vorher nicht möglich war. Die Wiederherstellung meines jetzigen Balkons war also ein großes Sprungbrett für mein jetziges soziales Leben. Ich bin ganz eindeutig lebendiger geworden!
Wenn früher in meinem Leben etwas schiefgelaufen ist, dann gab es Stressgefühle, viele negative Gefühle, die auch immer noch da sind, wenn mir heute so was passiert, allerdings bin ich innerlich widerstandsfähiger geworden. Ich verarbeite Stress schneller und komme damit zurzeit einfach besser klar. Also die innere Resilienz ist deutlich höher. Halt auch dadurch, dass ich aktiver bin, in Bewegung bleibe und nicht mehr zu Hause versacke. Und auch mit Sachen, die unangenehm sind und sich hinziehen, komme ich klar und bleibe ruhig, auch weil ich Menschen habe, mit denen ich darüber reden kann.
Bei bestimmten Ideen, die von außen an mich herangetragen wurden, hatte ich eine grundsätzliche starke innere Abwehrhaltung, in Form von »Was soll das, das bringt mir nichts!«. So wie auch bei der Idee von der ambulanten Eingliederungshilfe. Irgendwie hat sich das über unsere Gespräche dann auch gelöst, offensichtlich. Sodass wir das in Angriff genommen haben. Das hätte ich ohne Begleitung, ohne dass mich wortwörtlich jemand an die Hand nimmt, nicht geschafft. Ganz eindeutig. Ich weiß noch, dass mir nach einem Termin draußen schwindelig und richtig übel war. Ohne jemanden dabei, also das hätte ich alleine nicht geschafft. Ich wär da nicht hingefahren, hätte die Termine nicht wahrgenommen. Keine Chance. Also großen Dank für die Unterstützung. Und die Leute da waren ja auch alle total nett und freundlich, da war ja nicht mal irgendwas Schlimmes. Und trotzdem … Und eine sehr große Hilfe war auch das Vorher dabei, wir haben uns ja mindestens eine halbe Stunde vorher getroffen, noch ganz in Ruhe einen Kaffee getrunken, um dann gemütlich, ohne Zeitdruck, zu den Terminen rüberzugehen. So war das auch ganz entspannt, da anzukommen. Das war übrigens ein guter Trick, wenn man solche Termine hat. Kann man ja auch machen, wenn man alleine ist, dann einfach vorher schon mal sehr zeitig ankommen, sich in ein Café setzen und dann in aller Ruhe dahingehen. Anstelle zu versuchen, da sehr

pünktlich anzukommen. Die ambulante Eingliederungshilfe ist anders als die BEA-Begleitung und anders hilfreich.
Die Suche nach einem Therapieplatz war während der BEA-Zeit nicht von Erfolg gekrönt für mich, da waren noch zu viele innere Widerstände und ich war mit Stress belastet, der das verhindert hat. Das habe ich erst danach mit Unterstützung der ambulanten Eingliederungshilfe hinbekommen, indem ich an ca. 60 Therapeuten eine Mail verschickt habe. Die Hälfte davon hat mir nicht auf meine Anfrage geantwortet, ein paar Absagen sind zurückgekommen und noch weniger Einladungen zum Erstgespräch. Jetzt bin ich aber therapeutisch angebunden.
Also zusammenfassend fürs BEA-Projekt, mal gucken, ob ich das alles so hinkriege, damit das auch Sinn macht: Also, zum einen, ich habe mich darauf eingelassen, ich hab's angenommen. Ich hab ja von anderen Teilnehmern gehört, dass sie Termine zum Teil nicht wahrnehmen, absagen, dauernd verschieben oder sich nur auf die Prozessmanager fokussieren. Ich hab mich ja sehr darauf eingelassen, was angeboten wird. Das waren hauptsächlich die Kontakte mit dir [BEA-Begleiterin], die Prozessmanagerin war ja weitestgehend außen vor bei uns, bis auf die geplanten Dreiergespräche. Aber weil ich auch keine Probleme mit dem Amt hatte, wo ich sie irgendwie involvieren musste, war ja alles gut aufgestellt. Also, diese wöchentliche Aktivität, herauszukommen, sich zu bewegen, dass wir das als Spaziergang im Grünen gemacht haben und nur bei Extremwetter uns reingesetzt haben. Der Termin ist nie ausgefallen, er wurde maximal verschoben, also die Kontinuität, die Regelmäßigkeit, beidseitige Zuverlässigkeit, das war gut und hat mir sehr geholfen, um überhaupt in Bewegung reinzukommen. Auch deshalb waren mir die regelmäßigen Treffen so wichtig, raus und in Bewegung zu kommen und reden, um so die Gedanken zu sortieren. Und ja, andere Perspektiven auf das eigene Leben zu entwickeln, anstatt die ganze Zeit nur zu Hause zu sitzen, wo die Gedanken nur um einen selber kreisen. Das ganze Leben kreist dann ja nur um einen selbst, wenn man nicht aus der Wohnung rauskommt. Und dann versackt man halt immer tiefer.
Von daher war bei mir halt die Sache, die Wohnung schön zu machen und in dem Fall den Balkon. Was mir sehr, sehr viel gebracht hat und was im Vorfeld auch für mich gar nicht absehbar war, dass es mir so viel bringt. Und auf einmal hat man wieder eine ganz andere Plattform, um soziale Kontakte zu pflegen. Einfach super, großartig. Wusste ich vorher gar nicht, dass der Balkon das machen kann. Jetzt ist Winter, da vermisse ich das schon wieder, jetzt fehlt da was. Freue mich schon wieder auf den Sommer, wenn ich den Balkon benutzen kann.

Nein, ich habe mir vorher nicht vorstellen können, was sich in diesem BEA-Jahr entwickeln könnte oder wie sich das weiterentwickelt hat. Nein. Ich habe in meinem Loch dringesessen. Ich nehme mich selbst als sehr kontinuierlich wahr, also quasi wie so ein großer Eisberg, der sich verschiebt, mit sehr viel Trägheit der Masse, also auch innerlich [beide lachen]. Und da sich da so viel entwickelt und auch positiv entwickelt hat, vor allen Dingen, dass ich das auch sehen kann, dass ich aktiv, angebunden bin. Nein, das hätte ich vorher so nicht gesehen oder erwartet. Auf gar keinen Fall.

Daraus, dass du [BEA-Begleiterin] selber deine eigenen Psychiatrieerfahrungen mitgebracht hast, hat sich ein ganz anderes Miteinander ergeben in unserem Umgang. Das sehe ich auch in Gruppentherapien. Andere Leute, die auch Depressionen haben oder schon länger therapieerfahren sind, die haben einen anderen Umgang miteinander. Da ist irgendwie mehr Achtsamkeit und generelle Vorsicht drin, es ist insgesamt verständnisvoller miteinander. Wobei man sich dann vorstellen kann, dass der andere auch Verständnis dafür haben kann. Aber Normalos haben das Verständnis für solche Sachen nicht. Man geht auch davon aus, dass die das Verständnis nicht haben. Es ist einfach so. Und es gibt ja Gründe, warum ich depressiv geworden bin, u. a. negative Erfahrungen mit Normalos [beide lachen].

Immer wenn was ist und ich was Großes in viele kleine Schritte einteilen muss, fühlt es sich nach Sisyphusarbeit an. Es schwingen die Erfahrungen und der Stress aus der ganzen Vergangenheit mit, die dafür sorgen, dass sich das wie ein großer Berg anfühlt und immer größere Blockaden aufgebaut werden, mit der gefühlten depressiven Tiefe, was immer stärker wurde. Wenn ich das jetzt so erzähle – es ist weniger geworden! Kleine Schritte in meiner Geschwindigkeit gehen, einen Schritt nach dem anderen, anstatt zu viel Kopfkino aufzumachen. Dann erst den nächsten Schritt, das kann auch dazu beigetragen haben, dass die großen Berge und großen Blockaden kleiner geworden sind.

Es gab nie irgendeinen Druck in meine Richtung, dass irgendwas sein muss, ich irgendwas leisten oder erbringen muss, das war nie der Fall. Das Wort »muss« erzeugt in mir Druck – wie wohl bei jedem. Wenn früher ein »muss« gekommen ist und ich habe das nicht eingesehen, dann habe ich eine Grenze gesetzt und dann war es das. Dass ich bei der Eingliederungshilfe am Ball geblieben bin, hatte weitestgehend auch mit meinem Haushalt zu tun, über den ich die Kontrolle größtenteils verloren hatte. Ich konnte niemanden mehr in die Wohnung reinlassen, also keinen Besuch empfangen. Als soziales Medium, um andere Leute zu treffen, stand meine Wohnung niemals zur Verfügung. Und da ich als Bürgergeldempfänger auch kein Geld habe, habe ich auch sonst kein

großartiges soziales Medium, wo ich einfach auf Verdacht irgendwie hingehe, einfach irgendwo Geld ausgeben kann. Gucken, ob ich da irgendwo unter Leute komme oder in ein Restaurant einladen kann, das geht nicht. Dafür brauche ich meine Wohnung. Weil das wirklich die günstigste soziale Plattform ist, die ich habe. Und da ich die Kontrolle über den Haushalt verloren hatte, war das weg. Und mittlerweile ist meine Wohnung so, dass ich Leute hier reinlassen kann, auch Fremde.
Die persönliche Ebene in der BEA-Begleitung ist wichtig, um einen guten Umgang und ein gutes Miteinander auf Augenhöhe zu haben und auch mal mit alten negativen Mustern zu brechen.

Zu guter Letzt hier noch ein Wechsel in der Sichtweise – aus Perspektive der beteiligten BEA-Begleiterin:
Bei dem Interview mit diesem Teilnehmer war es für mich als BEA-Begleitung einfach spannend zu erleben, wie anders mein Erleben der gleichen Situationen sich anfühlte und ich auch noch viel mehr in meiner Erinnerung habe, detaillierter. Einfach, weil ich von außen draufschaue und es nicht meine aktuellen Themen waren, sie mir allerdings vertraut sind. Gut habe ich noch in Erinnerung, wie gesagt wurde, dass er am allerliebsten einen ganz großen Schritt machen würde als viele kleine, das wäre ihm viel zu anstrengend und da hätte er keinen Bock drauf – in meinen eigenen Worten wiedergegeben. Über diese Aussage lachen wir heute noch gerne, weil es ganz viele kleine Schritte waren. Mir ist auch aufgefallen, dass der Kontakt zu seiner Familie mehr und ausgeglichener wurde. Von beiden Seiten aus, was für sich spricht, finde ich. Für mich kann ich abschließend sagen, es war mir eine Freude und weiter so!

Mal einen anderen Weg gehen …

Teilnehmerin, anonym

Wie bist du zum Projekt gekommen?
Meine Fallmanagerin erzählte mir von dem BEA-Projekt und mir gefiel der Ansatz, dass es nicht um Arbeit ging, sondern darum, die Lebensqualität der Teilnehmenden zu verbessern. Ich bin ein Mensch, der sich viele Gedanken macht, was natürlich auch sehr schnell dazu führt, dass ich mich selbst sehr stresse. Ich dachte, ich probiere es einfach mal aus.
Wie war dein erster Eindruck?
Die ersten Gespräche fanden in den BEA-Räumen statt. Das Projekt hatte helle und freundliche Räume fernab des Jobcenters angemietet.
Am Anfang des ersten Dreiergesprächs mit der Prozessmanagerin und der BEA-Begleiterin war ich nervös, die Anspannung fiel aber schnell, nachdem wir uns geduzt haben.
Was hat dir das Projekt gebracht?
Sehr viel! Ich habe mit meiner BEA-Begleitung viele neue Sachen ausprobiert, die ich alleine nicht gemacht hätte. Durch die Spaziergänge und die Gespräche habe ich immer viel Stress abbauen können. Und ich fühlte mich nach den Terminen durch die neuen Eindrücke deutlich entspannter.
Wie hast du die BEA-Begleitung erlebt?
Meine BEA-Begleiterin war sehr zuvorkommend. Und ich war erleichtert, dass ich auch jederzeit absagen konnte, wenn es für mich zu stressig war, ohne mich groß erklären zu müssen.
Was war dein schönstes Erlebnis während deiner BEA-Zeit?
Das kann ich gar nicht so genau sagen: Ich denke, der Ausflug zum Bauernhausmuseum war der schönste. Aber insgesamt war es toll, immer neue Orte auszukundschaften. Ich hatte nach ein paar Monaten viel weniger Rückenschmerzen. Und es war auch klasse festzustellen, dass bei vielen Steigungen meine BEA-Begleiterin auch »schnaufen« musste.
Hat sich durch die BEA-Zeit etwas in deiner Wahrnehmung deiner eigenen Erkrankung geändert?
Ja, ich habe festgestellt, dass ich jetzt viel offener über meine Erkrankung spreche. Und ich achte mehr auf meine Gefühle und Bedürfnisse. Als alleinerziehende Mutter passiert es schnell, dass die Bedürfnisse des Kindes im Vordergrund stehen. Nun versuche ich, beides wieder mehr in Balance zu bringen.

BEA – Ein Projekt wie für mich gemacht

Michael O.

Wie bist du zum Projekt gekommen?
Eine Fallmanagerin vom Jobcenter hatte mir von dem Projekt erzählt. Ich war beim Jobcenter schon in unterschiedlichen Teams, auch im Team Gesundheit, eingebunden gewesen. Ich bin sehr reflektiert und weiß, dass ich starke Angst habe, das Haus zu verlassen. Die zuständigen Fallmanagerinnen hatten immer viel Verständnis für meine Situation, konnten mir aber nicht weiterhelfen. Eine Eingliederungshilfe hätte ich gerne gehabt, scheiterte aber daran, dass ich durch die Phobie keinen Arzt aufsuchen kann. Und ohne fachärztliches Attest besteht keine Möglichkeit, eine Eingliederungshilfe zu beantragen. Ein echter Teufelskreis! Von dem Projekt BEA habe ich erst sehr spät erfahren, was mich auch ärgert, da ich durch das Projektende nur noch zehn Monate daran teilnehmen konnte. Es wäre schön gewesen, wenn man im Jobcenter mehr für das BEA-Projekt geworben hätte.
Wie war dein erster Eindruck?
Das erste Gespräch mit der Prozessmanagerin des BEA-Projekts wurde telefonisch geführt. Später trafen wir uns bei mir im Garten. Auch mit der BEA-Begleiterin habe ich zunächst telefoniert. Danach fand das erste Dreiergespräch mit der Prozessmanagerin und der BEA-Begleiterin bei mir im Garten statt. Ich war schon nervös, die Anspannung fiel dann doch ab, als ich merkte, dass beide sehr engagiert waren und mir wirklich helfen wollten.
Was hat dir das Projekt gebracht?
Sehr viel, denn ich kam zweimal wöchentlich vor die Tür! Ich konnte das Haus verlassen und kam mal wieder unter Menschen. Mein Bewegungsradius hat sich sehr vergrößert. Und durch bzw. mit meiner BEA-Begleiterin habe ich mich auch wieder getraut, kurz in Supermärkte und Drogerien zu gehen.
Wie hast du die BEA-Begleitung erlebt?
Meine BEA-Begleiterin war sehr einfühlsam und verständnisvoll. Auch Termine abzusagen oder zu verschieben, war kein Problem. Sie hat mich immer ermutigt, neue Situationen auszuprobieren. Einmal ist es passiert, dass wir uns so angeregt unterhalten haben, dass ich erst im Drogeriemarkt stehend gemerkt habe, dass ich ja einen Laden betreten habe, was für mich eine angstbesetzte Situation ist.
Was war dein schönstes Erlebnis während deiner BEA-Zeit?
Das ist schwierig zu sagen: Die Termine sind trotz der netten Gesellschaft sehr

stressig. Es gibt Tage, an denen ich zusätzlich zu der Angst noch mit starkem Schwindel zu kämpfen habe und mich elend fühle. Im Nachhinein war das bedeutsamste Erlebnis, als ich zum ersten Mal nach Jahren wieder auf der Brücke am Bielefelder Obersee stand (ich habe dort damals für meine Diplomarbeit Gewässeruntersuchungen gemacht). Als ich dort stand, dachte ich, dass ich mir diesen Ausflug vor ein paar Wochen noch nicht zugetraut hätte.

Hat sich durch die BEA-Zeit etwas in deiner Wahrnehmung deiner eigenen Erkrankung geändert?

Nein. Ich weiß schon lange, dass ich unter einer Phobie leide und dass es mich sehr stresst, mein gewohntes Umfeld zu verlassen. Ich weiß auch, dass es noch lange dauern wird, bis ich alleine angstbesetzte Orte aufsuchen kann. Aber wie heißt es so schön: Eine Reise von 1000 Meilen beginnt mit dem ersten Schritt. Und den ersten Schritt habe ich dank BEA gemacht.

Projekt BEA: Unerwarteter Rettungsanker

Melanie A.

Im Herbst 2021 hätte ich eigentlich mal wieder einen Termin mit meiner Fallmanagerin (FM) vom Jobcenter wahrnehmen sollen, jedoch gab es zu diesem Zeitpunkt immer noch bzw. wieder Einschränkungen durch Corona und die Inzidenzen schossen damals zu dem Zeitpunkt wieder durch die Decke. Deshalb war ein Termin vor Ort im Jobcenter nicht möglich, und der Termin war als Telefonat geplant oder wurde auch als Zoom-Call angeboten. Allerdings waren meine psychischen Erkrankungen (rezidivierende Depressionen und eine Angststörung) seit der Einstufung der Coronalage als Pandemie und der ersten Ausgangsbeschränkungen deutlich schlimmer geworden, was sich darin äußerte, dass ich kaum noch vor die Tür ging. Schon zwei Tage vor diesem Termin hatte ich deswegen Panikattacken und musste schließlich meine FM (per E-Mail, weil telefonieren nicht ging) um einen neuen Termin bitten, weil ich es nicht schaffen würde – weder über Telefon noch über Zoom. Die Dame antwortete zu meiner Überraschung sehr verständnisvoll und schickte mir Informationen zu einem Projekt mit dem Namen »Projekt BEA – Beraten, Ermutigen und Assistieren«, das sich an Menschen im Hartz-IV-Bezug (später Bürgergeldbezug) wandte, die mit psychischen Erkrankungen zu kämpfen hatten. Sie meinte, dass dies vielleicht eine Möglichkeit für mich wäre, da ich

zum einen die Kriterien erfüllen würde und weil das Projekt auf der anderen Seite im Gegensatz zur »normalen« Situation zwischen Beziehenden und FM sehr niederschwellig und sehr individuell gestaltet sei, mit dem Fokus auf die Wiederherstellung der Teilhabefähigkeit und weniger auf die Vermittlung auf den ersten Arbeitsmarkt. Ganz ehrlich: Mein erster (und auch mein zweiter) Gedanke war: NEIN! Denn absurderweise (aber krankheitsbedingt eher normal) hatte ich das Gefühl, dass eine Teilnahme an diesem Projekt für mich einem »Outing« gleichkommen würde, der Stempel »psychisch krank« wäre dann extrem offiziell. Was die Absurdität beschreibt, denn natürlich hatte ich bis dato auch schon AUs vorlegen müssen, wo der Arztstempel Rückschlüsse in diese Richtung ermöglichte, und auch meine Absage mit der Begründung, dass ich gerade nicht kommunizieren kann, bestätigte das. Das schreckte mich, wie gesagt, zunächst extrem ab, jedoch der Gedanke daran, dass ich für ein ganzes Jahr aus dem normalen Jobcenter-Betrieb herausgenommen werden und keinen Druck wegen der Suche nach einer neuen Arbeitsstelle haben würde, war dann doch der ausschlaggebende Faktor, und ich sagte zu. Es ist beschämend, das so zu sagen, aber damals war dies mein einziger Anspruch an dieses Projekt – mehr versprach ich mir davon nicht.
Zunächst wurde dann der Kontakt zu meiner neuen Fallmanagerin/Prozessmanagerin hergestellt und ich war angenehm überrascht, wie anders diese ersten Gespräche liefen. Nachdem sie sich ein Bild von mir gemacht hatte, wollte sie schauen, welche BEA-Begleitung zu mir passen würde, und machte sehr zeitnah eine erste Kontaktaufnahme möglich. Nach den ersten sehr gut gelaufenen Gesprächen mit meiner neuen Prozessmanagerin und auch durch die explizite Ansage, dass es in diesem Projekt nicht schlimm ist, wenn ich Termine absagen muss, weil meine Verfassung es nicht zulassen würde, war meine Anspannung vor Terminen schon deutlich weniger geworden, sodass ich sogar einem persönlichen Kennenlernen zustimmte. Die BEA-Begleiterin, die ich dann traf, hat im Vorfeld viel getan, was meine Anspannung linderte, denn sie sicherte zu, dass das Tragen von FFP2-Masken in Ordnung sei und sie sich auch vor allen Treffen testen (lassen) würde. Aus heutiger Sicht klingt es komisch, aber damals hatte ich wirklich panische Angst vor Ansteckung, weil nicht nur ich selbst, sondern auch meine Mutter, um die ich mich damals vermehrt kümmerte, zu der Gruppe der Risikopatienten gehörten und dieses Virus meine Angststörung völlig aus dem Ruder hatte laufen lassen. Dieses Entgegenkommen machte mich sicherer und das erste Treffen war aus meiner Sicht ein Erfolg, denn ich hatte sofort einen Draht zu der BEA-Begleiterin, sodass ich erst mal nicht eine neue Person anfragen musste. Dieses fürsorgliche

Eingehen auf meine Bedürfnisse blieb während der gesamten Zeit und gab mir ein dringend nötiges Gefühl von Sicherheit und ein wenig Kontrolle, die ich durch die Pandemie verloren hatte. Allerdings muss ich auch einräumen, dass ich manchmal schon ein wenig überfordert war, denn ich sollte die Ansagen machen, in welchem Intervall die Treffen stattfinden sollten und was bei diesen Treffen gemacht werden sollte. Entscheidungen treffen war zu diesem Zeitpunkt eher nicht meine Stärke – und schon mal gar nicht im Umgang mit dem Jobcenter. Auch als man mir eröffnete, dass es ein Budget gab, das für Dinge verwendet werden sollte, die die Teilhabe fördern oder ermöglichen, und dass ich sagen sollte, was es bei mir sein sollte, war das erst mal ein Stressfaktor. Doch je mehr Treffen stattfanden – ob nun in persona oder als Telefon- oder Zoom-Termin –, desto mehr kehrte eine gewisse Sicherheit zurück, ich wurde mutiger, was das Verlassen meiner Wohnung anging, und ich konnte auch langsam wieder den ÖPNV nutzen, ohne schon an der Haltestelle eine Panikattacke zu bekommen. Es klingt nach Minischritten, aber für mich fühlte es sich an wie das Erklimmen eines Berggipfels und war mit viel Überwindung und Scham verbunden. Auch die Intervalle waren zu Anfang sehr unterschiedlich lang, bis eine gewisse Vertrauensbasis aufgebaut war und ich nach einem persönlichen Kontakt nicht mehr extrem viel Zeit zur Erholung brauchte. Aber durch das Konzept des Programms, die Art, wie Prozessmanagerin und BEA-Begleitung in Terminen mit mir, aber auch mit Absagen meinerseits umgingen, nahm die Panik vor Terminen immer weiter ab, und irgendwann freute ich mich sogar darauf und konnte regelmäßig auf einen Kontakt pro Woche »aufstocken«. Die Tatsache, dass ich einen Termin hatte, gab mir ein wenig Struktur zurück, die ich wegen der Pandemie, aber auch wegen meiner beruflichen Situation komplett verloren hatte. Aber gerade Struktur ist das, was bei Depressionen zur Besserung bzw. Stabilisierung unerlässlich ist. In den Gesprächen mit meiner Begleitung konnte ich zudem über vieles reden, was mir damals durch den Kopf ging, ich aber nicht verstand, oder mich verunsicherte, weil meine Diagnosestellung noch nicht so lange her war und ich auch keine sehr lange Therapieerfahrung hatte bzw. meine Therapie bedingt durch die Pandemie nur sporadisch oder gar nicht stattfinden konnte. Viele Aspekte meiner Erkrankung konnte sie entweder eins zu eins nachvollziehen oder sich hineindenken und mir dazu Tipps, Infomaterial und Literaturempfehlungen aus ihrer eigenen Geschichte mit der Erkrankung geben. Durch das bereitwillige Teilen ihrer Erfahrungen gab sie mir ein ganz großes Stück Befreiung im Kopf, weil ich wieder wahrnehmen konnte, dass ich nicht »verkorkst« war, sondern dass gewisse Dinge zu meiner Erkrankung gehören, mich aber nicht definieren.

Dadurch gewann ich auch immer mehr meine Selbstsicherheit wieder und fasste mit der Zeit so viel Vertrauen, dass ich auch Fragen zu meiner verzerrten Wahrnehmung stellen konnte (Eigen- und Fremdwahrnehmung klaffen bei meinen Krankheitsbildern und meiner Historie immer weiter auseinander, je schlechter die Verfassung ist). Ich traute mir selber nach und nach wieder mehr zu. Und bekam den Mut, mit meinem Budget einen großen Wunsch zu erfüllen, den ich wegen meiner finanziellen Lage nicht selbst hätte umsetzen können, aber ich hätte auch nicht die Kapazität und den Mut dazu gehabt, denn es ging um einen Nähkurs mit mehreren Teilnehmenden. Nähen wollte ich schon immer lernen, da es mir die Um-/Aufarbeitung oder die komplette Neuerstellung von Kleidung ermöglichen und damit mein Budget entlasten würde. Und ich erhoffte mir von einer Gruppenaktivität auch mehr Übung im Umgang mit anderen und auch den ein oder anderen Kontakt über den Kurs hinaus, da ich in Bielefeld bislang keinen großen Bekanntenkreis oder Freundschaften hatte. Ohne das Projekt BEA hätte ich mich nicht so schnell wieder aufrappeln, geschweige denn Fortschritte machen können. Und zu diesen Fortschritten zählt auch, dass ich mir nach langer Zeit endlich wieder vorstellen konnte, dass eine Rückkehr in den ersten Arbeitsmarkt gelingen kann. Und es war (bzw. ist es auch heute noch) mein größter Wunsch, dass ich wieder arbeiten kann, da ich meinen Beruf liebe, ich die Struktur für meine Stabilität brauche und auch den Umgang mit Kollegen vermisse. Noch wichtiger ist für mich aber das Beenden der Abhängigkeit vom Staat, wieder zu einem akzeptierten und nicht nur geduldeten Mitglied der Gesellschaft zu werden, das Stigma des Schmarotzers, das nicht nur in der Bevölkerung, sondern auch vermehrt von den Personen in der Politik immer lauter kommuniziert wird, ablegen zu können, mich wieder gebraucht zu fühlen und wieder selbst den Lebensunterhalt zu verdienen. Zumal ich sehr wohl weiß, dass es immer schwieriger und/oder unwahrscheinlicher wird, wieder in der Arbeitswelt Fuß fassen zu können, je länger man raus ist.

Abschließend kann ich zusammenfassen, dass meine einzige Erwartung hinsichtlich des Drucks vom Amt erfüllt wurde, ich aber auch noch sehr viel mehr bekommen habe als das. Das Projekt war für mich ein Rettungsanker, für den ich sehr dankbar bin und von dem ich hoffe, dass es nicht nur weiterlaufen kann, sondern dass es gängige Praxis werden wird.

Denn, und das würde ich gerne als persönliche Anmerkung hinzufügen, der Vorteil für die Gesellschaft als Ganzes wäre enorm, auch wenn es zu Beginn natürlich zunächst teurer werden würde, weil der Personalaufwand steigen würde. ABER: Je länger es laufen wird, würde sich automatisch und deutlich schneller eine sehr große Gruppe von Bürgergeldbeziehenden reduzieren, weil sie wieder in Arbeit integriert werden kann und dadurch als Kostenfaktor letztlich wegfallen würde, dadurch ihre Kaufkraft gestärkt werden würde, was am Ende der Wirtschaft und damit unserem Sozialsystem zugutekommen würde. Idealerweise wäre also eine Unterstützung seitens der Wirtschaft eine Investition in die eigene Sicherheit und sollte dort in eigenem Interesse in Erwägung gezogen werden.

Erfahrungsberichte von Peer-Begleiter*innen aus dem Projekt BEA

Mein Weg zur BEA-Begleitung

Brigitte Haas

Zunächst möchte ich mich erst einmal vorstellen. Mein Name ist Brigitte Haas, ich bin 1958 geboren. Von Beruf war ich Physiotherapeutin. Ich bin alkoholkrank und habe 25 Jahre lang abhängig getrunken. Seit einer Langzeittherapie im Jahr 2014 lebe ich zufrieden abstinent. Mein Weg in die zufriedene Abstinenz begann mit einem klaren Motto: »Freiheit beginnt dort, wo Sucht endet.« Dieses Motto begleitet mich seit meiner Therapiezeit und gibt mir auch in schwierigen Situationen Halt.
Anfang 2015 musste ich die Erwerbsminderungsrente einreichen, da ich mir aufgrund des langjährigen Alkoholkonsums wichtige Gehirnzellen weggetrunken habe. Meine Koordination und mein Gleichgewicht funktionieren nicht mehr und ich bin dauerhaft auf die Benutzung eines Rollators angewiesen. Ich fing an, nach einer sinnvollen Beschäftigung zu suchen.
Die Erfahrungen meiner persönlichen Genesungsgeschichte wollte ich auch anderen Betroffenen weitergeben. Daher bin ich seit dem Jahr 2016 u. a. aktiv in der Selbsthilfe und unterschiedlichen Projekten tätig. Dass Selbsthilfe eine enorme Unterstützung auf dem Weg in ein suchtmittelfreies Leben ist und bei der Festigung einer zufriedenen Abstinenz sehr hilfreich ist, möchte ich hier besonders betonen.

Dann Ende 2019 las ich eine Anzeige in den Selbsthilfe-News des Kreises Minden-Lübbecke, wo nach Menschen mit einer überstandenen Suchterkrankung oder einer psychischen Erkrankung gesucht wurde. Die Beschreibung des Projekts sprach mich sofort an. Das war genau das, was ich immer angestrebt hatte. Ich habe mich sofort beworben und bekam zeitnah eine Zusage.
Nach diversen Gesprächen mit der Projektleitung sowie den Prozessmanagern und nach der Qualifizierung für BEA-Begleitende »Motivation und Motivierende Gesprächsführung« nahm ich meine ehrenamtliche Tätigkeit, die durch eine Aufwandsentschädigung vergütet wurde, im September 2020 auf.
Wir BEA-Begleitungen wurden unter den Prozessmanagern und Prozessmanagerinnen aufgeteilt. Meine Prozessmanagerin und ich kannten uns schon aus einer früheren Tätigkeit in einer Rehaklinik. Hier möchte ich erwähnen, dass die Beziehung zwischen BEA-Begleitung und der Prozessmanagerin ein wichtiger Bestandteil unserer gemeinsamen Tätigkeit war. Alle geführten Gespräche fanden grundsätzlich auf Augenhöhe statt. Meine Prozessmanagerin achtete bei der Auswahl meiner Klienten darauf, dass ich mit Suchterkrankten zusammenkam.
Was ich auch sehr positiv erwähnen möchte: Es fanden während der gesamten Zeit regelmäßige Supervisionen, kollegiale Fallberatungen sowie verschiedene Workshops statt. Es gab somit ausreichend Gelegenheit, mit den anderen BEA-Begleitungen in den Austausch zu gehen.
Dann folgte Ende September 2020 das erste Treffen mit meiner ersten Teilnehmerin. Die Prozessmanagerin klärte mich vorher über die aktuelle Situation der Klientin auf. Sie war alkoholkrank, hatte schon mehrere Therapien hinter sich. Sie wurde jedoch immer wieder rückfällig. Das Treffen fand zu dritt statt.
Nach der schriftlichen Einwilligung der Teilnehmerin verließ uns die Prozessmanagerin. Nun hatten wir zu zweit die Gelegenheit, uns zu beschnuppern. Es war ein sehr vertrauensvolles Gespräch. Die Ängste und Nöte von der Teilnehmerin wurden sehr deutlich.
An dieser Stelle möchte ich einfügen, dass es mein Ziel war, der Klientin bei der Entscheidung zu einer nochmaligen Therapie zu helfen. Sinn und Zweck des Projektes ist es zwar, dass der Teilnehmer den Weg bestimmt, aber es benötigt auch oft einen Anstoß, um eine Entscheidung zu treffen. Wir haben uns fortan wöchentlich bei ihr zu Hause getroffen. Die gemeinsame Zeit tat ihr gut. Leider war sie häufiger alkoholisiert und die Gespräche wurden immer zäher. Doch dann Anfang 2021 hat sie die Entscheidung getroffen, eine nochmalige Therapie zu machen. Auch diese blieb leider erfolglos. Sie hat nach der Therapie wieder konsumiert.

Auch wenn ich mit einem nicht erfolgreichen Beispiel begonnen habe, soll das nicht bedeuten, dass das Projekt gescheitert ist. Ganz im Gegenteil. Die Wichtigkeit eines solchen Projekts wurde mir im Laufe der vergangenen Jahre immer deutlicher. Eine Begleitung von Betroffener zu Betroffener ist ein wichtiger Bestandteil in der Selbsthilfe und im BEA-Projekt.

Unterschiedliche Wege, ob suchtkrank oder psychisch erkrankt, sind dabei zu berücksichtigen.

Von den 17 Teilnehmern und Teilnehmerinnen, die ich in der gesamten Zeit begleitet habe, haben fünf erfolgreich eine Langzeittherapie in einer Suchtklinik absolviert. Dort bin ich seit neun Jahren ehrenamtlich mit unterschiedlichen Veranstaltungen tätig.

Von zwei Teilnehmern möchte ich an dieser Stelle etwas genauer berichten. Mit beiden bin ich bis heute in Kontakt. Sie haben zugestimmt, dass ich etwas ausführlicher über ihren Verlauf im BEA-Projekt berichten darf.

Beginnen möchte ich mit Tom. Die ersten Treffen wurden von Tom immer wieder verschoben, weil ihm seine Sucht ständig einen Strich durch die Rechnung machte und er sich mehrfach in die Entgiftung begeben musste. Doch dann im Juni 2023 traf er eine Entscheidung. Er wollte so nicht mehr weitermachen und bat mich, ihn in der Entgiftung anzumelden. Das Gute daran war, dass dort im Anschluss an die Entgiftung eine sofortige Übernahme in die Langzeittherapie in der Suchtklinik möglich war.

Im Juni 2023 fuhr ich Tom in die Entgiftung und die Dinge nahmen ihren Lauf. Der Aufenthalt dort dauerte vier Wochen. Danach begann die Langzeittherapie in der Suchtklinik. Nach anfänglichen Problemen mit der Eingewöhnung erholte sich Tom von Woche zu Woche. Er hatte wieder Spaß am Leben, war aufgeschlossen und sehr interessiert an den zusätzlichen Angeboten in der Klinik. Sein Aufenthalt in der Klinik dauerte insgesamt acht Monate. Er entschloss sich, danach in die Adaption zu gehen, um sich so auch nach der Therapie, noch im geschützten Bereich, weiter zu stabilisieren. Mittlerweile lebt Tom in einer anderen Stadt, er hat sich komplett von seinem bisherigen Umfeld getrennt. Er hat eine eigene Wohnung und arbeitet als Gabelstaplerfahrer. Laut eigener Aussage wäre ihm das ohne das BEA-Projekt nicht gelungen und er ist sehr dankbar dafür.

Der zweite Teilnehmer, über den ich berichten darf, heißt Dennis. Vorab, mit Dennis pflege ich seit meiner Begleitung einen freundschaftlichen Kontakt. Dennis' Geschichte beschreibt, finde ich, den typischen Verlauf einer Suchterkrankung. Dennis ist Anfang 30 und leidet an einer Sozialphobie, begleitet von Depressionen. Seine Alkoholsucht hat er geschickt verschwiegen. Er kam

Ende Oktober 2022 ins BEA-Projekt. Das Match fand mit einem BEA-Begleiter statt, der selbst an Depressionen leidet. Dennis und sein Begleiter verstanden sich gut und machten auch Fortschritte bezüglich der Sozialphobie und der Depression. Laut eigener Aussage spielte es in seine Karten, dass er mit einem Nichtsüchtigen gematcht wurde, konnte er so doch seiner Sucht noch nachgehen. Nach ein paar Monaten fiel dem BEA-Begleiter doch auch auf, dass Dennis ein Alkoholproblem hat. Im Frühjahr 2023 trafen wir uns dann zu dritt. Da ich sehr offen mit meiner Sucht umgehe und Dennis von meiner Genesungsgeschichte berichtete, fasste er schnell Vertrauen zu mir. Sein Begleiter folgte unserem Gespräch sehr interessiert und war doch auch sehr überrascht, was da bei den Erzählungen von Dennis zutage kam. Es wurde nun aber auch deutlich, wie schwierig bis fast unmöglich es ist, einem Nichtsüchtigen die Situation eines Süchtigen zu erklären. Dennis und ich blieben von dem Zeitpunkt an in telefonischem Kontakt.

Dann Anfang Juli 2023 kam ein Anruf von Dennis, dass er sich nun doch für eine Therapie entschlossen habe, und er bat mich, meine Kontakte zur Suchtklinik zu nutzen, um ihn dort einweisen zu lassen. Gesagt, getan. Aufgrund seiner familiären Situation (eine Partnerin und zwei Kinder) machte ich für die Entgiftung mit anschließender Langzeittherapie den Aufnahmetermin fest.

Bis zum Aufnahmetermin trafen wir uns fast wöchentlich, um sehr vertrauensvoll von betroffen zu betroffen zu reden. Ich versicherte mich bei all unseren Gesprächen immer wieder, ob er an seiner Entscheidung festhielt. Dies bejahte er jedes Mal. Im Oktober 2023 fuhr ich ihn in die Entgiftung. Seine Aufregung war deutlich zu spüren. Er bat mich unterwegs, noch mal anzuhalten. Er hatte sich noch ein alkoholisches Getränk eingepackt und wollte sich bewusst mit der Dose vom Alkohol verabschieden.

Nach der Aufnahme in der Entgiftung fing sein Weg in eine zufriedene Abstinenz an. Der Aufenthalt in der Entgiftung dauerte bis November 2023 und am selben Tag begann seine Langzeittherapie, die im Februar 2024 erfolgreich endete. Dennis war während der Therapiezeit sehr kooperativ und arbeitete gut mit. Die Therapien bezogen sich nicht nur auf seine Alkoholsucht, sondern auch auf seine Sozialphobie und Depressionen. Laut seiner Aussage spielen diese beiden letzteren Erkrankungen heute keine Rolle mehr. Ihm war klar geworden, dass bei ihm die Alkoholsucht wohl doch dafür verantwortlich war.

Seit Oktober 2024 arbeitet Dennis in einer Garten- und Landschaftsbaufirma. Er hat dort ein unbefristetes Arbeitsverhältnis. Seine familiäre Situation hat sich seit seiner erfolgreichen Therapie enorm verbessert. Ich habe noch einen Auftrag von Dennis bekommen. Ich soll mich in seinem Namen bei allen

bedanken, die ihn auf seinem Weg in die zufriedene Abstinenz begleitet haben. Diesen Auftrag führe ich sehr gerne aus: DANKE!
Anhand der Schilderungen meiner beiden Teilnehmer wird deutlich, wie wichtig dieses Projekt gewesen ist. Sehr schade, dass es Ende April 2025 zu Ende geht. An dieser Stelle möchte ich mich besonders für die wertschätzende Zusammenarbeit bei allen Beteiligten des BEA-Projektes bedanken.
Ein Hinweis in eigener Sache. Ich habe mehrfach auf eine zufriedene Abstinenz hingewiesen. Es existiert ein Blog von einer Freundin und mir: suchtfrei-leben.de. Gerne mal stöbern!

Besser spät als nie

Myriam O.

Hallo an alle,
über zweieinhalb Jahre bin ich nun als ehrenamtliche BEA-Begleitung unterwegs gewesen – und es hat mein Leben verändert, mit 51 Jahren. Zum ersten Mal in meinem Leben habe ich etwas gemacht, was mir sehr am Herzen liegt, und zugleich auch noch Geld dafür bekommen, das hätte mir mal früher jemand sagen sollen. Das hat mir obendrein gezeigt, dass ich noch nützlich bin, mich nützlich fühlen und einen guten und aktiven Beitrag in der Gesellschaft leisten kann. Für mich als Frührentnerin, die ich seit über zwölf Jahren bin, was ehrlich gesagt damals auch kein so tolles Gefühl war, mein Selbstwertgefühl lässt schön grüßen! (Ironie.) Deshalb konnte ich mir vor dem BEA-Projekt gar nicht vorstellen, wie es ist, einer sinnvollen und sinngebenden Tätigkeit nachzugehen, die mich erfüllt und auch noch meinen inneren Werten entspricht. Das sah damals, als ich gesund war, noch ganz anders aus. Wo ich am Arbeitsplatz oftmals gefühlt sinnbefreite Sachen erledigen sowie gegen alle meine inneren Werte handeln musste, einfach, weil es von mir verlangt wurde. Das durfte ich auch erst erkennen lernen, denn damals war das meine Normalität und da konnte ich nicht über meinen Tellerrand schauen, das hat mein damaliges Leben und Überleben garantiert. Ein Schutzmechanismus, der dann irgendwann weggebrochen ist. Denn ein Teil meines Lebens bestand aus Mobbing am Arbeitsplatz, inklusive starker Arbeitsüberlastung, und ein anderer Teil aus frühkindlicher Traumatisierung im familiären Umfeld, wo ich leider nicht gelernt habe, dass ich eine Lebens- oder Daseinsberechtigung

habe und schon mal gar nicht ein wertvoller Mensch bin, was ehrlich gesagt echt traurig ist. Die Erfahrungen der Vergangenheit waren das perfekte Match und schwupps, dann war es irgendwann Ende im Gelände für mich mit den Themen Gesund und Arbeit. Na ja, was man in der Gesellschaft halt so gesund nennt, denn ich habe funktioniert, bis ich wortwörtlich umgekippt bin, weil ich mich um alles und jeden gekümmert habe – nur nicht um mich selbst. Finde den Fehler! Mit funktionieren meine ich außerdem auch, dass ich mich jahrelang leer und ausgehöhlt gefühlt habe, wie ferngesteuert. Ein Zombie – ohne Ansteckungsgefahr und Hunger auf Gehirne. 😃 Nun gut, das habe ich zum Anlass genommen, mich zu mir selber auf den Weg zu machen, bin zu Therapien gegangen, Einzel und Gruppe, habe eine Ausbildung zum EX-IN-Genesungsbegleiter gemacht, um dann in dem BEA-Projekt zu erkennen: Das ist es, was mir Spaß macht und was ich machen will. Das bringt mein Herz zum Singen und mein Selbstwertgefühl singt mit. 😉 Also war das dann doch die ganze Arbeit und das Abrackern wirklich wert. Für mich selbst. Also Danke an die Studie und alle Beteiligten des BEA-Projekts von mir!

Was mich als Allererstes tief beeindruckt, berührt und innerlich ein Stück weit geheilt hat, waren der wertschätzende Umgang und das Miteinander auf Augenhöhe mit allen Beteiligten, als ich realisierte, dass das echt ist. Sowohl im privaten als auch im beruflichen Umfeld war meine frühere Erfahrung das genaue Gegenteil. Für die BEA-Zusammenarbeit war dieses Klima extrem förderlich und hat Raum für vieles geschaffen, u. a. für den Vertrauensaufbau mit traumatisierten oder auch nur stark enttäuschten Menschen, egal ob vom Jobcenter oder in anderen Bereichen.

Wie fange ich also an? Womit möchte ich beginnen? Das ist jetzt einmal gar nicht so einfach, denn es gibt so viel zu erzählen. Wie Sie merken, bin ich begeistert von dem Projekt, denn es zielt nicht darauf ab, Menschen wieder in die Arbeit zu bekommen, sondern sie zu unterstützen, um ihr Leben ein bisschen lebenswerter zu gestalten, schauen, was geht und was sie brauchen. Mit ganz kleinen Schritten, Babysteps. Und individuell, denn jeder Mensch ist anders. Und das ist gut so. Und sind wir mal ehrlich, wer sich besser fühlt und mehr Lebens-Freude empfinden kann, der steht dann vielleicht auch wieder dem Arbeitsmarkt zur Verfügung. Langfristig gesehen. Diese Art der Lebens-Erfahrungen (Mehrzahl), die zu einer psychischen Erkrankung geführt haben, sind nicht von heute auf morgen entstanden, ganz im Gegenteil, das dauert meist lange. Und so braucht es, genau wie bei mir, Zeit, um alleine wieder Möglichkeiten zu sehen oder ergreifen zu können, ganz zu schweigen von der Kraft, aufzustehen und rauszugehen. Wie gut waren wohl meine motorischen

Fähigkeiten als Zombie? Genauso wie das Fühlen – so was von nicht existent, das kann ich allen versichern.

Bei den Teilnehmertreffen am Anfang war eine gedankliche Behinderung, quasi ein Stolperstein für mich, nicht gleich zu denken: »Ah, das kenne ich auch, da müsste nur dies und jenes gemacht werden, dann geht es dem Teilnehmer besser.« Weil die Teilnehmenden mir ja Sachen gezeigt, gespiegelt haben, die ich auch aus meinem Leben kenne. Und dann zu schauen, was der Teilnehmer braucht. Und das, was der Teilnehmer garantiert nicht braucht, ist ein Oberlehrer, der alles besser weiß. Das zeigt einem Menschen nämlich klar und deutlich, dass er nichts weiß und keine Ahnung hat, was ihm weiterhilft, und von Wertschätzung und Augenhöhe weit und breit keine Spur. Nur halt! Eine These im BEA war ja, dass jeder weiß, was er will und braucht, damit es ihm besser geht. Also mal alle Besserwisser – raus aus meinem Kopf! Denn, auch wenn die Erfahrungen, Diagnosen oder Eindrücke ähnlich oder gleich sind – die Menschen sind es definitiv nicht. Heraus kam ein bunter Blumenstrauß voller Ideen, Gedanken und mannigfaltigen Möglichkeiten, die zu teilen ich gerne bereit war, wenn es erwünscht war und wo es passte. Wobei ich dabei selber sehr auf mein inneres Gefühl für die Person und die Situation höre. Und nein, ich bin nicht perfekt.

Ein Teilnehmer braucht weniger Kontakt, weil das schon zu viel war und ihn innerlich gestresst hat, weil er gelernt hat, dass er es allen recht machen muss. Nope, jetzt nicht. Ein anderer Teilnehmer braucht mehr oder längeren Kontakt, weil er kein soziales Umfeld und auch keine Hobbys hatte. Als Begleitung habe ich zugehört, Fragen gestellt, auch meine Meinung zu ihren Themen gesagt, bei Terminen begleitet, einmal sogar bis ins Ruhrgebiet gefahren, Picknick im Park im Sommer veranstaltet und war in der Kunsthalle zu einer Ausstellung, die sowohl beeindruckend als auch bedrückend war. Das Leben ist vielfältig, ebenso wie die Bedürfnisse der Menschen.

Ganz am Anfang, als ich noch neu war, kam die Frage von einem Teilnehmer, was machen wir jetzt und wie läuft das denn so? Und ich meinte: »Das weiß ich auch noch nicht, was möchtest du denn machen? Was würde dir denn Freude machen?« Gemeinsam haben wir es herausgefunden … wir sind ein Jahr lang im Grünen spazieren gegangen, haben geredet und Termine gemeinsam wahrgenommen. Und nun hat er Hobbys, soziale Kontakte und ein Leben, das ihm viel mehr Spaß macht als vor seinem BEA-Jahr. Wo er alleine mit seiner Depression war, die einem ja auch viel erzählt, was man besser nicht glaubt und schon mal gar nicht gerne hören möchte. Es hat sich was verändert, sein Gefühl zu sich selbst, sein Leben hat sich zum Positiven hin verändert. Tschakka!

Hin und wieder treffen wir uns noch auf einen Spaziergang und reden. Ich bin neugierig, was sich so getan hat, und freue mich für ihn, was sich so bewegt in seinem Leben. Für mich ist das Leben Bewegung und Bewegung ist Veränderung. Nur Zombies sind prinzipiell ziemlich tot.

Herausfordernd war ganz am Anfang meiner Tätigkeit allein schon die Frage »Was will ich den Menschen sagen und sie auch noch begleiten? Ich komm ja auch nicht wirklich klar mit meinem Leben.« Und exakt da sind wir schon bei der Basis des BEA-Projektes. Ich muss nicht fertig, nicht perfekt sein. Es reicht aus, ich zu sein und reflektiert. Menschen wie ich, die selbst ihre Lebens-Erfahrungen mitbringen, bei mir aus dem Bereich der Psyche. Nur kam damals noch mein alter Glaubenssatz »Dafür bin ich nicht gut genug – das schaffe ich nicht« dazu und schon befand ich mich in einer gefühlten Überforderung. Schlaflose Nächte, Gedankenkarussell, Flashbacks, Selbstverurteilungen, alles inklusive, willkommen in meiner Welt – bis zu einem Reflexionsgespräch mit einer Prozessmanagerin. Das hat mir wirklich geholfen, dort rauszukommen, aus der gefühlten Verantwortung für die Teilnehmenden, die ja aus meiner Vergangenheit kam und dort besser aufgehoben ist. Jeder ist für sich selbst verantwortlich und ich bin nur die Begleitung und nein, ich muss die Welt nicht retten – nicht mehr. Und der alte Glaubenssatz ist zumindest für den BEA-Bereich aufgelöst worden.

Spannend war es auch, wenn Teilnehmende mich manipuliert haben, weil es ein Teil ihrer alten Überlebensstrategien ist. Das konnte ich erkennen, weil ich meine eigenen Erfahrungen in der Vergangenheit damit gemacht und es auch nicht persönlich genommen habe. Denn es ist nicht persönlich gemeint. Manipulationen und Kontrollverhalten sind anstrengend für mich im Umgang mit den Beteiligten und trotzdem konnte ich die Teilnehmerin da abholen, wo sie stand, und sogar ein bisschen Vertrauen aufbauen auf ihrer Seite.

Menschen. Wir sind alle Menschen und wollen auch als solche behandelt werden. Viele tolle Menschen habe ich in diesem Projekt kennen- und schätzen gelernt. In dieser Zeit habe ich selber viel gelernt sowie kennengelernt von und durch die Menschen, mit denen ich zu tun hatte, Teilnehmende, andere Begleitungen, Prozessmanager und Projektleitung. Auch gab es durch die Tätigkeit mehr Struktur in meinem Leben, mehr soziale Kontakte, was sich wie ein stabiles Gerüst anfühlte, das mir sowohl Halt als auch die Möglichkeit zum inneren Wachsen, Entfalten ermöglichte.

Wenn ich jetzt auf den Weg zurückschaue, den ich bewältigt habe, als ich aus meinem alten Leben rausgefallen bin, kann ich sagen, dass ich selber gerne eine zuverlässige BEA-Begleitung an meiner Seite gehabt hätte, zum Austausch von

Erfahrungen, zur Unterstützung und auch zum miteinander Lachen. Einfach, um gesehen zu werden und zu erkennen, dass ich nicht alleine bin. Es gibt andere Menschen, die ähnliche Erfahrungen, ähnliche Gefühle haben. Das ist der Anfang von Verbundenheit.

Ich habe versucht, jeden Teilnehmer dort abzuholen, wo er gerade steht im Leben. Egal wie niedrigschwellig oder hochfliegend das auch war. Es ist wichtig für jeden Menschen, zu wissen, was wirklich wichtig für einen selbst ist, und das kann sehr voneinander abweichen. Wenn man das noch nicht weiß, ist es ein Geschenk, jemanden an seiner Seite zu haben, um es für sich herauszubekommen.

Was kommt jetzt, nach dem BEA-Projekt für mich? Das ist eine gute Frage, auf die ich noch keine konkrete Antwort habe. Und ich weiß, dass sich etwas zeigen wird, da habe ich Vertrauen. Es gibt eine Nische für mich, um mich weiter aktiv einzubringen und mein Leben mit Sinn zu füllen.

Die gute Nachricht ist – es soll weitergehen, noch in 2025. Natürlich nicht wie in dem BEA-Pilotprojekt, das wäre dann doch zu teuer. Sondern in einer neuen Form, angegliedert an die Stadt und das Jobcenter. Ich bin gespannt und freue mich. Dinge, die passieren.

Der Mensch ist meiner Meinung nach nie zu alt, um etwas zu ändern. Mein Motto ist: Besser spät als nie!

BEA – Peer-Begleitung einfach anders

Simone T.

Im Mai 2021 zeigte mir eine Sozialarbeiterin einen Flyer von dem Pilotprojekt BEA (Beraten – Ermutigen – Assistieren). »Sehen Sie es sich doch einfach mal an«, meinte sie. Ich war skeptisch: Ein Projekt vom Jobcenter, in dem Teilnehmende, Mitarbeitende vom Jobcenter (Prozessmanager) und Peer-Begleitungen auf Augenhöhe zusammenarbeiten?

Nach einigem Hin und Her rief ich schließlich die Telefonnummer vom Projekt BEA an und bat um einen Termin. Zu der Zeit war der Kontakt mit anderen Menschen ein heikles Unterfangen, da wir durch die Pandemie mit ständig wechselnden Hygiene- und Abstandsvorschriften zu kämpfen hatten. Eine der Prozessmanagerinnen von BEA gab mir einen Termin und wir entschieden uns, uns draußen im Park zu treffen. Es war ein überraschend lockeres und entspanntes Gespräch. Im Anschluss daran fragte sie mich, ob ich mir nicht vorstellen könne, nicht als Teilnehmerin, sondern als ehrenamtliche BEA-Begleiterin tätig zu sein. Ich war überrascht und auch etwas verwundert. Ich hatte gelernt, mit meinen rezidivierenden Depressionen zu leben, hatte auch ein paar nette Kontakte, versuchte aber, meine Erkrankung vor Außenstehenden weitgehend zu verbergen. Und ich komme aus einer Familie, in der man über psychische Erkrankungen nicht spricht.

Ich dachte über das Angebot nach und entschied mich, es einfach mal zu versuchen. Zunächst fanden an mehreren Wochenenden Schulungen per Zoom statt, bei denen ich andere BEA-Begleiter*innen kennenlernte. Und im September war es endlich so weit: Ich sollte meine erste Teilnehmerin kennenlernen! Ich weiß noch, wie nervös ich war, als ich die junge Frau im Rahmen eines Dreiergesprächs mit ihrer Prozessmanagerin kennenlernte. Sie war durch eine Viruserkrankung und die Einschränkungen der Pandemie überrollt worden, aber fest entschlossen, das Beste aus ihrer Lebenssituation zu machen. Sie hatte schon versucht, mit zwei anderen Begleitern ihr BEA-Jahr zu starten, jedoch hatte es bei beiden Begleitern für ihr Empfinden menschlich nicht »gematcht«. Ihr Anliegen war, so viel Informationen wie möglich zu bekommen, dass sie selbst rationale Entscheidungen treffen konnte, um ihre Lebenssituation zu verbessern. Sie war intelligent, ehrgeizig und sie war in der Lage, regelmäßige Termine bei diversen Ärzten und Physiotherapeuten selbstständig wahrzunehmen. Meine Aufgabe sollte sein, ihr mit entlastenden Gesprächen zur Seite zu stehen. Sie entschied, dass unsere Gespräche zu Beginn nur alle vier Wochen stattfinden sollten. Das irritierte mich sehr, weil sie nur noch sieben Monate von ihrem BEA-Jahr zur Verfügung hatte und ich es schwer fand, sie dadurch näher kennenzulernen. Ich beschloss aber, mich auf den Prozess einzulassen. Und ich lernte dadurch, wie gut durchdacht das Projekt BEA war: Es gab für die BEA-Begleitenden regelmäßig kollegiale Fallbearbeitungen, um über ihre Fälle mit anderen BEA-Begleitenden zu sprechen, und Supervisionen. Und vor allem gab es regelmäßige Dreiertreffen mit den zuständigen Prozessmanagerinnen, um sich über die Fortschritte oder Hindernisse in der Begleitung der Teilnehmenden auszutauschen. Die Gespräche wurden immer auf Augenhöhe und wertschätzend geführt.

Für meine Teilnehmerin waren die alle vier Wochen stattfindenden Gespräche mit mir genau das richtige Tempo für ihren Genesungsweg gewesen: In den letzten zwei Monaten ihres BEA-Jahres hatten wir dann auf ihren Wunsch hin mehrmals im Monat Kontakt. Sie entschied sich, eine Therapie zu beginnen und ihr Leben auch unter einem anderen Blickwinkel zu betrachten. Als wir uns zum Abschluss noch einmal im Tierpark für einen Spaziergang trafen, bedankte sie sich bei mir und meinte etwas verschmitzt, dass ihre neue Therapeutin ihr ähnliche Fragen stellen würde wie ich. Und ich bedankte mich bei ihr dafür, dass sie mir so viel Vertrauen entgegengebracht hatte und ich sie ein Stück ihres Weges begleiten durfte.

Die nächste Teilnehmerin, mit der ich »gematcht« wurde, lernte ich die erste Zeit nur über Zoom kennen. Die Pandemie hatte ihren Höhepunkt erreicht und führte dazu, dass ich andere Menschen und öffentliche Verkehrsmittel weitgehend mied. Coronatests und FFP2-Masken wurden meine ständigen Begleiter. Ebenso ging es meiner neuen Teilnehmerin, die alleine lebte und zusätzlich zu ihrer Depression noch mit einer schweren Angststörung zu kämpfen hatte. Wir »zoomten« also zu zweit oder zu dritt (mit Prozessmanagerin) und mit Kaffeetasse vor dem Computer und versuchten, uns auf diese Weise kennenzulernen. Nach und nach lockerten sich die Vorschriften wieder und wir trauten uns, gemeinsam – mit Sicherheitsabstand – im Park spazieren zu gehen. Ich stellte fest, dass diese Spaziergänge für meine neue Teilnehmerin eine große Herausforderung darstellten und sie währenddessen immer sehr mit ihrer Angst zu kämpfen hatte. Und ich bemerkte auch, dass sie durch unsere regelmäßigen wöchentlichen Treffen Schritt für Schritt etwas von ihrer Angst verlor: Unser Bewegungsradius wurde größer und wir unternahmen auch längere Ausflüge in die Stadt mit dem Bus und der Straßenbahn. Auch sie war sehr motiviert, einen Weg aus ihrer Angststörung zu finden, stellte sich mit mir zusammen und später dann auch oft alleine neuen Situationen. Gleichzeitig überließ ich es meiner Teilnehmerin, die Ziele für unsere wöchentlichen Unternehmungen auszusuchen. Ich legte lediglich den zeitlichen Rahmen fest. Sie entschied und ich begleitete sie. Später sagte sie mir, dass das für sie selbst in dem BEA-Jahr die größte Herausforderung gewesen sei, wöchentlich zu entscheiden, ob, wie und wo das Treffen ablaufen sollte.

Zur gleichen Zeit erhielt ich einen weiteren Teilnehmer, einen jungen Mann, der im pflegerischen Bereich tätig gewesen war und nun mit der Diagnose Burn-out zu kämpfen hatte. Und der eine große Abneigung gegen »Schriftkram« hatte. Ihm war durch seine Diagnose bewusst geworden, dass er seinen Beruf, den er gerne ausgeübt hatte, nicht mehr ausüben konnte. Er war (verständlicherweise) wütend und verärgert über seine gesamte Lebenssituation. Auch hier erwiesen sich gemeinsame Spaziergänge als erster Schritt zum Kennenlernen. Nötige Anträge wurden gemeinsam ausgefüllt und wurden für meinen Teilnehmer nachvollziehbarer, sodass er sie zukünftig alleine stellen und ausfüllen konnte. Mein Teilnehmer bekam in dem Jahr den nötigen Raum, um seinen Ärger und seine Enttäuschung über seine jetzige Lebenssituation verbal zu äußern und sich von seiner bisherigen Lebensplanung zu verabschieden. In den letzten Monaten seines BEA-Jahres suchten wir gemeinsam für ihn ein Ehrenamt im handwerklichen Bereich.

Im Februar 2023 bekam ich noch eine weitere Teilnehmerin, die unter einer PTBS und sehr großer Angst vor Zahnärzten litt. Auch sie war einsam und durch ihre Scheidung schwer traumatisiert. Sie hatte sehr starken Redebedarf. Dass die kollegiale Fallberatung der BEA-Begleiter*innen pandemiebedingt nur unregelmäßig stattgefunden hatte, wurde für mich nun zu einem Problem, da ich bei der Begleitung an meine Grenzen stieß. Also tat ich mich mit einer Kollegin zusammen, die vor einem ähnlichen Problem mit ihrer Teilnehmerin stand, und wir luden alle BEA-Begleitenden alle zwei Monate zur kollegialen Fallbearbeitung in den BEA-Räumen ein. In diesen zwei Stunden wurde nicht nur über eigene Probleme mit Teilnehmenden gesprochen, sondern es wurden auch Erfahrungen mit Therapeuten, Ärzten und Eingliederungshilfen ausgetauscht. Ich merkte, dass wir uns alle untereinander besser kennenlernten und sich unser Erfahrungswissen zunehmend vergrößerte. Da dieses Netzwerk für uns Begleiter*innen so eine Bereicherung war, wollten wir unseren Teilnehmenden auch die Möglichkeit geben, sich zu vernetzen: Es wurde eine Kreativ-AG ins Leben gerufen, die einmal im Monat den Teilnehmenden die Möglichkeit bieten sollte, sich zwanglos kennenzulernen und zu vernetzen.

Dieses Angebot wurde von den Teilnehmenden auch gerne angenommen. Häufig gesellten sich auch die BEA-Begleiter*innen dazu, sodass gemeinsam genäht, gezeichnet und gestrickt wurde. Es war eine lockere Atmosphäre, die allen Beteiligten guttat. Parallel begleitete ich meine Teilnehmerin zu mehreren Zahnarztterminen, hörte ihr zu und machte ihr Mut. Gleichzeitig nahm ich wahr, dass durch die Pandemie das psychiatrische Hilfesystem extrem ausgelastet war: Auf Therapieplätze mussten Betroffene bis zu zwei Jahre warten und Psychiater*innen hatten höchstens zehn Minuten Zeit, um Patienten zuzuhören. Selbst die Eingliederungshilfen hatten Wartezeiten bis zu drei Monaten, bevor sie Klienten aufnehmen konnten. Das alles machte es mir und den übrigen BEA-Begleiter*innen schwer, das BEA-Jahr ohne Druck anzugehen, da ich spätestens nach sechs Monaten mit den Teilnehmenden das Thema »Eingliederungshilfe« ansprechen musste, damit sie auch nach ihrem BEA-Jahr weiter einen Ansprechpartner hatten. Mit anderen Worten: Der Teilnehmende hatte gerade den Mut gehabt, sich mir zu öffnen, und ich musste ihn schon auf das Ende der gemeinsamen Zeit hinweisen. Wie viele

andere BEA-Begleiter*innen löste ich das Problem, indem ich meinen Teilnehmenden anbot, dass sie mich auch nach ihrem BEA-Jahr im Bedarfsfall kontaktieren könnten.
In den letzten zehn Monaten vor Projektende begleitete ich noch zwei weitere Teilnehmende. Die eine Teilnehmerin war eine junge Frau, die alleinerziehend war, bereits eine Eingliederungshilfe hatte und deren Ziel es war, körperlich belastungsfähiger zu werden. Ihr Wunsch waren feste wöchentliche Termine und ausgedehnte Spaziergänge, um ihre körperliche Belastbarkeit zu steigern. Bei dem anderen Teilnehmer, einem 53-jährigen Mann, hatte die Pandemie seine Angst, das Haus zu verlassen, noch befeuert. Sein Ziel war es, wieder alleine vor die Tür gehen zu können und eine ärztliche Anbindung zu bekommen. Mit beiden war ich zweimal wöchentlich unterwegs und beide verfolgten sehr ehrgeizig ihre gesteckten Ziele. Meine Teilnehmerin (und auch ich) wurden in den acht Monaten fitter. Und ich lernte durch sie Ecken von Bielefeld kennen, die ich vorher noch nicht gesehen hatte. Mein Teilnehmer stellte sich konsequent zweimal wöchentlich seiner Angst, unternahm in meiner Begleitung kurze Spaziergänge und betrat auch wieder einen Supermarkt.
Jetzt, nach dreieinhalb Jahren und sieben Teilnehmenden, die ich ein Stück ihres Genesungsweges begleiten durfte, bin ich nur noch begeistert von dem Projekt BEA. Es hat mir ganz deutlich gezeigt, wie wichtig ein gegenseitiger wertschätzender Austausch auf Augenhöhe ist. Und dass gerade niederschwellige Angebote, regelmäßiger Kontakt, Selbstbestimmtheit und kein Druck die Schlüssel sind, um Menschen mit psychischen Beeinträchtigungen wieder in Bewegung zu bringen.

Praxisberichte von Mitarbeitenden des Jobcenters (Prozessmanager*innen) im Projekt BEA

Die eigene professionelle Haltung weiterentwickeln

Sarah-Romina Becker

Der folgende Text handelt von unseren Erfahrungen als Prozessmanagende in der Arbeit mit Menschen mit psychischen Erkrankungen und Abhängigkeitserkrankungen. Eingangs wird eine Abgrenzung unserer Tätigkeit als Prozessmanagende gegenüber der Tätigkeit in der Arbeitsvermittlung / im Fallmanagement des Jobcenters vorgenommen. Im Weiteren werden Veränderungen im Rollenverständnis von Prozessmanager*innen thematisiert. Abschließend wird ein Resümee gezogen und ein Transfer zu der Beratung in der Arbeitsvermittlung im Jobcenter hergestellt.

Wesentliche Elemente der Hartz-Reformen sowie der aktuellen Bürgergeldreform legen die Aktivierung von Leistungsberechtigten zugrunde. Folglich gehen der Aktivierungsauftrag des Jobcenters sowie die Beratungsgegebenheiten mit verschiedenen Zielsetzungen einher. Dadurch ergeben sich für Fachkräfte in der Arbeitsvermittlung vielfältige Herausforderungen: Neben der Erfüllung eines Auftrages im gesellschaftlichen und politischen Kontext, wonach »Menschen möglichst schnell in Arbeit zu vermitteln und unabhängig von Grundsicherungsleistungen zu machen« (Lammers 2025, S. 115) sind, gilt es, die individuelle Lebenssituation eines jeden Leistungsberechtigten zu erfassen und ihnen eine darauf abgestimmte Beratung im Rahmen der Einzelfallhilfe sowie entsprechende Unterstützungsleistungen zukommen zu lassen. Demgegenüber differenziert sich die Tätigkeit der Prozessmanager*innen im BEA-Projekt »insofern, als dass ihr Fokus auf Gestaltung und Moderation der individuellen Prozesse und der Bereitstellung der erforderlichen Rahmenbedingungen liegt« (Lammers 2025, S. 54). Folglich sind Prozessmanagende eine zentrale Anlaufstelle für BEA-Begleitungen, Teilnehmende und weitere Akteur*innen, die im BEA-Projekt tätig sind. In diesem Kontext bringen die Prozessmanager*innen unterschiedliche Qualifikationen und Berufserfahrungen mit: Neben Fachkräften aus dem Jobcenter sind auch Fachkräfte mit beruflichen Erfahrungen außerhalb des Jobcenters in dem BEA-Projekt tätig.

Unsere unterschiedlichen Berufserfahrungen bedingen zugleich verschiedene Erfahrungswerte in der Zusammenarbeit mit einer Klientel im Bereich der psychischen Erkrankungen sowie der Abhängigkeitserkrankungen.
Ein wesentlicher Aspekt, welcher unsere Tätigkeit als Prozessmanagende in der Zusammenarbeit mit BEA-Begleiter*innen und Teilnehmenden prägt, ist die Orientierung an der Lebenswelt der Teilnehmenden. Dies umfasst »auf die vorfindlichen Probleme von Menschen einzugehen und gemeinsam mit ihnen eine ›Vision‹ eines gelingenderen Lebens zu entwickeln« (Füssenhäuser 2016, S. 216). Vor dem Hintergrund der Angliederung des BEA-Projektes an die Institution Jobcenter, welche u. a. vordergründig den Auftrag der Arbeitsmarktintegration von Kund*innen verfolgt, sind im BEA-Projekt andere zentrale Vorhaben von Bedeutung. Der Erhalt oder die Wiederherstellung der Erwerbsfähigkeit sowie die Verbesserung der gesellschaftlichen und beruflichen Teilhabe bilden die zentralen Vorhaben im BEA-Projekt. Daher steht die individuelle Betrachtung der Lebenssituation von Teilnehmenden in Bezug auf psychische Erkrankungen und Abhängigkeitserkrankungen im Fokus. Das bedeutet, dass wir als Prozessmanager*innen Lebensbereiche der Teilnehmenden fokussiert haben, die von den Teilnehmenden selbst als relevant erachtet wurden. Auch bedeutet dies für uns, die Sichtweise von Teilnehmenden sowie gegebenenfalls auch die Ablehnung von bestimmten Unterstützungsleistungen zu akzeptieren. Letztlich geht damit einher, den Erhalt bzw. die Stabilisierung der Erwerbsfähigkeit zu fördern. Für uns Prozessmanagende erfordert dies hinsichtlich der Aufgabenstellung in der beruflichen Praxis ein wesentliches Umdenken: Während in der regulären Arbeitsvermittlung starre und vorgegebene Strukturen mit dem Fokus auf Arbeitsmarktintegration den Arbeitsalltag prägen, steht in der Projektarbeit eine lebensweltorientierte Betrachtung der Lebenssituation der Teilnehmenden im Kontext von psychischen sowie Abhängigkeitserkrankungen im Vordergrund.
Neben der Koordinierung verschiedener Schnittstellen im Rahmen des Hilfesystems sowie der gemeinsamen Entwicklung von Zielen mit Teilnehmenden stellt auch die Beratung, welche außerhalb des Jobcenters im Sozialraum der Teilnehmenden stattfindet, einen weiteren Unterschied dar. Dabei haben wir die Beratung außerhalb des Jobcenters als einen angenehmen Rahmen erlebt, welcher weniger durch ein bürokratisches Setting geprägt war und das Agieren an einem neutralen Ort auf Augenhöhe erlaubte. In der Gesamtheit ermöglicht die sozialräumliche Beratung uns, einen anderen, niedrigschwelligen Zugang zu den Teilnehmenden zu erhalten und eine Beziehung aufzubauen, die durch ein geringeres Machtgefälle geprägt ist. Aus unserer Perspektive erfordert

dies auch eine Umstrukturierung der eigenen Arbeitsweise, in welcher der Rahmen nicht ausschließlich seitens der Fachkräfte vorgegeben wird, sondern gemeinsam mit den Teilnehmenden besprochen und an die Gegebenheiten angepasst wird. Dies impliziert u. a. die gemeinsame Absprache von Terminen, Termininhalten und entsprechenden Örtlichkeiten.
Weiterhin nehmen wir als Prozessmanager*innen eine Veränderung des eigenen professionellen Rollenverständnisses wahr. Dies beinhaltet neben der Veränderung der eigenen Zielsetzung als Fachkraft in der Projektarbeit zugleich eine weitere Entwicklung der Sensibilität für Menschen mit psychischen Erkrankungen und Abhängigkeitserkrankungen. Einen besonderen Aspekt stellt in diesem Kontext die Zusammenarbeit mit BEA-Begleitungen dar, indem mögliche Zielsetzungen und Vorhaben neben den Teilnehmenden auch mit den BEA-Begleitungen abgestimmt werden. Auch geht damit eine Veränderung der eigenen Erwartungshaltung in der Rolle als Fachkraft einher. Demnach erfordert unsere Tätigkeit in der Ganzheitlichkeit ein kleinschrittiges Denken und Handeln. Dies stellt besonders vor dem Hintergrund der vorherigen Tätigkeit in der Vermittlung, welche primär nicht durch eine mögliche drohende Erwerbsunfähigkeit sowie psychische Erkrankungen und Abhängigkeitserkrankungen geprägt war, eine Herausforderung für Fachkräfte dar. Anfangs sind wir der Projektarbeit mit der Klientel mit Enthusiasmus, Begeisterung und viel Engagement begegnet. Während der Projektlaufzeit hat sich unser Blick auf die Zusammenarbeit mit Menschen mit psychischen Erkrankungen und Abhängigkeitserkrankungen verändert: Prozessmanager*innen verspüren nicht nur, dass ihre Empathie aufgebraucht ist, sie benennen darüber hinaus sowohl das Empfinden von emotionaler und mentaler Anstrengung als auch eine »leere Batterie«. Des Weiteren haben sich der anfängliche Enthusiasmus und die damit einhergehende emotionale Zuwendung zu den Akteur*innen verändert – über eine Reduktion der emotionalen Zuwendung hin zu einer sachlicheren Ebene. Das persönliche Nähe-Distanz-Verhältnis zu Teilnehmenden hat sich also über die Projektlaufzeit verschoben. Folgende Aspekte wurden in diesem Kontext bedacht: Wie viel Nähe ist notwendig, um einen Zugang zu Teilnehmenden zu bekommen und eine gelingende Zusammenarbeit zu ermöglichen? Wie viel Distanz ist aus Perspektive der Teilnehmenden in dem Hilfenetz angemessen, ohne die Zusammenarbeit zu gefährden? Wie viel Distanz ist für mich als Fachkraft notwendig, um mich hinsichtlich der Selbstfürsorge abgrenzen zu können? Wie lässt sich eine professionelle Balance zwischen Nähe und Distanz finden?

Rückblickend betrachtet hat die Tätigkeit im BEA-Projekt die professionelle Identität von Fachkräften nachhaltig geprägt. Sie haben durch die intensive Zusammenarbeit mit Teilnehmenden und BEA-Begleitungen eine andere Akzeptanz für Menschen mit psychischen Erkrankungen und Abhängigkeitserkrankungen erhalten. Dies impliziert neben der Wissensaneignung im Kontext von psychischen Erkrankungen und Abhängigkeitserkrankungen auch eine Sensibilität für mögliche Rückschritte in den jeweiligen Lebenssituationen. Auch geht damit einher, dass seitens der Prozessmanager*innen eine Stärkung der eigenen Frustrationstoleranz wahrgenommen wird. Darüber hinaus hat sich für uns eine neue Perspektive eröffnet durch die Arbeit mit Bürgergeldbeziehenden außerhalb der Institution Jobcenter: Eine entspannte und unbürokratische Gesprächsatmosphäre im Sozialraum der Teilnehmenden, das Arbeiten losgelöst von der Anforderung, Maßnahmen zu besetzen, sowie die damit einhergehende zeitliche und örtliche Selbstorganisation wurden als hilfreich für eine gelingende Arbeit mit der Klientel empfunden.

Abschließend lässt sich festhalten, dass die Projektarbeit das berufliche Dasein der beteiligten Prozessmanager*innen nachhaltig geprägt hat. Letztendlich hat sich die Perspektive auf den im Jobcenter vorherrschenden Beratungskontext von Menschen mit psychischen Erkrankungen und Abhängigkeitserkrankungen verändert, indem dieser kritischer betrachtet und hinterfragt wird.

Literatur

Füssenhäuser, C. (2016): Lebensweltorientierung und Sucht. In: Grunwald, K.; Thiersch, H. (Hrsg.): Praxishandbuch Lebensweltorientierte Soziale Arbeit. Handlungszusammenhänge und Methoden in unterschiedlichen Arbeitsfeldern. S. 212–220. 3. Aufl. Weinheim, Basel: Beltz Juventa.

Lammers, K. (2025): Peer-Unterstützungsbeziehungen im Kontext psychischer Beeinträchtigung. Wiesbaden: Springer VS.

Wege zur Veränderung: Die individuellen Entwicklungsprozesse der Teilnehmenden im BEA-Projekt

Sina-Pauline Bode und Dörte Roschinski

Kleine Fortschritte wahrzunehmen, fällt schwer. Das ist uns Prozessmanager*innen im Projekt BEA und in der Zusammenarbeit mit den Teilnehmenden oft begegnet. Viele der Personen, die am BEA-Projekt teilnehmen, stehen vor erheblichen sozialen und alltagspraktischen Herausforderungen. In ihrem Alltag erleben sie häufig Misserfolge oder fühlen sich durch strukturelle Hürden ausgebremst. Fortschritte – sei es im persönlichen Selbstvertrauen, in der Stabilisierung der Lebensverhältnisse oder in beruflichen Perspektiven – sind oft schleichend und werden von den Betroffenen selbst nicht immer als solche erkannt. Doch genau diese Entwicklungsschritte sind entscheidend für nachhaltige Veränderungsprozesse. Die Analyse der Fallbeispiele im Rahmen dieses Beitrags soll daher verdeutlichen, welche Fortschritte die Teilnehmenden tatsächlich machen – auch wenn sie diese selbst nicht unmittelbar wahrnehmen. Indem zentrale Einflussfaktoren und Meilensteine herausgearbeitet werden, wird sichtbar, wie das BEA-Projekt zur Stabilisierung und Weiterentwicklung dieser Personen beiträgt – und damit nicht primär Defizite adressiert, sondern bestehende Ressourcen stärkt. Das Zitat sensibilisiert somit für eine zentrale Erkenntnis dieses Beitrags: Entwicklung verläuft oft schrittweise, und es ist essenziell, nicht nur auf Defizite zu blicken, sondern auch auf bereits Erreichtes.

Vertrauen als zentrale Grundlage für Veränderung

Ein wiederkehrendes Muster in unseren Fallbeispielen ist das anfängliche Misstrauen der Teilnehmenden gegenüber Unterstützungsangeboten. Viele der begleiteten Personen haben bereits mehrfach schlechte Erfahrungen mit Integrationsmaßnahmen, Behörden oder anderen Unterstützungsstrukturen gemacht.

Ein Beispiel für dieses Phänomen ist der Fall von Herrn K., einem Mann Anfang dreißig mit einer langen Geschichte von Meldeversäumnissen und vorzeitig abgebrochenen Maßnahmen. Zu Beginn des Projekts zeigt sich eine große Unzuverlässigkeit in der Zusammenarbeit: Herr K. taucht mehrfach ab, lässt Termine verstreichen und distanziert sich zeitweise vollständig vom BEA-Team. Dennoch bleiben wir kontinuierlich in Kontakt, vermitteln ihm das Gefühl, dass er jederzeit zurückkehren kann, ohne negative Konsequenzen fürchten zu müssen. Wir ermutigen ihn, den Weg, den er beschritten hat, weiterzuverfolgen, und bringen Verständnis für die Angst vor Veränderung auf. Dieses Prinzip der bedingungslosen Annahme erweist sich als entscheidender Faktor für die schrittweise Vertrauensbildung. Anstatt Teilnehmende für Rückzüge oder Inaktivität zu sanktionieren, wird eine offene Haltung eingenommen, die es ermöglicht, jederzeit wieder anzuknüpfen. Erst durch diesen Ansatz kann Herr K. langfristig Stabilität entwickeln und schließlich eine Ausbildung als Gärtner aufnehmen.

Entwicklung von Selbstbestimmung und Eigenverantwortung

Ein weiterer zentraler Aspekt in der Entwicklung der Teilnehmenden im BEA-Projekt ist der schrittweise Aufbau von Selbstbestimmung. Dies zeigt sich besonders im Fall von Herrn M., einem Mann Ende dreißig, der mit starken Ängsten vor Überforderung kämpft. Herr M. hat große Schwierigkeiten, Entscheidungen zu treffen – insbesondere, wenn äußere Erwartungen an ihn herangetragen werden. Die BEA-Begleitung setzt hier gezielt an, indem sie ihm Raum gibt, eigene Entscheidungen ohne Druck zu treffen. Ein wichtiger Bestandteil des Begleitprozesses ist das Einüben von Abgrenzung, beispielsweise durch die bewusste Erfahrung, in einem Geschäft nach längerer Beratung nichts zu kaufen, obwohl die Verkäuferin ihn dazu ermutigt. Durch diese kleinschrittige Arbeit entwickelt Herr M. zunehmend ein Bewusstsein für seine eigenen Grenzen und Bedürfnisse. Gegen Ende des Projekts hat er nicht nur eine ehrenamtliche Tätigkeit aufgenommen, sondern auch eine Umschulung begonnen. Durch seinen Prozess kann verdeutlicht werden, dass Selbstbestimmung oft nicht durch direkte Anweisungen oder Vorgaben gefördert werden kann, sondern durch das Schaffen eines sicheren Rahmens, in dem eigene Entscheidungen ausprobiert und reflektiert werden können.

Ein weiteres Beispiel ist der Fall von Frau T., einer Teilnehmerin, die zu Beginn des Projekts mit gesundheitlichen Problemen und sozialen Ängsten kämpft. Ihre Ziele sind die Verbesserung ihrer gesundheitlichen Situation und die Abgrenzung in sozialen Kontakten. Nach mehreren abgebrochenen Ausbildungen und einem kritischen Blick auf geförderte Arbeitsverhältnisse kann sie durch die BEA-Begleitung mehr Struktur in ihrem Alltag aufbauen. Sie reduziert ihre digitale Mediennutzung, kann eine therapeutische Anbindung herstellen und ihre Ängste abbauen. Besonders in sozialen Situationen und Gruppenkontexten erzielt sie Fortschritte. Frau T. meldet sich in einer Tagesklinik an und erlebt eine Steigerung ihrer sozialen Teilhabe und Mobilität. Sie gewinnt an Selbstvertrauen und es fällt ihr zunehmend leichter, sich von anderen abzugrenzen.

Der Einfluss familiärer Strukturen auf die individuelle Entwicklung

Ein weiteres zentrales Thema, das sich in der Betrachtung der Fallbeispiele zeigt, ist die Bedeutung familiärer oder partnerschaftlicher Systeme für die individuelle Entwicklung der Teilnehmenden. Besonders deutlich wird dies im Fall von Herrn S., einem Mann Mitte dreißig, der in einem sehr engen familiären System lebt und stark in die familiären Strukturen eingebunden ist. Aufgrund der Dynamik innerhalb seiner Herkunftsfamilie fällt es ihm schwer, eigenständige Entscheidungen zu treffen oder sich von der familiären Versorgung zu lösen. Alle Termine mit der BEA-Begleitung finden gemeinsam mit der Mutter statt. Ein entscheidender Schritt in seiner Entwicklung besteht darin, die familiären Abhängigkeiten zu erkennen und alternative Möglichkeiten zu erproben. Durch die kontinuierliche Spiegelung dieser Strukturen und die gleichzeitige Einbindung der Mutter in den Beratungsprozess beginnt sich das familiäre System allmählich zu öffnen. Die Antragstellung auf Eingliederungshilfe markiert schließlich einen Wendepunkt, der nicht nur Herrn S., sondern auch seiner Familie bewusst macht, dass eine Veränderung notwendig ist.

Praktische Fortschritte als Grundlage für nachhaltige Veränderung

Neben den psychischen und sozialen Entwicklungen der Teilnehmenden lassen sich auch zahlreiche praktische Fortschritte beobachten, die als wesentliche Grundlage für eine nachhaltige Stabilisierung dienen. Ein zentrales Element ist die Sicherung des Wohnraums, da viele Teilnehmende mit unsicheren oder prekären Wohnverhältnissen konfrontiert sind. Unterstützend gewirkt haben an dieser Stelle vor allem Hilfestellungen bei der Wohnungssuche, aber auch die Beantragung von Unterstützungsangeboten.

Da der Zugang zu medizinischer und psychotherapeutischer Versorgung für viele Teilnehmende mit erheblichen Hürden verbunden ist, ihnen oft die nötigen Informationen über bestehende Angebote fehlen oder sie Schwierigkeiten haben, sich im bürokratischen System zurechtzufinden, ist auch die Hilfe in

diesem Bereich ein zentraler Aspekt. Das BEA-Projekt leistet hier wertvolle Unterstützung, indem es nicht nur organisatorische Hilfe anbietet, sondern auch eine physische Begleitung zu Terminen ermöglicht, was die Hemmschwelle zur Inanspruchnahme medizinischer und therapeutischer Leistungen senkt.
Da viele Teilnehmende lange Zeit nur eingeschränkte Bewegungsmuster entwickelt haben und beispielsweise Schwierigkeiten haben, selbstständig das Haus zu verlassen oder öffentliche Verkehrsmittel zu nutzen, integriert das BEA-Projekt gezielt die Förderung von Mobilität und Selbstständigkeit in den Alltag der Teilnehmenden. Durch kleinschrittige Begleitung und praktisches Üben wird diesen Personen geholfen, sich allmählich wieder eigenständig im öffentlichen Raum zu bewegen, was ein bedeutender Schritt in Richtung Unabhängigkeit darstellt.
Auch die berufliche Orientierung und Integration spielt eine entscheidende Rolle in den Entwicklungsprozessen der Teilnehmenden. Viele haben über Jahre hinweg keine positiven Erfahrungen im Arbeitskontext gemacht oder mussten wiederholt Misserfolge hinnehmen. Durch niedrigschwellige Angebote – wie Praktika oder ehrenamtliche Tätigkeiten – eröffnen sich Möglichkeiten, erste Erfahrungen in einem unterstützenden Umfeld zu sammeln. Diese positiven Erlebnisse fördern nicht nur das Selbstbewusstsein, sondern bilden langfristig eine Basis für eine nachhaltige berufliche Perspektive. Insgesamt tragen diese praktischen Fortschritte maßgeblich zur Stabilisierung der Teilnehmenden bei und ermöglichen es ihnen, schrittweise wieder mehr Kontrolle über ihr eigenes Leben zu gewinnen und eigenverantwortlich zu handeln.

Fazit

Die Fallbeispiele aus unserem Projekt zeigen, dass Veränderungsprozesse bei den Teilnehmenden stets vorhanden waren – auch wenn sie oft in kleinen Schritten erfolgten. Ein zentrales Ergebnis ist, dass die Veränderungen nicht ausschließlich in Form von beruflicher Integration oder sofort sichtbarer Selbstständigkeit ablaufen, sondern vielmehr als ein langfristiger Prozess der inneren Stabilisierung, des Vertrauensaufbaus und der schrittweisen Erweiterung individueller Handlungsräume.
Besonders bedeutsam ist dabei die Erkenntnis, dass Fortschritte nicht immer linear verlaufen, sondern von Phasen des Rückzugs, des Zweifels oder scheinbarer Stagnation geprägt sind. Gerade in diesen Momenten erweist sich die wertfreie und kontinuierliche Begleitung durch das BEA-Projekt als essenziell. Während konventionelle Unterstützungsangebote oft an Grenzen stoßen, wenn

Teilnehmende nicht zuverlässig erscheinen oder sich zeitweise entziehen, bietet BEA eine Struktur, die solche Schwankungen auffängt und langfristig Stabilität gewährleistet. Dies zeigt sich besonders deutlich im Fall von Herrn K., der mehrfach »abtauchte«, aber immer wieder zurückkommen konnte, ohne dabei mit Vorwürfen oder Sanktionen konfrontiert zu werden. Diese bedingungslose Annahme führte dazu, dass er schließlich eine Ausbildung aufnahm – ein Ziel, das zu Beginn kaum realistisch erschien.

Ein weiteres zentrales Ergebnis ist, dass Veränderung nicht isoliert betrachtet werden kann. Sie geschieht in Wechselwirkung mit dem sozialen und familiären Umfeld der Teilnehmenden. Dies zeigt sich insbesondere am Beispiel von Herrn S., der über Jahre in ein sehr enges familiäres System eingebunden war. Es wird deutlich, dass es hilfreich sein kann, das Umfeld der Teilnehmenden in den Veränderungsprozess einzubeziehen, um nachhaltige Entwicklungen zu ermöglichen.

Veränderung ist nicht immer auf klassische Weise messbar: Unsere Erfahrungen zeigen, dass Fortschritte auf einer viel grundlegenderen Ebene beginnen. Dazu gehören scheinbar alltägliche, aber für die Betroffenen essenzielle Entwicklungen, wie das Wahrnehmen von Arztterminen, das selbstständige Verlassen des Hauses oder das Üben von Alltagsfähigkeiten wie das Führen von Telefonaten. Diese kleinen, aber fundamentalen Fortschritte bilden die Voraussetzung für jede weitere Entwicklung – sei es eine berufliche Integration, eine verbesserte soziale Teilhabe, Selbstwirksamkeit oder mehr Vertrauen in sich selbst.

Die Betrachtung der Fallbeispiele macht außerdem deutlich, dass Veränderungsprozesse individuell sehr unterschiedlich verlaufen. Während manche Teilnehmende innerhalb eines Jahres große Sprünge machen, bleibt es bei anderen zunächst bei scheinbar minimalen Fortschritten. Entscheidend ist dabei, dass jede noch so kleine Entwicklung anerkannt und unterstützt wird. Unsere Erfahrungen zeigen, dass Menschen, die über Jahre hinweg durch strukturelle Benachteiligungen oder psychische Erkrankungen geprägt wurden, nicht in wenigen Monaten vollständig integriert werden können, sondern einen geschützten Raum benötigen, in dem sie in ihrem eigenen Tempo lernen können, Verantwortung für sich selbst zu übernehmen.

Zusammenfassend lässt sich sagen, dass das BEA-Projekt vor allem einen Rahmen schafft, in dem Veränderung überhaupt erst möglich wird. Die Erkenntnisse aus diesem Projekt verdeutlichen, dass nachhaltige Veränderung in erster Linie durch Vertrauen, langfristige Begleitung und die individuelle Anpassung der Unterstützungsangebote erreicht wird. Fortschritte sind immer vorhanden – auch wenn sie oft klein und unscheinbar wirken. Gerade diese kleinschrittigen Veränderungen sind es jedoch, die die Basis für tiefgehende und langfristige Entwicklungen legen.

Peer-Support in der Lichtenberger Initiative für Gesundheit und Arbeit (L.IGA) – ein rehapro-Projekt im Jobcenter Berlin-Lichtenberg

Martin Schultz und Sebastian Hesse

Im nachfolgenden Beitrag berichtet zuerst Martin Schultz aus seiner Perspektive als Peer-Berater beim Jobcenter Berlin-Lichtenberg von seiner Tätigkeit im Projekt L.IGA. Im zweiten Teil ergänzt Sebastian Hesse seine Erfahrungen, die er im Rahmen eines Praktikums während der EX-IN-Ausbildung (Experienced Involvement) im Projekt gesammelt hat.

Entstehung des Projekts – inklusive Idee zur Peer-Unterstützung

Das Projekt Lichtenberger Initiative für Gesundheit und Arbeit (L.IGA) (Januar 2022 bis März 2026) punktete im Rahmen der Modellvorhaben rehapro des Bundesministerium für Arbeit und Soziales im zweiten Förderaufruf mit zwei innovativen Kernelementen: erstens dem Einsatz von Tandems, bestehend aus Integrationsfachkraft (Arbeitsvermittler*in) und Fachkraft aus der Sozialen Arbeit für die Betreuung von Langzeitarbeitslosen mit psychischen Beeinträchtigungen und zweitens mit dem ersten sozialversicherungspflichtig beschäftigten Peer-Berater in der Bundesagentur für Arbeit. Die Idee zur Einbeziehung von Erfahrungsexpert*innen basiert auf dem Kontakt der Projektinitiatorin Dr. Katja Seidel zu Teilhabeberater*innen der Ergänzenden unabhängigen Teilhabeberatung (EUTB) im Jahr 2020. Der Berliner Behindertenverband und der Verein »expeerienced – erfahren mit seelischen Krisen e.V.« hatten gemeinsam die Idee, Ergänzende unabhängige Teilhabeberatung im Jobcenter anzubieten. Insbesondere expeerienced hatte mit seiner Beratungsstelle im Brennpunkt Neukölln und ausschließlich Peers aus dem Bereich psychische Gesundheit seit 2018 eine sehr große Expertise. Der Verein vertritt seit seiner Gründung im November 2015 die Interessen von Peers und Genesungsbegleiter*innen in Berlin. Es gab Gespräche zur Umsetzung, aber aufgrund der Coronapandemie wurde das Vorhaben nicht realisiert. Aus demselben Grund hatten die Projektverantwortlichen im Jobcenter entschieden, sich erst im zweiten Förderaufruf von rehapro zu bewerben, und so sollte die L.IGA Ende 2021 bzw. Anfang 2022 starten. Im Oktober suchte man zur Ergänzung des Teams eine*n Peer-Berater*in für 20–30 Stunden pro Woche. Im Konzept heißt es:

*Die Beteiligung einer vormals betroffenen Person als EX-IN-Genesungsbegleitung und der Aufbau eines ergänzenden und stabilisierenden Selbsthilfenetzwerkes (ehemals) langzeitarbeitsloser Menschen mit psychischen Beeinträchtigungen stellen wichtige Bausteine der Projektkonzeption dar. Gemeinsam mit der EX-IN-Genesungsbegleitung als zusätzlich eingestellte Coach*in werden Strategien entwickelt, um den Zugang zur Zielgruppe des Projektes und die Betreuung auch aus Betroffenensicht optimal zu gestalten. Durch die gezielte Einbindung von (ehemaligen) Projektteilnehmenden und in Berlin-Lichtenberg aktiven Selbsthilfegruppen (z. B. bei der Durchführung der Infoveranstaltungen) wird der Ansatz der Peer-Education in der Zusammenarbeit mit dem Jobcenter umgesetzt und gestärkt. Ein erstes Treffen zur zukünftigen Zusammenarbeit und Vernetzung zwischen dem Verein »expeerienced – erfahren mit seelischen Krisen« und dem Jobcenter Berlin-Lichtenberg ist für Januar 2021 geplant. Diese Zusammenarbeit wird durch L.IGA weiter ausgebaut, um auf die langjährigen Erfahrungen des Vereins in der Selbsthilfe, Beratung und Begleitung von Menschen mit schweren seelischen Krisen zurückzugreifen und Synergien zu entwickeln.*

*Geplant ist die Ausbildung zweier EX-IN-Genesungsbegleiter*innen aus der Gruppe der Teilnehmenden mit finanziellen Mitteln des Projektes, sofern andere Fördermöglichkeiten ausgeschlossen sind. Sie können nach erfolgreichem Abschluss der Qualifizierung in bezirkliche Hilfestrukturen als Expert*innen vermittelt werden. Eine Finanzierung hängt bisher von verschiedenen Voraussetzungen ab, die eine Kostenübernahme erschweren oder zum Teil verhindern.*

Und das war die Stellenausschreibung:

Stellenangebot EX-IN Genesungsbegleiter*in (m/w/d)

Das BMAS setzt mit dem Bundesprogramm »Innovative Wege zur Teilhabe am Arbeitsleben – rehapro« den Auftrag aus § 11 SGB IX um, Modellvorhaben zur Stärkung der Rehabilitation durchzuführen. Ziel des Programms ist es, durch die Erprobung von innovativen Leistungen und innovativen organisatorischen Maßnahmen neue Wege zu finden, um die Erwerbsfähigkeit von Menschen mit gesundheitlichen Einschränkungen noch besser zu erhalten bzw. wiederherzustellen. Langfristig soll der Zugang in die Erwerbsminderungsrente und die Eingliederungshilfe bzw. Sozialhilfe nachhaltig gesenkt werden. Das Jobcenter Berlin Lichtenberg beteiligt sich mit dem Projekt »L.IGA – Lichtenberger Initiative für Gesundheit und Arbeit« zur Unterstützung psychisch erkrankter langzeiterwerbsloser Menschen an dem Bundesprogramm. L.IGA erprobt die Verknüpfung der medizinischen Versorgung mit individuellen Hilfestellungen und der Begleitung in weiterführende Hilfsangebote und in Beschäftigung auf lokaler Ebene und verbindet unterschiedliche Akteure zu einem rechtskreisübergreifenden Hilfesystem zur beschäftigungsorientierten Unterstützung von psychisch kranken Menschen. Kernelemente des Projektes sind die Betreuung der Teilnehmenden durch ein interdisziplinäres Tandem (JC Lichtenberg und Kooperationspartner), die Verzahnung der Angebote verschiedener Rechtskreise mit optimierten Übergängen und individueller Begleitung, die gesundheitliche und persönliche Stabilisierung sowie die Heranführung an Beschäftigung bzw. eine individuell angepasste Arbeitsaufnahme.

Zur Verstärkung des Teams sucht das Jobcenter eine qualifizierte EX-IN-Genesungsbegleitung (m/w/d) in Teilzeit (20 Stunden).

Die Stelle ist befristet für die Dauer des Projekts.

Zu Ihren Aufgaben gehören:

- Peer-Beratung und -begleitung aus Sicht des Experten aus eigener Erfahrung
- Begleitung von Klient*innen, z. B. zu Behörden, Ärzten
- Genesungsbegleitung und Unterstützung im Einzel- und Gruppensetting
- Individuelle lösungsorientierte Gespräche mit den Teilnehmenden im Einzel- und Gruppensetting
- Erweiterung des Teamblickwinkels durch die Perspektive der eigenen Erfahrung
- Unterstützung der Coaches
- Organisation und Begleitung von Gruppenaktivitäten
- Ansprechpartner*in für Selbsthilfegruppen
- Mitwirkung bei internen/externen Fallbesprechungen

- Mitwirkung in regionalen Netzwerken und Gremien
- Mitwirkung an Veranstaltungen, Fachtagungen u. Ä.

Was Sie mitbringen:
- Erfolgreich abgeschlossene Qualifizierung zur EX-IN-Genesungsbegleitung
- Kompetenzen in Kommunikation und Gesprächsführung, Empathie, Einfühlungsvermögen
- Bereitschaft zur engagierten Mitarbeit in einem multiprofessionellen Team
- Selbstständige und eigenverantwortliche Arbeitsweise
- Gender- und Kultursensibilität
- Mobilität und Flexibilität
- PC-Grundkenntnisse
- Wünschenswert sind Erfahrungen in der Arbeit mit psychisch beeinträchtigten Menschen und/oder Selbsthilfegruppen sowie Kenntnisse über das psychiatrische Versorgungssystem

Was wir Ihnen bieten:
- Eine abwechslungsreiche, vielfältige Tätigkeit mit hoher fachlicher Qualität
- Eine kooperative, vertrauensvolle Zusammenarbeit und gute Arbeitsatmosphäre mit engagierten Kolleg*innen
- Interdisziplinäre interne/externe Zusammenarbeit
- Ein verantwortungsvolles und vielseitiges Aufgabengebiet mit Raum für Eigeninitiative und Kreativität
- Teamsupervision und Fallsupervision sowie fachbezogene Fortbildungen
- Eine strukturierte Einarbeitung
- Mitwirkung bei der Gestaltung der Arbeitsprozesse
- Flexible Arbeitszeiten sowie Vereinbarkeit von Beruf und Familie

Vorbereitung

Im März 2022 begann die unmittelbare Vorbereitung für das multiprofessionelle Projektteam der Lichtenberger Initiative für Gesundheit und Arbeit. In einer ca. 1,5 km vom Jobcenter entfernten Außenstelle kamen Mitarbeitende aus der Arbeitsvermittlung und von zwei Trägern zusammen, außerdem der eigens für das Projekt eingestellte Peer-Berater. Insgesamt umfasste das Team im Mai zwölf Mitarbeitende (vier Integrationsfachkräfte, vier Sozialarbeitende, zwei Psycholog*innen, eine Teamleiterin sowie einen Peer-Berater). Eine komplette Etage in dem »Mölli« genannten Bürogebäude an der Möllendorffstraße stand

zur Verfügung, neben Büros auch drei Gruppenräume für Meetings, Schulungen, Workshops, die Selbsthilfegruppe, Netzwerktreffen und Veranstaltungen für bis zu 40 Personen.
Wissenschaftlich begleitet wurde die L.IGA von der Katholischen Hochschule für Sozialwesen Berlin. Bevor im Juli 2022 die ersten Klient*innen von der L.IGA übernommen wurden, schulten drei Mitarbeitende des Projekts alle Integrationsfachkräfte des Jobcenters. Inhalt war ein Überblick über die Angebote des Projekts, vor allem aber Hinweise zum Erkennen bzw. Ansprechen psychischer Problemlagen bei Leistungsbeziehenden. Die Zusteuerung zum rehapro-Projekt erfolgte durch die Arbeitsvermittler*innen, die im Allgemeinen – ausgenommen das Fallmanagement – keine spezielle Expertise für psychische Erkrankungen haben. Ein Screening oder eine Eingangsdiagnostik war anders als in anderen Projekten nicht Teil der L.IGA, es bedurfte auch nicht zwingend einer Diagnose, um als Teilnehmende aufgenommen zu werden, die Vermutung einer manifesten psychischen Störung reichte aus.

Aufgaben der Peer-Beratung in der L.IGA

Peer-Beratung gehörte neben der Beratung durch die Psycholog*innen zu den flankierenden Maßnahmen in der L.IGA, die Klient*innen in Anspruch nehmen konnten. Darüber hinaus sollte Selbsthilfe ein Thema für die Peer-Beratung sein: sowohl eine Gruppe im Projekt als auch Kontakt zu Selbsthilfekontaktstellen, -gruppen und -organisationen. Auch Öffentlichkeits- und Netzwerkarbeit gehörte zu den Aufgaben in der Projektbeschreibung.
Da ab Januar 2023 fast durchgehend neben dem Peer-Berater ein*e EX-IN Praktikant*in in der L.IGA tätig war (insgesamt elf Personen bis Sommer 2025), wird im Folgenden von der Peer-Beratung die Rede sein (und nicht vom Peer-Berater).

Einzelberatung/Begleitung

Einzelberatungen durch die Peerberatung konnten von Teilnehmenden jederzeit vereinbart werden. Tatsächlich lag die Zahl der Termine insgesamt unter den Erwartungen, was folgende Gründe haben könnte: keine klare Vorstellung bei den übrigen Mitarbeitenden über Wirkweise von Peer-Unterstützung, keine klare Abgrenzung zwischen Themen der Peer-Beratung und dem Coaching durch die Tandems, keine Pflicht der Inanspruchnahme durch Teilnehmende im Gegensatz zu den Terminen beim Betreuungstandem.

Tandemberatung mit Coach*in

Häufiger als Einzelberatungen wurde die Peer-Beratung zu Beratungen der Tandems hinzugezogen, wenn ein*e Coach*in abwesend war oder als dritte Person. Dabei spielte es keine Rolle, welche*r Coach*in fehlte (Integrationsfachkraft oder Sozialarbeiter*in). Insbesondere die Integrationsfachkräfte profitierten von der Unterstützung durch die Peer-Beratung, da diese nicht als Mitarbeitende des Jobcenters wahrgenommen wurden und relativ schnell die viel zitierte »Augenhöhe« nutzen konnte. Bei spezifischen Themen (Diagnosen bspw. ADHS, Sucht, Ängsten) war die Erfahrungsexpertise der Peer-Beratung sehr hilfreich.

Selbsthilfegruppe

Ab der ersten Woche moderierte die Peer-Beratung eine Selbsthilfegruppe in der L.IGA. Diese war jederzeit offen und nicht diagnosespezifisch. Der Besuch sollte Projektteilnehmende an das Format Selbsthilfegruppe heranführen und konnte über die gesamte Dauer im Projekt genutzt werden. Ab Januar 2023 war die Peer-Beratung in der Regel zu zweit in der Gruppe dabei, bei externen Terminen der festen Peer-Beratung übernahm der*die Praktikant*in.

Workshops/Exkursionen

Die L.IGA bot den Projekteilnehmenden wöchentlich anfangs eine bis später drei Gruppenaktivitäten an, die freiwillig genutzt werden konnten. Diese reichten von Entspannung, Progressiver Muskelrelaxation und Spaziergängen mit dem Bürohund über Kanupaddeln und Radtouren im Kiez bis zu Besuchen im Museum, im Tierpark oder im Tierheim Berlin. Später kamen themenspezifische Workshops hinzu und es gab die Vorgabe, mindestens ein Gruppenangebot im Monat zu nutzen. Die Workshops hießen »Mut zur Arbeit«, »Wege in die Psychotherapie«, »Talentkompass« oder »Recovery« und wurden von verschiedenen Teammitgliedern geleitet oder begleitet, wobei die Peer-Beratung bei mehreren Angeboten involviert war.

Praktikumsbetreuung

Ab Januar 2023 bot die L.IGA einen EX-IN-Praktikumsplatz an. Dies war im Konzept nicht geplant und entstand durch die aktive Nachfrage einer Person bzw. des Leiters der RPK (Rehabilitationseinrichtung für Menschen mit psychischen Erkrankungen) für einen Rehabilitanden, der die Qualifizierung zum EX-IN-Genesungsbegleiter absolvierte. Insgesamt absolvierten in zweieinhalb Jahren elf Personen ein Pflichtpraktikum (80 Stunden) und wurden aktiv in die Beratungsarbeit eingebunden – nicht nur in der Peer-Beratung.

Netzwerk- und Öffentlichkeitsarbeit

Vom Projektstart an war die Netzwerk- und Öffentlichkeitsarbeit ein wesentlicher Teil der Arbeit. Aufgrund der persönlichen Vorerfahrungen und Qualifikationen entwickelte sich die Tätigkeit rasch und führte nach einem Jahr zur Erhöhung der Arbeitszeit der Peer-Beratung von 30 auf 39 Stunden und nahm über die Projektdauer etwa die Hälfte der Arbeitszeit in Anspruch, wodurch sich das Modellprojekt L.IGA schnell als feste Größe in der psychosozialen Szene im Bezirk und in Berlin etablierte und Bekanntheit über die Region hinaus erlangte. Interne Kommunikation (wie ein Artikel in »BA aktuell« und Kontakte zu anderen rehapro-Projekten in ganz Deutschland) machten die L.IGA und die Peer-Beratung in der Bundesagentur für Arbeit bekannt. Der Antistigma-Preis des Aktionsbündnisses Seelische Gesundheit und der DGPPN 2023 sowie Medienbeiträge (u. a. rbb, ZDF) waren die Folge intensiver Netzwerkarbeit.

Erster Peer-Berater in der BA

Peer-Pionier zu sein, war für mich – Martin Schultz – kein Problem, sondern eine angenehme Herausforderung. Eine meine ersten Aktivitäten als Peer im Jahr 2015 war die Initiative für ein Pilotprojekt für betriebliche Peer-Unterstützung bei meinem ehemaligen Arbeitgeber Deutsche Bahn (DB). Aus dem Projekt peers@work wurde mittlerweile ein Programm bei der DB mit über 50 Peers in zahlreichen Städten. Aufgrund der eigenen Erfahrungen als Fachkraft für Aus- und Fortbildung, Dozent und Trainer im Konzern, der nach einer depressiven Episode und einem gescheiterten Arbeitsversuch und BEM (Betriebliches Eingliederungsmanagement) ausscheiden musste, entschied ich mich im Arbeitsleben für einen offenen Umgang mit meiner Diagnose »Rezidivierende Depressionen / Dysthymie«. Parallel zum EX-IN-Kurs für Psychiatrie-Erfahrene besuchte ich ab 2016 zwei Jahre lang die Heilpraktikerschule, um als Peer-Berater auch fachliche Kenntnisse zu besitzen. Seit November 2024 engagiere ich mich nach Vorstandsposten in der

Deutschen Depressionsliga (bis 2017), im Berliner und im Allgemeinen Behindertenverband in Deutschland (bis 2022) als Vorsitzender des Vereins »expeerienced – erfahren mit seelischen Krisen e.V.« für die Förderung und Entwicklung von Peer-Unterstützung und Genesungsbegleitung und sehe in Jobcentern Potenzial für Peers. Sehr gerne möchte ich daher dazu beitragen, in den Jobcentern und Arbeitsagenturen, aber auch in Teilhabefachdiensten und Integrationsfachdiensten den Peer-Ansatz bekannter zu machen. Mein Wunsch ist, dass ich mich in einem Jahr nur noch als erster, aber nicht mehr als einziger Peer-Berater in der Bundesagentur für Arbeit vorstellen werde und dass es bald andere Peers geben wird, die in Jobcentern psychisch erkrankte Leistungsempfänger*innen unterstützen.

Mein besonderer Dank gilt Frau Dr. Seidel, die es ermöglicht hat, Peer-Beratung in der L.IGA anzubieten, außerdem danke ich dem gesamten Team der L.IGA und den beiden Projektleiterinnen für die wunderbare Zusammenarbeit auf Augenhöhe. Dank auch an Bahar, meinen/unseren Bürohund, dafür, dass er mich gelegentlich zur Arbeit begleitet.

Praktikum beim L.IGA-Projekt – ein Einblick

Als angehender Genesungsbegleiter bin ich – Sebastian Hesse – gerade auf der Zielgeraden bei meinem Praktikum im L.IGA-Projekt. Zeit, zu reflektieren und ein Fazit zu ziehen.

Vor einigen Jahren hätte ich niemals daran geglaubt, dass meine Erfahrungen für irgendjemand interessant oder gewinnbringend sein könnten. Und meine Erfahrungen mit dem Jobcenter reichen von »Sie wollen was bewilligt haben? Auf gar keinen Fall! Lernen Sie gefälligst, mit Ihrer Berufsausbildung verheiratet zu sein ... Das ist ab jetzt in Stein gemeißelt und jetzt dürfen Sie sich damit bis zu Ihrem Tod quälen. Ich habe meinen Beruf schließlich auch noch nie gewechselt!« bis zu »Oh, das ist sehr vorbildlich, dass Sie sich damit auseinandersetzen. Ich werde mal überprüfen, ob es mir möglich ist, Sie zu unterstützen ... Ja, da habe ich gute Nachrichten für Sie«.

Im Dezember 2024 begann ich meine EX-IN-Ausbildung zum Genesungsbegleiter, auch bekannt als Peer-Begleiter/-Berater, manchmal werden wir einfach Krisenerfahrener/Psychiatrie-Erfahrener genannt. Zuvor holte ich mir noch persönliche Erfahrungsberichte von anderen Genesungsbegleitern ein, u. a. von jemandem mit Praktikumserfahrung im Projekt L.IGA. Aus dieser Empfehlung heraus stand für mich fest: Mein erstes Pflichtpraktikum sollte dort stattfinden. Schon gut einen Monat vor Ausbildungsbeginn setzte ich mich mit Martin Schultz in Verbindung. Der Prozess bis zum Start zog sich dann allerdings etwas ... So hatte ich

die Möglichkeit, das Jahr ausklingen zu lassen und mich auf die ersten Module meiner Ausbildung zu konzentrieren.
Endlich! Einen Tag vor Praktikumsanfang sitze ich zur Vertragsunterschrift bei der Agentur Berlin Mitte. – Und jetzt? Zweifel macht sich breit. Die negativen Erfahrungen aus der Vergangenheit zeigen sich präsent. Ich hoffe, es wird kein Praktikum, bei dem ich zum Kaffeekochen, zu irgendwelchen endlosen Kopiermarathons und zu Fütterungen von Datenbanken verdonnert werde. Das wäre so fortschrittlich wie das 20. Jahrhundert zu Zeiten von Morsezeichenkommunikation.
Mein erster Tag im Praktikum beginnt mit einem Beitrag über meine Genesungsgeschichte beim Recovery-Workshop. Im Workshop profitiere ich von meinen erlernten Fähigkeiten aus meinem Ehrenamt als Kursleiter für Kulturtechniken und aus den Theateraufführungen auf der Bühne: Ich kann vor vielen Menschen sprechen und meine Aufregung gut regulieren. Meine anfänglichen Befürchtungen haben sich bisher nicht bewahrheitet. Aus diesem Tag ziehe ich positive Energie.
Am nächsten Tag lerne ich das Team der L.IGA kennen und das Team mich. Es ist ein angenehmes Gefühl, mit meinen Krisenerfahrungen wohlwollend empfangen zu werden. Ich bin dankbar, dass es da schon Vorerfahrung mit Peers gibt. Anschließend darf ich an Beratungsgesprächen teilnehmen, wenn die zu beratende Person einwilligt. Es ist ein Unterschied, vor mehreren Personen zu sprechen oder vor jemandem zu sitzen und das intensivere, intimere Gefühl wahrzunehmen, seine eigene Zerbrechlichkeit professionell zu präsentieren – aufwühlend und reflektierend zugleich. Mein Interesse an wertschätzender Kommunikation und respektvollem Umgang hilft mir beim Reflektieren der Gelegenheit, im Gespräch beisitzen zu dürfen. Zum einen lerne ich zuzuhören und diese Fähigkeit auszubauen. Zum anderen verfeinere ich mein Fingerspitzengefühl für meine Mitmenschen – an welchem Punkt muss ich mein Gegenüber abholen, damit es sich gesehen fühlt?
Zum Ende der Woche bewegt sich mein erster Eindruck hin zu: Ich habe die richtige Entscheidung getroffen und es ist der richtige Schritt in die richtige Richtung. Außerdem habe ich nicht das Gefühl, einfach nur ein Praktikant zu sein, sondern als Genesungsbegleiter/-berater/Krisenerfahrener gesehen zu werden. Im Laufe des Praktikums kann ich an einigen Gesprächen teilnehmen, und das Feedback vom Team, den Tandems und den zu Beratenden bekräftigt meinen ersten Eindruck.
Während der EX-IN-Ausbildung wurde mir beigebracht, dass das erste Pflichtpraktikum nur dazu da ist, mitzulaufen und noch gar nicht so sehr Verantwortung zu übernehmen. Allerdings entwickle ich mich durch die Co-Moderation und die Moderation der Selbsthilfegruppe weitaus mehr, als wenn ich diese Verantwortung nicht übernehmen würde. Für dieses Zutrauen in mich in dieser Zeit bin ich den Verantwortlichen sehr dankbar. Ich kann mich persönlich im Bereich Organisation

und Resilienz weiterentwickeln. Wenn kurzfristig Zeit frei wird, nutze ich diese, um mich mit den Arbeitsweisen von L.IGA vertraut zu machen oder Fachliteratur zu lesen. Im Laufe des Praktikums besuche ich weitere Workshops innerhalb des Projekts und lerne verschiedene Arbeitsweisen kennen.

Was für mich dieses Praktikum sehr vielschichtig macht, ist das Zusammenarbeiten in und mit den Tandems und den Psycholog*innen, sind die unterschiedlichen Erfahrungen in Gesprächen, Workshops und in der Selbsthilfegruppe, außerdem die Einblicke in Hintergründe der derzeitigen Projektphase (z. B. Supervision) – und nicht zu vergessen, der wertschätzende und respektvolle Umgang. Ein Praktikum mit modernen Standards, die ich mir für alle weiteren Praktika und beruflichen Erfahrungen wünsche – egal, in welcher Branche das sein wird. Mein Blick auf das Jobcenter ist durch das L.IGA-Projekt positiver geworden. Und heute schaue ich mit Zuversicht auf meine Vergangenheit zurück. Ich weiß, dass meine Erfahrungen nicht mehr nur für mich wertvoll sein können.

Gibt es denn auch negative Erfahrungen? Klar gibt es welche, die aber eher mit meiner Ungeduld zu tun haben oder damit, dass Termine ausfallen oder abgesagt werden. Auch daraus ziehe ich wertvolle Erfahrungen für mich. Das Positive überwiegt.

Danke für die spannenden Einblicke in die Welt der Genesungsbegleitung/-beratung.

5 Empirische Forschung zu Peer-Unterstützung im Jobcenter

Teilhabeorientierung in der Interaktion

Nadejda Burow

Teilhabeorientierung – Versuch einer Begriffsklärung

» Mittlerweile ist es so, dass ich schon 1–2 Wochen vorher anfange nervös zu werden, Lampenfieber bekomme, Wut im Bauch habe und genervt bin, weil ich wieder weiß, wie ›gleichrangig‹ und ›harmonisch‹ das Gespräch ablaufen wird, ich denke, da brauche ich nicht weiter auszuholen. « Beitrag aus dem Erwerbslosen Forum Deutschland (https://www.elo-forum.org/threads/wie-bereitet-ihr-euch-innerlich-auf-den-naechsten-termin-beim-jobcenter-vor-habt-ihr-tipps.236268/) (19.02.2025)

Dieser Auszug aus einem Beitrag in einem Erwerbslosenforum zeigt einen Kreislauf aus negativen Erwartungen, emotionaler Belastung und einem Gefühl der Machtlosigkeit als Reaktion auf eine Einladung zu einem Gespräch im Jobcenter. Anscheinend hat die Person mehrfach schlechte Erfahrungen mit solchen Gesprächen gemacht, sodass sich diese Erwartungshaltung verfestigt hat und nicht mehr mit eigenen Kräften zu überwinden ist. Dass diese Gefühle typisch sind, zeigen die Antworten auf den Post, die einerseits Verständnis dafür äußern, andererseits Strategien zum Umgang mit dieser Gefühlslage vermitteln. Eine dieser Strategien ist, sich einen »Beistand« zu holen, damit man sich nicht allein einer schwierigen Situation ausgesetzt fühlt.

Der Einsatz eines »Beistandes« für Menschen im Kontext von SGB II in Form von Peer-Unterstützung in Kombination mit der Entschärfung der Gesprächssituation ist der Ausgangspunkt im Projekt BEA. Eines der Projektziele ist, die Teilnehmenden dabei zu unterstützen, eigene Lebensziele zu finden, und sie in die Lage zu versetzen, eigene Ressourcen zu erkennen, Teilhabechancen zu erhöhen und so die Erwerbsfähigkeit zu stärken.

Nach Bartelheimer u. a. (2020) existieren innerhalb von SGB II drei unterschiedliche Interpretationen des Teilhabebegriffs im Sinne von sozialer Teilhabe. Als erste wird die erwerbszentrierte Teilhabe genannt. Diese Interpretation knüpft an die Grundannahme des SGB II an, dass Teilhabe primär durch Erwerbsarbeit erreicht wird. Soziale Teilhabe wird hier als abhängige Teilhabedimension betrachtet, die sich aus der Erwerbsteilhabe ergibt. Diese Lesart impliziert, dass wirkliche Teilhabe im Grundsicherungssystem nicht erreicht werden kann und sich das System daher auf die Arbeitsvermittlung konzentrieren sollte.

Als eine zweite Interpretation des Teilhabebegriffs wird die Arbeitsmarktintegration als eine mögliche Dimension aufgeführt. Diese Lesart betrachtet die Teilhabe neben anderen Ressourcen wie Bildung, materielle Existenzsicherung, Wohnung und Gesundheit. Diese Lesart argumentiert, dass Teilhabe in allen Dimensionen gefördert werden sollte, sowohl durch als auch unabhängig von Erwerbsarbeit.

Eine dritte mögliche Lesart des Teilhabebegriffs fokussiert die soziale Teilhabe als Teilhabedimensionen außerhalb der Erwerbsarbeit. Soziale Teilhabe beginnt in diesem Sinne nicht erst mit dem Ende des Leistungsbezugs, sondern kann je nach Zielsetzung innerhalb des SGB-II-Kontextes umgesetzt werden. Diese Lesart dient vor allem zur Begründung öffentlich geförderter Beschäftigung von Leistungsberechtigten, die aufgrund von Langzeitarbeitslosigkeit oder gesundheitlichen Einschränkungen geringe Chancen auf eine ungeförderte Beschäftigung haben (Bartelheimer u. a. 2020, S. 8 ff.).

Diese unterschiedlichen Lesarten von Teilhabe im Kontext des SGB II verdeutlichen, dass »Teilhabe« kein einheitlich verstandenes Konzept ist, sondern im Vollzug sozialstaatlicher Leistungen ausgehandelt und konkretisiert wird. Besonders deutlich wird dies in der praktischen Interaktion zwischen Fallmanager*innen und Leistungsberechtigten, etwa im Rahmen von Beratungsgesprächen im Jobcenter. In diesen Gesprächen zeigt sich, wie Teilhabe nicht nur politisch oder rechtlich definiert wird, sondern auch diskursiv hergestellt und sprachlich verhandelt wird.

Vor diesem Hintergrund stellen sich die folgenden Forschungsfragen: Zum einen soll betrachtet werden, wie Teilhabe in einem Jobcenter-Gespräch konstituiert wird. Zum anderen soll beleuchtet werden, wie Ressourcen und Potenziale der Klient*innen versprachlicht werden.

Um zu untersuchen, wie Teilhabe im Jobcenter-Gespräch konstituiert wird und wie dabei Ressourcen und Potenziale der Klient*innen sprachlich gefasst werden, bedarf es eines methodischen Zugangs, der die sprachliche Interaktion im Detail analysieren kann. Da Teilhabe nicht nur durch institutionelle Vorgaben, sondern maßgeblich durch kommunikative Aushandlungsprozesse in Gesprächen hergestellt wird, bietet sich die Konversationsanalyse als geeignete Methode an.

Diese erfordert ein sehr detailliertes Transkriptionsverfahren, die Transkriptionskonvention mit der Bedeutung der Zeichen findet sich im Anhang.
Die Konversationsanalyse erlaubt es, die feinstrukturierten Abläufe von Gesprächen systematisch zu rekonstruieren und damit sichtbar zu machen, wie soziale Kategorien, Bewertungen und Handlungsaufforderungen im Gespräch interaktiv hervorgebracht werden. Insbesondere in Jobcenter-Gesprächen, in denen institutionelle und individuelle Perspektiven aufeinandertreffen, liefert die Konversationsanalyse einen differenzierten Zugang zur praktischen Bedeutung und Vermittlung von Teilhabe.

Methodische Vorgehensweise

Als Datengrundlage dienen authentische Beratungsgespräche – die sogenannten Teilhabegespräche –, die im Rahmen des BMAS-geförderten Projekts BEA (Beraten – Ermutigen – Assistieren) entstanden sind. Das Korpus bilden 30 Audioaufnahmen von authentischen Gesprächen. Die Aufnahmen sind freiwillig und werden von den beteiligten Prozessmanager*innen aufgezeichnet. Die Audioaufnahmen dieser authentischen Beratungsgespräche werden anonymisiert, nach Selting u. a. (2009) transkribiert und konversationsanalytisch analysiert. Die Konversationsanalyse beschäftigt sich mit der Analyse realer authentischer Kommunikationssituationen mit dem Ziel, die Praktiken zur Herstellung von sozialer Ordnung herauszufinden (Deppermann 2008; Gülich & Mondada 2008; ten Have 2011; Sidnell 2010). Eine Untersuchung authentischer Beratungsgespräche ermöglicht es, neben der mikroskopischen Analyse von bestimmten Phänomenen – wie etwa Sprecherwechsel – die makroskopische Gliederung von Interaktionsabläufen sowie verbale und nonverbale Strategien zur Problembewältigung zu erforschen (Deppermann 2008, S. 16 f.). Die Konversationsanalyse wird weniger als eine Forschungsmethode, sondern als eine Forschungshaltung beschrieben, die sich Gülich und Mondada (2008, S. 17) zufolge an den folgenden Prinzipien orientiert:

- Nach dem Prinzip der Ordnung arbeiten die Teilnehmer*innen eines Gesprächs kontinuierlich an der Abstimmung und Synchronisation ihrer Aktivitäten. Es ist die Aufgabe der Forschenden, die scheinbar chaotischen Strukturen zu identifizieren und zu systematisieren.
- Die Gesprächsanalyse basiert grundlegend auf dem Prinzip der Sequenzialität und der Temporalität. Äußerungen werden nicht isoliert betrachtet, sondern stets im Zusammenhang mit dem zeitlichen Verlauf des Gesprächs analysiert.

- Die Analyse erfolgt aus der Perspektive der Gesprächsteilnehmer*innen, wobei nachvollzogen wird, wie kommunikative Äußerungen oder Handlungen von den Beteiligten selbst interpretiert und behandelt werden.
- Das primäre Analyseprinzip ist die Interaktion, was bedeutet, dass sämtliche Äußerungen und Handlungen der Teilnehmer*innen stets auf die Kommunikationspartner*innen ausgerichtet sind und dementsprechend aus einer interaktionsorientierten Perspektive betrachtet werden sollten Die Konversationsanalyse basiert auf der Annahme, dass soziale Realität stets interaktiv vermittelt wird. Sie entsteht im Zusammenspiel von Individuen durch die gemeinsame Herstellung von Sinnverständnis. Aus dieser Sichtweise ist soziale Wirklichkeit immer eine Vollzugswirklichkeit, die lokal in der konkreten Interaktion zwischen sozialen Akteur*innen entsteht. Gemäß dieser Auffassung sind soziale Akteur*innen in der Entstehung sozialer Wirklichkeit ständig miteinander verbunden. Sie stimmen ihre Handlungen nicht nur aufeinander ab, sondern gestalten sie zugleich so, dass sie für ihr Gegenüber verständlich sind (Böhringer u. a. 2012, S. 21 ff.; Hitzler 2012, S. 12 f.).

  Die Konversationsanalyse konzentriert sich also nicht primär darauf, den Inhalt sozialer Interaktionen oder die Themen der Gespräche zu beschreiben. Ihr zentrales Anliegen ist vielmehr, aufzuzeigen, wie Individuen es schaffen, diese Interaktionen zu gestalten und hervorzubringen. In den Worten von Harvey Sacks: »(...) to see how it is that persons go about producing what they do produce« (Jefferson & Sacks 1992, S. 11). Dabei verzichtet die Konversationsanalyse auf Annahmen über die Gedankenwelt der Beteiligten und auf theoriegeleitete Kategorien. Welche persönlichen Motivationen ein*e Gesprächsteilnehmer*in möglicherweise hat, bleibt aus ihrer rekonstruktiven Perspektive unbeachtet und ist somit irrelevant. Stattdessen liegt der Fokus ausschließlich auf den sozial sichtbaren Phänomenen. Der Bezug zur Theorie kann erst abschließend nach der Datenauswertung und methodologischer Reflexion hergestellt werden.

  Die Konversationsanalyse beschäftigt sich also mit der Rekonstruktion sprachlich-kommunikativer Praktiken, durch die Interaktionsteilnehmer*innen im konkreten, lokalen Kontext ihres Handelns Sinn und Ordnung herstellen. Dabei verfolgt sie einen induktiven, datenbasierten Ansatz und verzichtet darauf, vor der detaillierten Analyse Hypothesen aufzustellen. Forschungsfragen und zentrale theoretische Begriffe ergeben sich direkt aus der Untersuchung der Interaktionsdaten. Die Konversationsanalyse stützt sich zwar auf bestehende empirische Studien und Begriffe zur Organisation von Interaktionen, ordnet jedoch die sprachlich-kommunikativen Handlungen nicht vorab festgelegten

Kategorien zu. Ziel ist es, zu rekonstruieren, wie die Details des Handelns systematisch an den Gesprächsverlauf angepasst sind und diesen auf spezifische Weise sinnvoll gestalten (Deppermann 2014, S. 23).
Auch die institutionelle Identität der Gesprächsteilnehmenden wird zu einer andauernd zu lösenden Aufgabe und ist nicht als eine einmalige Angelegenheit zu betrachten, die auf Antworten oder Reaktionen reduziert werden kann. Die konversationsanalytische Untersuchung der institutionellen Kommunikation von Drew und Heritage (1992) zeigt, dass institutionelle Gespräche durch fünf charakteristische Dimensionen geprägt sind. Als erste Dimension wird die Zielorientierung genannt. Institutionelle Gespräche sind demnach auf ein spezifisches, relevantes Ziel ausgerichtet. Falls dieses Ziel unklar ist, müssen die Beteiligten es während der Interaktion klären. Dabei wird im Gespräch auf Rollen und Verantwortlichkeiten rekurriert, dies bildet die zweite Dimension. Die Beteiligten orientieren sich daran, um institutionelle Aufgaben zu erfüllen. Einschränkungen und Regeln kommen als eine dritte Dimension dazu. Institutionelle Gespräche unterscheiden sich von Alltagsgesprächen durch Vorgaben zu Reihenfolge, Redebeiträgen und Handlungsmöglichkeiten, die den institutionellen Rahmen definieren. Dies bedingt die vierte Dimension, nämlich die der charakteristischen Abläufe. Institutionelle Gespräche folgen spezifischen Ablaufsequenzen, wie der methodischen Bearbeitung von Themen oder der Abstimmung von Teilnehmerrollen. Asymmetrischer Sprachgebrauch wird dabei als die fünfte Dimension sichtbar. Die Beteiligten verwenden oft unterschiedliches Vokabular und personalisierte Ausdrucksformen (z. B. »ich« oder »wir«), um institutionelle Identitäten zu etablieren (Drew & Heritage 1992, S. 22 ff.).

Gespräche im Jobcenter-Kontext

Die von Hitzler und Messmer (2008) identifizierte Kluft zwischen den normativen Vorgaben und ihrer tatsächlichen Umsetzung innerhalb einer Organisation ist wissenschaftlich einer Untersuchung wert, denn das »Handeln erscheint lediglich in Bezug auf theoretisch-normative Vorgaben unterkomplex, ist aber in seiner alltäglichen Durchführung reicher und zielgerichteter, als es diese Vorgaben je sein könnten« (Hitzler & Messmer 2008, S. 254). Der Forschungsstand zu den Gesprächen im Kontext von Jobcentern ist überschaubar. Jobcenter-Gespräche wurden von Baethge-Kinsky u. a. (2007) und Hielscher und Ochs (2009) vor dem Hintergrund einer dienstleistenden Organisation untersucht. Der Fokus der beiden Studien liegt dementsprechend darauf, wie gut die Beratungsgespräche gelingen bzw. wie gut die normativen Vorgaben

umgesetzt werden. Der Bewertungsaspekt steht im Vordergrund und lässt die Frage nach den konkreten Handlungsweisen in den Jobcenter-Gesprächen offen. Dieser Frage gehen die ethnografisch bzw. ethnomethodologisch angelegten Studien von Grimmer (2018) und Böhringer u. a. (2012) nach.
In der ethnografischen Untersuchung der Arbeitsvermittlung in Jobcentern stellt Grimmer (2018) fest, dass im Mittelpunkt der Interaktion die Herstellung von Folgsamkeit seitens der Klient*innen steht. Dies geschieht nicht primär durch rechtliche Zwänge, sondern durch subtile, situative Mechanismen, die die Arbeitsvermittler*innen anwenden. Es äußert sich z. B. darin, dass die Gespräche von einer starken Asymmetrie zwischen Jobcenter-Mitarbeitenden und Klient*innen geprägt sind. Diese wird etwa darin deutlich, dass die Arbeitsvermittler*innen den Informationsfluss, die Gesprächsstruktur und die Deutung relevanter Wissenskategorien kontrollieren. Sie und die Klient*innen inszenieren sich im Gespräch gemäß den Erwartungen ihrer jeweiligen Rollen: Die Arbeitsvermittler*innen wechseln situativ zwischen verschiedenen Rollen (Interviewer*in, Protokollant*in, Archivar*in, Detektiv*in) und nutzen Strategien der Darstellung und Verschleierung von Autorität, um die Kooperation der Klient*innen zu gewährleisten. Die Klient*innen bemühen sich ihrerseits, Arbeitswilligkeit, Kooperationsbereitschaft, Zuverlässigkeit und Ordentlichkeit zu demonstrieren, um den an ihnen haftenden Verdacht der Unwilligkeit oder des Missbrauchs zu entkräften (Grimmer 2018, S. 229 ff.).
Böhringer u. a. (2012) rekonstruieren in ihrer konversationsanalytischen Untersuchung die Gesprächspraktiken im Jobcenter-Kontext aus der Perspektive der Interagierenden, sodass die Herstellung der interaktiven Ordnung hier als ein praktisches Problem der Teilnehmenden verstanden wird (Böhringer u. a. 2012, S. 10 f.). Als zentrales Ergebnis nennen die Autor*innen das Nicht-Vorhandensein eines einheitlichen Schemas für diese Art der institutionellen Kommunikation. Die Jobcenter-Gespräche variieren zwischen stark formalisierten Verwaltungsakten bis hin zu informellen Konversationen mit Klient*innen. Die Rollen und die Rollenzuweisungen der Gesprächsteilnehmenden werden hierbei fortlaufend ausgehandelt, die Kommunikation wird häufig durch z. B. Telefonate gestört. Die Bearbeitbarkeit eines Falls geschieht in einem Spannungsfeld zwischen der Orientierung an normativen Vorgaben und der subjektiven Einzelfallorientierung. Die Jobcenter-Mitarbeiter*innen verschaffen sich vielfältige Spielräume, um situations- und fallbezogen handlungsfähig zu sein (Böhringer u. a. 2012, S. 241).
Diese Vielfalt an Gesprächsverläufen und die situative Aushandlung von Rollen verdeutlichen, dass die praktische Umsetzung institutioneller Kommunikation

im Jobcenter stark vom konkreten Kontext abhängt. Zwar ist auf gesetzlicher Ebene eine teilhabeorientierte Ausrichtung der Arbeit vorgeschrieben, doch zeigt sich in der Praxis, dass deren Umsetzung je nach Gesprächssituation, Fallkonstellation und Handlungsspielraum der Mitarbeitenden erheblich variiert.

Die Analyse des Datenmaterials verdeutlicht, dass Teilhabe im Gespräch weder vorausgesetzt noch einheitlich umgesetzt werden kann. Vielmehr zeigt sich, dass sie zum einen *situativ* durch die konkreten Rahmenbedingungen und Gesprächsverläufe geprägt ist, zum anderen *interaktiv* durch das wechselseitige Handeln der Beteiligten hervorgebracht wird.

Konstruktion der Teilhabe in der Interaktion

Situative Konstruktion der Teilhabe

Die Teilhabe wird in den analysierten Gesprächen durch die flexible Gestaltung des Rahmens konstituiert. Es handelt sich um einen dynamischen Prozess, bei dem die Teilhabe der Klient*innen nicht als statische Größe, sondern als Ergebnis der konkreten Situation und des Zusammenspiels der Akteur*innen entsteht. Im Folgenden werden die ausgewählten Aspekte aufgezeigt, wie die Teilhabe in den BEA-Gesprächen situativ konstituiert wird.

Zum einen sind *Flexibilität und Anpassungsfähigkeit* ein wesentliches Merkmal der Teilhabegespräche. Die Gesprächsführung ist nicht starr, sondern passt sich den Bedürfnissen und Situationen der Teilnehmenden an. Dies zeigt sich z. B. in der flexiblen Terminplanung oder in der Möglichkeit, Themen spontan einzubringen. Diese Flexibilität ermöglicht es den Beteiligten, aktiv am Gespräch teilzunehmen und ihre eigenen Bedürfnisse zu berücksichtigen. BEA-Begleitungen greifen unterstützend in den Gesprächsverlauf ein. Das folgende Beispiel verdeutlich dies (PM = Prozessmanager*in, TN = Teilnehmer*in):

> *PM: so, -- das heißt - #00:33:50-9#*
> *TN: also -- ich glaube, da sind wir noch nicht angekommen. (..) ich würde ganz stark dafür plädieren. #00:33:56-5#*
> *PM: das heißt, mit diesem budget, da guckt ihr jetzt erst -- mal äh, #00:34:02-1#*
> *BEA: genau. -- #00:34:02-5# (C_230215)*

Der Ausschnitt zeigt ein kooperatives, strukturiertes Gespräch, welches Verständnissicherungsversuche des Prozessmanagers durch Positionierungen des Teilnehmers aufzeigt. Der Teilnehmer nutzt Modalverben und subjektive Markierungen wie »ich glaube« oder »ich würde plädieren«, was auf eine epistemisch vorsichtige Position hindeutet. Diese Position ist typisch für kooperativ-sensible Gesprächssituationen, bei denen keine absolute Autorität beansprucht wird. Dies kann auf ein kollektives Entscheidungsverfahren oder auf eine bewusst gleichberechtigte Gesprächssituation hinweisen. Die zweite Äußerung des Prozessmanagers endet mit einem abgebrochenen Satz (»erst -- mal äh«), was eine Selbstreparatur bzw. zurückgenommene Fortführung markiert. Das »äh« kann als Planungspartikel interpretiert werden, der Unsicherheit oder Suchprozesse im Sprechfluss markiert. Darauf folgt seitens der BEA-Begleitung ein »genau«, was als eine minimale, aber starke Zustimmung gelesen werden kann – gleichzeitig aber auch als Bestätigung des Teilnehmers.

Zum anderen spielt der *Einbezug der Teilnehmenden in Entscheidungen* eine wichtige Rolle bei der situativen Teilhabekonstitution. Die Teilnehmer*innen werden aktiv in Entscheidungen einbezogen, die sie betreffen. Die Prozessmanager*innen fragen die Teilnehmenden nach ihren Wünschen und Präferenzen und berücksichtigen ihre Rückmeldungen bei der weiteren Planung, wie das folgende Beispiel veranschaulicht:

> *PM: und -, genau, das war ja letztendlich auch diese aufgabenaufteilung, sozusagen, ein bisschen so, ähm, vorgenommen worden ist, ne? zwischen uns drei. #00:06:07-3#*
> *TN: ja. #00:06:07-6#*
> *PM: okay, dass letztendlich in meiner erinnerung, sie und BEA-Begleitung im prinzip so die nächsten schritte besprochen haben, was sie gerne jetzt als nächstes machen möchten. und wir dann überlegt haben, ob ich irgendetwas dazu beisteuern kann. #00:06:22-7# (A_230428)*

Die Prozessmanagerin nimmt hier eine leitende Rolle ein. Sie steuert das Thema, stellt retrospektiv Bezüge zu einer früheren Arbeitsteilung her und rekonstruiert Abläufe. Sie verwendet mehrfach epistemische Abschwächungen wie »war ja letztendlich auch«, »sozusagen, ein bisschen so, ähm«. Diese Formulierungen zeigen eine vorsichtige, kooperative Haltung und signalisieren Offenheit für Korrekturen oder andere Sichtweisen. Dabei positioniert sie sich eher unterstützend, obwohl die Interaktion innerhalb klarer Gesprächsrollen stattfindet. Der Beitrag der Prozessmanagerin wirkt auf diese Weise sowohl kontrollierend als auch moderierend.

Abschließend ist die *situative Themenwahl* charakteristisch für die analysierten Teilhabegespräche. Die Themen des Gesprächs sind oft an die aktuelle Situation und die Bedürfnisse der Klient*innen geknüpft. So wird beispielsweise über die Probleme mit der Bank gesprochen oder über die gemeinsame Shoppingtour. Diese situative Themenwahl ermöglicht es den Teilnehmenden, ihre aktuellen Anliegen einzubringen und das Gespräch aktiv mitzugestalten. Die Gespräche umfassen nicht nur Probleme, sondern auch alltägliche Themen wie Hobbys, Freundschaften und Erlebnisse, wie der folgende Ausschnitt zeigt.

PM: mit dem zug? okay. --- #00:25:58-0#
TN: genau. das ist ja - #00:25:58-8#
BEA: mobilität. #00:25:59-2#
PM: ja. #00:25:59-5#
TN: so, ja genau. #00:26:00-6# (C_230605)

Der Ausschnitt zeigt ein dichtes Zusammenspiel von Bestätigungen, Einordnungen und kurzen Reaktionen. Die Beteiligten, also die Prozessmanagerin, der Teilnehmer und die BEA-Begleitung, zeigen hohe Kooperationsbereitschaft und arbeiten gemeinsam an der Themenstrukturierung. Der Beitrag der BEA-Begleitung fungiert dabei als metasprachlicher Marker, der dem Gespräch eine begriffliche Klammer gibt (»mobilität«), während der Teilnehmer und die Prozessmanagerin auf Verständnissicherung und Präzisierung fokussiert sind. Die Konversation ist sequenziell organisiert, mit klaren responsiven Strukturen, d. h. Frage und Antwort, Bestätigung und Kommentar. Gleichzeitig zeigt sich ein dynamischer Umgang mit thematischen Übergängen und Reparaturstrategien, die abgebrochene oder umformulierte Äußerungen beinhalten.

Interaktive Konstruktion der Teilhabe

Die Teilhabe wird in dem Gespräch interaktiv durch die Art und Weise konstituiert, wie die Gesprächspartner*innen miteinander interagieren und gemeinsam Bedeutung und Handlungsspielräume schaffen. Es handelt sich um einen ko-konstruktiven Prozess, der als das gemeinsame Handeln von Interaktionspartner*innen zur Fortsetzung einer Interaktion auf ein Ziel hin verstanden wird (Dausendschön-Gay u. a. 2015, S. 22). Die Teilhabe entsteht also nicht im Rahmen eines vorgegebenen Konzepts, sondern als ein Ergebnis der Interaktion zwischen den Beteiligten. Hier sind drei ausgewählte Aspekte, die zeigen, wie die Teilhabe in den BEA-Gesprächen interaktiv konstituiert wird.

Erstens kann eine *dialogische Aushandlung von Themen und Bedeutungen* als teilhabefördernd bezeichnet werden. Die Gesprächsteilnehmer*innen tauschen sich aktiv über ihre Perspektiven, Erfahrungen und Meinungen aus.

Themen werden gemeinsam entwickelt und Bedeutungen werden im Dialog ausgehandelt. Durch diese aktive Aushandlung wird die Teilhabe nicht einfach vorgegeben, sondern entsteht als Ergebnis der gemeinsamen Interaktion.

PM: okay. ich fasse mal zusammen, -- ne? #00:56:57-8#
TN: ja. #00:56:57-8# (A_230618)

Die Prozessmanagerin kündigt eine Zusammenfassung des bisherigen Gesprächs an. Mit einem »ne?« baut sie eine Abschlussmarkierung oder Rückversicherung ein, mit der Zustimmung eingeholt oder die Relevanz der Ankündigung abgesichert wird. Es lädt zur Ko-Konstruktion oder zurückweisbaren Zustimmung ein, wobei eine Erwartung auf Zustimmung mitgeteilt wird. Der Teilnehmer reagiert dementsprechend mit präferierter Zustimmung, wodurch der Fortgang der Interaktion ermöglicht wird.

Zweitens wird Teilhabe durch *aktives Zuhören und Eingehen auf Beiträge* konstruiert. Die Prozessmanager*innen stellen Nachfragen, fassen zusammen und bringen die Teilnehmenden dazu, vertiefend auf bestimmte Aspekte einzugehen. Die nachfolgende Sequenz illustriert diese Vorgehensweise.

PM: war das / war das /. also, sie, äh, haben gerade gesagt, ähm, dass sie dadurch die zeit hatten. #00:01:25-2#
TN: ja. #00:01:25-6#
PM: können sie das ein bisschen speziell - äh, genauer ausführen, was sie damit meinen? #00:01:29-4# (A_230428)

Die Prozessmanagerin nimmt explizit Bezug auf eine vorherige Aussage des Teilnehmers. Dies zeigt einen rekursiven Gesprächsbezug und ist ein typisches Mittel zur Anschlussfähigkeit in der Interaktion. Die Formulierung »sie haben gerade gesagt« kann auch eine metakommunikative Funktion erfüllen. Es wird thematisiert, dass man sich auf das Gesagte bezieht, was die Gesprächsstruktur transparent macht. Eine konkretisierende Nachfrage signalisiert auch ein Interesse an Tiefenschärfe und Detailgenauigkeit im Gesprächsverlauf. Die Selbstreparaturen »war das / war das /« und Füllwörter deuten auf die Planungsprozesse hin, die auf die Gesprächsstrukturierung ausgerichtet sind.

Drittens spielen *Humor und informelle Elemente* eine wichtige Rolle in den BEA-Gesprächen und tragen zu einer lockeren Atmosphäre bei. Diese Elemente helfen dabei, eine Beziehung aufzubauen und eine gemeinsame Gesprächsbasis zu schaffen.

Im folgenden Beispiel berichtet der Teilnehmer darüber, dass er besser mit dem Stress umgehen kann und viel gelassener geworden ist. Daraufhin entwickelt sich folgende Sequenz mit der Projektmanagerin und der BEA-Begleitung:

BEA: was soll ich dazu sagen, ich bin zufrieden mit dir. (lautes Gelächter im Raum) #00:47:26-5#
PM: (lacht extrem laut) eins. setzen. (lacht) #00:47:31-1#
BEA: genau, hast dich / hast dich fein entwickelt. (lacht) #00:47:33-1# (A_230612)

Lachen ist zentral für diese Interaktion. Gemeinsames Lachen zeigt, dass der Beitrag öffentlich verständlich als humorvoll erkannt wird. Ein extrem lautes Lachen der Prozessmanagerin deutet auf starkes Einverständnis hin. Auch die BEA-Begleitung lacht und markiert die eigene Äußerung als scherzhaft, was die Rezeption erleichtert. Das Lachen rahmt somit die Ironie, erzeugt ein geteiltes Verständnis von Humor und lockert die Interaktion auf. Dabei wird deutlich, dass die Äußerung der BEA-Begleitung eine Form von Kompliment oder Zustimmung ist, die jedoch einen bewertenden Charakter hat. Dies wird durch das Gelächter der Beteiligten unterstrichen. Die Prozessmanagerin überspitzt die Aussage, ihre Erwiderung »eins. setzen.« erinnert an den schulischen Kontext und die damit verbundene pädagogisierende Rollenzuweisung. Die BEA-Begleitung stimmt dem in einem nächsten Turn zu und verstärkt die ironische Positionierung. Das »hast dich fein entwickelt« klingt wie eine elterliche oder lehrende Rolle, die in diesem Kontext ebenfalls humorvoll gemeint ist.

Der Humor ist in den BEA-Gesprächen nicht nur als ein immanenter Bestandteil vertreten, er wird auch metakommunikativ behandelt und reflektiert, wie in der folgenden Sequenz.

PM: weil es einfach HUMOR --- so ein #00:31:54-9#
TN: ja. #00:31:55-0#
PM: bisschen spaß ins Leben bringt, ne? ich finde, das ist alles so ernst im moment, ne, so die ganzen #00:31:59-9#
BEA: ja. #00:32:00-0#
PM: themen um uns herum sind alle -- sehr ERNST #00:32:02-2# (C_240130)

Die Betonung von »HUMOR« und »ERNST« durch den Prozessmanager ist auffällig und stellt eine kontrastive Paarung her: *Humor* als Bedürfnis und *Ernst* als aktuelle Realität. Diese Polarität dient dazu, die Bedeutung von Humor in einem von Krisen geprägten Alltag zu legitimieren. Der Prozessmanager scheint nicht nur zu argumentieren, sondern auch emotionale Zustimmung bzw. Affiliation zu mobilisieren.

Versprachlichung der Ressourcen

Aus der Perspektive der Gesprächsanalyse lässt sich die Versprachlichung von Ressourcen und Potenzialen der Teilnehmenden als ein Prozess verstehen, der durch die Interaktion zwischen den Gesprächsteilnehmer*innen geformt wird. Es geht nicht nur darum, dass die Teilnehmenden ihre Stärken und positiven Entwicklungen äußern, sondern auch darum, wie diese Äußerungen im Gespräch aufgegriffen, bestätigt und verstärkt werden. Die nachfolgende Sequenz illustriert exemplarisch diese Prozesse.

TN: das war ja mein / DAs // war mein ZIEL. also äh - doch äh -- ich schlafe auch besser. (atmet hörbar aus) #00:01:28-4#

PM: na, klar, // VIEL bewegung, ne? #00:01:29-4# (C_240223)

Die Teilnehmerin beginnt mit einer Selbstreparatur (»das war ja mein / DAs // war mein ZIEL«), wobei das korrigierende »DAs« prosodisch hervorgehoben ist. Das signalisiert eine Betonung oder Selbstvergewisserung. Es handelt sich um eine Selbstkorrektur, bei der die Teilnehmerin eine frühere Äußerung präzisiert oder sich auf sie bezieht. Nach dem Satzende folgt ein hörbares Ausatmen, was als Abschlussmarkierung interpretiert werden kann. Es kann auch auf eine emotionale Entlastung oder das Abschließen eines Turns hindeuten. Die Prozessmanagerin reagiert prompt und übernimmt mit einer bestätigenden Reaktion (»na, klar«), gefolgt von einer kausalen Erklärung »VIEL bewegung, ne?«, die als eine kontrastive Verstärkung und als mögliche positive Bewertung gedeutet werden kann.

Die Versprachlichung von Ressourcen erfolgt oft in spezifischen Gesprächssequenzen, in denen die Gesprächspartner*innen aufeinander Bezug nehmen. So kann eine Aussage von Teilnehmenden über ihre positive Entwicklung von der BEA-Begleitung bestätigt werden, was diese Aussage verstärkt und als relevante Information für alle Gesprächspartner*innen etabliert. Die Prozessmanager*innen initiieren diese Sequenzen oft durch Fragen, die die positiven Aspekte ansprechen. Die sequenzielle Abfolge der Beiträge trägt dazu bei, dass Ressourcen und Potenziale im Gespräch hervortreten und als solche anerkannt werden. In der nachfolgenden Sequenz wird exemplarisch eine Zielvereinbarung aus einem vorherigen Gespräch reflektiert. Die Reflexion geschieht auf der Folie einer Skalierungsfrage, in der zehn die höchste und eins die niedrigste Bewertungsstufe ist.

PM: gut, führerschein. ich mache mir mal eine notiz da dran. wäre zehn. aber acht wäre dann schon gut, ne? ok. #00:12:35#

TN: ja.

BEA: jaa, das denk-, hatte ich auch so gedacht. ich hatte das auch so ungefähr. weil von dem, was du erzählt hast, hätte ich dich auch auf hier, auf acht getippt. das war so mein-. #00:12:44#
TN: Ja, also acht ist so für mich ein wert, da gibt es eigentlich nichts zu meckern. #00:12:46# (C_220922)

Zentrale Aktivität in diesem Ausschnitt ist die Bewertung der Bedeutung des Führerscheins. Die Prozessmanagerin schlägt eine Höchstbewertung vor, reduziert sie aber auf »acht«, wobei »acht« bereits mit der Nachfrage »ne?« als sozial anschlussfähig präsentiert wird. Die BEA-Begleitung zeigt sich mit dieser Bewertung einverstanden und betont, dass sie ähnlich gedacht habe (»das denk-, hatte ich auch so gedacht«), was die soziale Einigkeit stärkt. Der Teilnehmer bestätigt abschließend, dass »acht« für ihn selbst angemessen ist (»da gibt es eigentlich nichts zu meckern«), was als eine Form der Selbstpositionierung gedeutet werden kann. Diese Übereinstimmung zeigt, dass alle drei Sprecher*innen gemeinsam daran arbeiten, einen »common ground« (Clark 1996) herzustellen.

Zusammenfassend lässt sich festhalten, dass die sequenzielle Organisation, das Turn-Taking, die Formulierungen und die gemeinsame Konstruktion von Bedeutung dazu beitragen, dass die Ressourcen und Potenziale der Klient*innen hervortreten und ihre Entwicklung im Projekt sichtbar wird. Die Interaktion selbst wird dadurch zur Ressource, indem sie einen Raum für Anerkennung, Ermutigung und gemeinsame Entwicklung schafft.

Fazit und Diskussion

Die Ergebnisse der konversationsanalytischen Untersuchung der BEA-Gespräche zeigen, dass Teilhabe in den untersuchten Interaktionen nicht als eine vorgegebene Struktur, sondern als ein interaktives Produkt kooperativer Prozesse hervorgebracht wird. Die Gesprächsführung ist dialogisch und zeichnet sich durch ein hohes Maß an Anschlussfähigkeit und gemeinsamer Bedeutungsproduktion aus. Dabei ist jedoch eine grundsätzliche Asymmetrie in den Rollenverteilungen erkennbar, die trotz einer betonten Offenheit und Flexibilität erhalten bleibt.

Die Prozessmanager*innen nehmen eine steuernde Rolle ein, moderieren die Themenführung und initiieren häufig Aushandlungssequenzen. Durch die Verwendung epistemischer Abschwächungen wird eine kooperative Haltung performativ inszeniert, die Nähe und Offenheit suggeriert. Gleichzeitig verbleiben die Gesprächsverläufe oft innerhalb eines institutionell vorstrukturierten

Rahmens. Die Teilnehmenden reagieren häufig zustimmend auf Gesprächsangebote, nicht zuletzt, weil die Interaktionen durch präferierte Antwortstrukturen geprägt sind, etwa durch Rückversicherung (»ne?«) oder abschließende Einladungen zur Zustimmung. Diese interaktive Dynamik kann als ein Ausdruck asymmetrischer Ko-Konstruktion gelesen werden. Die Teilhabe wird somit im Dialog gemeinsam hergestellt, aber unter Bedingungen, die durch institutionelle Machtverhältnisse vorgeprägt sind.

Diese strukturelle Asymmetrie wird in den Gesprächen jedoch nicht ungebrochen reproduziert, sondern teilweise spielerisch unterlaufen oder bearbeitet, insbesondere durch informelle Elemente wie Humor. Humorvolle Sequenzen dienen nicht nur der Auflockerung, sondern fungieren als soziale Strategie, um Hierarchien zu reflektieren, temporär umzukehren oder Relationen zu stabilisieren. Diese ironisch geprägten Kommentare schaffen einerseits Nähe und kollektives Lachen, markieren aber andererseits subtile Machtverhältnisse. Die Rollenzuweisung bleibt trotz des scherzhaften Rahmens meist asymmetrisch, da Bewertung und Steuerung von den Fachkräften ausgehen.

Humor wird in diesen Interaktionen auch metakommunikativ thematisiert, etwa als Gegengewicht zu einer als »ernst« wahrgenommenen Lebensrealität. Die Gesprächsteilnehmer*innen reflektieren gemeinsam die Bedeutung von Humor für das emotionale Gleichgewicht und schaffen damit eine geteilte symbolische Rahmung, in der emotionale Ressourcen sichtbar werden. Diese Dimension verweist auf die emotionale Qualität von Teilhabeprozessen, die nicht nur kognitiv oder strategisch, sondern auch affektiv und relational verankert sind.

Insgesamt zeigt sich, dass Teilhabekonstruktionen im Spannungsfeld von institutioneller Steuerung und interaktiver Aushandlung stehen. Die Gespräche eröffnen Räume für Mitgestaltung, bleiben dabei aber durch Machtasymmetrien geprägt, die nicht aufgehoben, sondern relational bearbeitet werden, etwa durch Sprachstrategien wie Abschwächung, Einladung zur Zustimmung und humorvolle Interventionen. Diese dialogische Ambivalenz verweist auf die Notwendigkeit, Teilhabe nicht nur strukturell zu ermöglichen, sondern auch kommunikativ sensibel auszugestalten.

Transkriptionskonvention

Sequenzielle Struktur/Verlaufsstruktur

[ ] Überlappungen und Simultansprechen

[ ]

= schneller, unmittelbarer Anschluß neuer Turns oder Einheiten

Pausen

(.) Mikropause

(-), (--), (---) kurze, mittlere, längere Pausen von ca. 0.25 - 0.75 Sek.; bis ca. 1 Sek.

(2.0) geschätzte Pause, bei mehr als ca. 1 Sek. Dauer

(2.85) gemessene Pause (Angabe mit zwei Stellen hinter dem Punkt)

Sonstige segmentale Konventionen

und=äh Verschleifungen innerhalb von Einheiten

:, ::, ::: Dehnung, Längung, je nach Dauer

äh, öh, etc. Verzögerungssignale, sog. »gefüllte Pausen«

, Abbruch durch Glottalverschluß

Lachen

so(h)o Lachpartikeln beim Reden

haha hehe hihi silbisches Lachen

((lacht)) Beschreibung des Lachens

Rezeptionssignale

hm,ja,nein,nee einsilbige Signale

hm=hm,ja=a, zweisilbige Signale

nei=ein, nee=e

,hm'hm mit Glottalverschlüssen, meistens verneinend

Akzentuierung

akZENT Primär- bzw. Hauptakzent

ak!ZENT! extra starker Akzent

Tonhöhenbewegung am Einheitenende

? hoch steigend

, mittel steigend

- gleichbleibend

; mittel fallend

. tief fallend

Sonstige Konventionen

((hustet)) para- und außersprachliche Handlungen u. Ereignisse

<<hustend> > sprachbegleitende para- und außersprachliche Handlungen und Ereignisse mit Reichweite

<<erstaunt> > interpretierende Kommentare mit Reichweite

( ) unverständliche Passage je nach Länge
(solche) vermuteter Wortlaut
al(s)o vermuteter Laut oder Silbe
(solche/welche) mögliche Alternativen
((...)) Auslassung im Transkript
¾> Verweis auf im Text behandelte Transkriptzeile

Literatur

Baethge-Kinsky, V.; Bartelheimer, P.; Henke, J.; Land, R.; Willisch, A.; Wolf, A.; Kupka, P. (2007): Neue soziale Dienstleistungen nach SGB II. Institut für Arbeitsmarkt- und Berufsforschung (IAB). Nürnberg. https://www.ssoar.info/ssoar/bitstream/handle/document/31726/ssoar-2007-baethge-kinsky_et_al-Neue_soziale_Dienstleistungen_nach_SGB.pdf?sequence=1&isAllowed=y&lnkname=ssoar-2007-baethge-kinsky_et_al-Neue_soziale_Dienstleistungen_nach_SGB.pdf (04.11.2025).

Bartelheimer, P.; Behrisch, B.; Daßler, H.; Dobslaw, G.; Henke, J.; Schäfers, M. (2020): Teilhabe – eine Begriffsbestimmung. Wiesbaden: Springer VS.

Böhringer, D.; Karl, U.; Müller, H.; Schröer, W.; Wolff, S. (2012): Den Fall bearbeitbar halten. Gespräche in Jobcentern mit jungen Menschen. Opladen u. a.: Budrich.

Clark, H. H. (1996): Using language. Cambridge: Cambridge University Press.

Dausendschön-Gay, U.; Gülich, E.; Krafft, U. (2015): Zu einem Konzept von Ko-Konstruktion. In: Dausendschön-Gay, U.; Gülich, E.; Krafft, U. (Hrsg.): Ko-Konstruktionen in der Interaktion. Die gemeinsame Arbeit an Äußerungen und anderen sozialen Ereignissen. S. 21–36. Bielefeld: transcript.

Deppermann, A. (2014): Konversationsanalyse: Elementare Interaktionsstrukturen am Beispiel der Bundespressekonferenz. In: Staffeldt, S.; Hagemann, J. (Hrsg.): Pragmatiktheorien. S. 19–47. Tübingen: Stauffenburg Verlag.

Deppermann, A. (2008): Gespräche analysieren. Eine Einführung. 4. Aufl. Wiesbaden: Springer VS.

Drew, P.; Heritage, J. (1992): Analyzing Talk at Work. In: Drew, P.; Heritage, J. (Hrsg.): Talk at work. Interaction in institutional settings. S. 3–65. Cambridge: Cambridge University Press.

Grimmer, B. (2018): Folgsamkeit herstellen. Eine Ethnographie der Arbeitsvermittlung im Jobcenter. Bielefeld: transcript.

Gülich, E.; Mondada, L. (2008): Konversationsanalyse. Berlin: De Gruyter.

Have, P. ten (2011): Doing conversation analysis. 2. Aufl. Los Angeles: SAGE.
Hielscher, V.; Ochs, P. (2009): Arbeitslose als Kunden? Beratungsgespräche in der Arbeitsvermittlung zwischen Druck und Dialog. Baden-Baden: Nomos.
Hitzler, S. (2012): Aushandlung ohne Dissens? Praktische Dilemmata der Gesprächsführung im Hilfeplangespräch. Wiesbaden: Springer VS.
Hitzler, S.; Messmer, H. (2008): Gespräche als Forschungsgegenstand in der Sozialen Arbeit. In: Zeitschrift für Pädagogik 54 (2), S. 244–260.
Jefferson, G.; Sacks, H. (Hrsg.) (1992): Lectures on conversation. Oxford: Blackwell.
Selting, M.; Auer, P.; Barth-Weingarten, D.; Bergmann, J.; Bergmann, P.; Birkner, K.; Couper-Kuhlen, E.; Deppermann, A.; Gilles, P.; Günthner, S.; Hartung, M.; Kern, F.; Mertzlufft, C.; Meyer, C.; Morek, M.; Oberzaucher, F.; Peters, J.; Quasthoff, U.; Schütte, W.; Stukenbrock, A.; Uhmann, S. (2009): Gesprächsanalytisches Transkriptionssystem 2 (GAT 2). In: Gesprächsforschung – Online-Zeitschrift zur verbalen Interaktion (10), S. 353–402.
Sidnell, J. (2010): Conversation analysis. An introduction. Chichester: Wiley-Blackwell.

Peer-Beziehungen als besondere Form von Unterstützungsbeziehungen

Klara Lammers

Ansätze von Peer-Unterstützung zeichnen sich dadurch aus, dass die Personen, die die Unterstützung leisten, und diejenigen, die sie empfangen, ähnliche Erfahrungen teilen und von ähnlichen Themen- oder Problemstellungen betroffen sind (Lanquentin 2017). Einen besonderen Stellenwert nimmt dabei die Beziehung zwischen den beiden Beteiligten ein. Ihr wird eine besondere Qualität zugeschrieben, die sie von anderen Unterstützungsformen, die nicht mit einer eigenen Betroffenheit der Unterstützer*innen einhergehen, unterscheidet (Bacher-Gneist 2016). Mit Blick auf das breite Spektrum an Ansätzen, die unter dem Peer-Begriff zusammengefasst werden (siehe Kap. 1.1), stellt sich die Frage nach der Ausgestaltung und nach den Charakteristika von Peer-Unterstützungsbeziehungen vor allem in Ansätzen, in denen eine unidirektionale Unterstützung in einem Eins-zu-eins-Kontakt praktiziert wird. Im Unterschied zu gruppenbezogenen Formen, bei denen eine gegenseitige Unterstützung der Mitglieder im Vordergrund steht – z. B. in Selbsthilfegruppen –, zeichnen sich diese Ansätze dadurch aus, dass es eine unterstützende Person gibt, die über eine bestimmte, auf ihre Erfahrung bezogene Expertise verfügt und diese nutzt, um sie an eine andere Person weiterzugeben und dadurch Unterstützung zu leisten. In diesem Setting geht es weniger um eine gegenseitige Hilfeleistung, sondern es kann klar unterschieden werden zwischen Unterstützer*innen auf der einen und Unterstützungsempfänger*innen auf der anderen Seite (Repper 2013; Solomon 2004). Beispiele für eine solche Ausgestaltung von Peer-Ansätzen sind Genesungsbegleiter*innen in der Psychiatrie, Peer-Berater*innen in den Beratungsstellen der Ergänzenden unabhängigen Teilhabeberatung (EUTB) oder auch die Peer-Begleiter*innen in dem in diesem Sammelband fokussierten Ansatz von Peer-Begleitung im Kontext des Jobcenters. Ziel dieses Beitrags ist es, auf Basis einer empirischen Studie in diesem Kontext Erkenntnisse über die Ausgestaltung und das Verständnis von Peer-Beziehungen aus Perspektive der Peer-Begleiter*innen zu skizzieren. Die ausführliche Veröffentlichung dazu findet sich bei Lammers (2025).

Dazu wird im Folgenden zunächst der Diskurs um (professionelle) Beziehungsgestaltung als theoretischer Rahmen vorgestellt. Nach einer Skizzierung des methodischen Vorgehens und der methodologischen Anlage der Studie stehen in der zweiten Hälfte des Beitrags die empirischen Analyseergebnisse im Fokus, die nachfolgend vor dem Hintergrund der theoretischen Perspektiven diskutiert und zusammengefasst werden.

Theoretischer Rahmen: Professionelle Beziehungsgestaltung

Die theoretische Auseinandersetzung mit professionellen Unterstützungsbeziehungen gründet auf der Annahme, dass sich diese in ihren Merkmalen und Charakteristika von als informell oder privat bezeichneten sozialen Beziehungen unterscheiden und abgrenzen lassen. Insbesondere Erkenntnisse aus der Pädagogik und der Psychotherapieforschung legen nahe, dass die professionelle Beziehung an sich einen eigenständigen Faktor für das Gelingen des pädagogischen oder psychotherapeutischen Prozesses darstellt (Hancken 2020; Kannicht

& Blume 2020). Basierend darauf gewinnt die Frage nach der Ausgestaltung der Beziehung zu Klient*innen und Patient*innen als wesentliches Element professionellen Handelns an Bedeutung – sowohl in der Praxis als auch in der theoretischen und empirischen Betrachtung. Das Adjektiv »professionell« wird dabei nicht in einem alltagssprachlichen, normativ-wertenden Sinne gebraucht, sondern eingebunden in den wissenschaftlichen Diskurs um Professionen, Professionalisierung und Professionalität verstanden (Schmeiser 2006). In diesem Beitrag wird dabei keine merkmalsorientierte Perspektive eingenommen, die sich mit der Frage beschäftigt, was eine Berufsgruppe zur Profession macht und damit von anderen Berufen unterscheidet (Geissler 2013). Stattdessen wird einem strukturtheoretischen Verständnis gefolgt, bei dem das professionelle Handeln in seiner Spezifik und Strukturlogik fokussiert wird.

Oevermann nähert sich diesem Anliegen in seiner Theorie durch die Annahme, dass bestimmtes Handeln als professionalisierungsbedürftig verstanden werden kann – und zwar dann, wenn es sich systematisch auf die Bewältigung von Krisen richtet, die sowohl auf der individuellen Ebene einer konkreten Lebenspraxis als auch auf einer übergeordneten gesellschaftlichen Ebene relevant sind (Oevermann 2013). Professionelles Handeln zeichnet sich dadurch aus, dass es nicht standardisierbar ist, sondern dass es immer darum geht, ausgehend von einer professionellen Wissensbasis individuell im Fallbezug zu handeln (Oevermann 1996). Eine zentrale Rolle spielt dabei die Beziehung zwischen Professionellen und ihren Klient*innen (von Oevermann als »Arbeitsbündnis« bezeichnet), denn auch diese sei mit Unsicherheit und Nicht-Standardisierbarkeit behaftet, da immer auch menschlich-diffuse Aspekte in der Interaktion eine Rolle spielten (Nadai u. a. 2005). Um diesen Gesichtspunkt theoretisch zu fassen, nutzt Oevermann die Unterscheidung zwischen spezifischen Sozialbeziehungen (Rollenbeziehungen, die auf bestimmten Themenbereiche festgelegt sind und über verschiedene Rollenträger*innen hinweg aufrechterhalten werden können) und diffusen Sozialbeziehungen (Beziehungen zwischen zwei »ganzen« Personen in ihrer Individualität, innerhalb derer prinzipiell alles thematisiert werden kann). Ein zentrales Merkmal von professionellen Beziehungen stellen demnach die Gleichzeitigkeit und die Ausbalancierung dieser beiden Formen von Sozialbeziehungen dar (Oevermann 1996). Ausgehend von Oevermanns Theorie können im Diskurs bestimmte Merkmale professioneller Unterstützungsbeziehungen – in Abgrenzung zu informellen/privaten Beziehungen – identifiziert werden, die nachfolgend darstellt werden.

Dazu gehört erstens, dass professionelle Beziehungen im Wesentlichen die Erbringung einer Dienstleistung zum Zweck haben. Dabei nehmen die Beteiligten unterschiedliche Rollen, verbunden mit spezifischen Erwartungen, ein: auf der einen Seite Professionelle, die die Dienstleistung erbringen, und auf der andere Seite Klient*innen, die sie empfangen (Kannicht & Blume 2020). Eine Bezahlung der Professionellen für das Eingehen der Beziehung, eine zeitliche Begrenzung und die Anbindung an einen spezifischen Zweck können als Merkmale des Dienstleistungscharakters verstanden werden (Schäfter 2010).

Zweitens unterscheidet eine potenzielle Entgrenzung der an ihr beteiligten Personen professionelle von informellen Beziehungen (Riegler 2016). Beispielsweise in Freundschaften ist es nicht möglich, dass eine andere Person im Falle der Beendigung der Beziehung »einspringt« und die Freundschaft stellvertretend weiterführt, da in diesem Fall individuelle, zwischenmenschliche Aspekte und nicht eine spezifische Funktion der Beteiligten im Vordergrund stehen. In professionellen Beziehungen spielen zwar auch bis zu einem gewissen Grad persönliche Anteile der Beteiligten eine Rolle, im Kern ist es aber möglich, dass die Beziehung auf weitere Personen entgrenzt wird, die die spezifische Unterstützungsfunktion übernehmen – beispielsweise im Fall von Urlaub, Erkrankung oder Wechsel der Arbeitsstelle der Professionellen (Schäfter 2010).

Drittens sind professionelle Beziehungen durch Asymmetrien im Machtverhältnis zwischen den beiden Beteiligten geprägt. Diese können einerseits in Richtung der Professionellen aufgezeigt werden: Fachkräfte haben in dieser Perspektive Zugang zu bestimmten Wissensbeständen, verfügen über weitergehende Befugnisse als Klient*innen und sind nicht in gleichem Maße von der Problemstellung betroffen (Domes 2017). Dadurch kann die Definitions- und Deutungsmacht in der Unterstützungsdyade als ungleich verteilt zugunsten der Professionellen verstanden werden. Andererseits können hinsichtlich des Merkmals der »Ko-Produktion« gegenseitige Abhängigkeiten nachgezeichnet werden (Oelerich & Schaarschuch 2013). Ko-Produktion bedeutet, dass es eine Voraussetzung für das Erbringen einer sozialen personenbezogenen Dienstleistung ist, dass die Empfänger*innen aktiv bei der Erbringung mitwirken, da nur sie selbst die anzustrebende Veränderung hervorbringen können (Kannicht & Blume 2020). Demensprechend hängt die Handlungswirksamkeit von Professionellen von der aktiven Ko-Produktion der Klient*innen ab.

Viertens kann das Verhältnis von Nähe und Distanz als ein Charakteristikum und eine Herausforderung in der Gestaltung professioneller Beziehungen begriffen werden. Dabei wird die räumliche Metapher, dass Menschen sich in einem (größerem oder kleinerem) Abstand zueinander befinden, genutzt, um eine bestimmte Qualität und Intensität von Beziehung auszudrücken.

Während lange Zeit das Schaffen von Distanz als anzustrebendes Ideal in der Gestaltung professioneller Beziehungen verstanden wurde, kann heutzutage als Konsens im Diskurs beschrieben werden, dass es nicht möglich ist, ein objektiv »richtiges« Maß an Nähe und Distanz zu bestimmen, sondern dass es einer Aushandlung im Einzelfall bedarf (Abeld 2017). Sowohl ein Zuviel als auch ein Zuwenig an Nähe und an Distanz können als Gefahr für professionelles Handeln gedeutet werden, denn beide Aspekte erfüllen wichtige Funktionen für die Beziehung (z. B. Aufbau von Vertrauen, positive Beziehungserfahrungen, Vermeiden eines zu starken Eingriffs in die Lebenswelt) (Schäfter 2010). An dieser Stelle kann ein Rückbezug zur Theorie Oevermanns hergestellt werden, da sich in der Dialektik von Nähe und Distanz die Gleichzeitigkeit von spezifischen und diffusen Beziehungsanteilen wiederfindet.
Die skizzierten Merkmale professioneller Beziehungen dienen später im Diskussionskapitel als theoretischer Rahmen zur Einordnung der empirischen Erkenntnisse aus dieser Studie. Dabei wird sich zeigen, dass die hier betrachteten Peer-Beziehungen an bestimmten Punkten Ähnlichkeiten zu den dargestellten professionellen Beziehungen aufweisen und sich gleichzeitig davon unterscheiden und über spezifische Merkmale verfügen.

Methodische Vorgehensweise

Zur empirischen Annäherung an die Ausgestaltung und das Verständnis der Peer-Beziehungen aus Perspektive der Peer-Begleiter*innen wurde ein qualitativ-exploratives Forschungsvorgehen gewählt. Im Sinne der Grounded-Theory-Methodologie (GTM) erfolgte im Zuge eines iterativ-zirkulären Forschungsprozesses die Entwicklung einer gegenstandsverankerten Theorie (Breuer u. a. 2019; Corbin & Strauss 2008). Durch die zunächst offen gehaltene Herangehensweise an die Peer-Begleitung im Jobcenter als neu entstehendes Handlungsfeld verschränkten sich die Datenerhebung und die Auswertung durch die unterschiedlichen Formen von Kodieren und ermöglichten so eine datengeleitete Theorieentwicklung im Sinne der GTM (Strübing 2008). Das Datenkorpus umfasst dabei 31 Einzelinterviews (IN) und 7 Gruppendiskussionen (GD) mit Peer-Begleiter*innen aus dem betrachteten Peer-Ansatz. In den Erzählungen stand die konkrete Praxis der Peer-Begleitung im Vordergrund. So lautete der einleitende Erzählimpuls in den Interviews: »Erzählen Sie mir einen Peer-Unterstützungsprozess von Beginn an bis heute / bis zum Ende des Prozesses«. Die Gruppendiskussionen boten darauf aufbauend Raum für praxisbezogene Auseinandersetzungen der Peer-Begleiter*innen mit ihrer

Tätigkeit und wurden möglichst zurückhaltend moderiert, um eine Selbstläufigkeit der Diskussion zu erreichen. Alle Daten wurden transkribiert und anonymisiert und die Teilnehmenden haben im Vorfeld ihre informierte Einwilligung zur Teilnahme an der Studie gegeben.

Typisch für das Vorgehen nach GTM ist es, dass zu Beginn des Forschungsprozesses noch nicht feststeht, was der thematische Fokus der Studie sein wird und an welche bestehenden theoretischen Diskurse die zu entwickelnde gegenstandsverankerte Theorie anschließen wird (Corbin & Strauss 2008). Auch in dieser Studie war das ein Suchprozess, der mit dem Weglassen von anderen potenziellen Fokussierungsmöglichkeiten einherging und letztendlich zur vertieften Betrachtung von Peer-Beziehungsgestaltung geführt hat. Die Struktur dieses Beitrags, die die Darstellung des theoretischen Rahmens vor die Darstellung der empirischen Analyse stellt, ist in dieser Hinsicht irreführend, denn sie suggeriert ein deduktives Vorgehen, bei dem bestimmte theoretische Vorannahmen die Analyse a priori geprägt haben (Suddaby 2006). Deshalb ist an dieser Stelle der Hinweis notwendig, dass die Struktur des Textes nicht der zeitlichen Abfolge im Forschungsprozess entspricht, sondern dass die thematische Fokussierung auf den Diskurs um Beziehungsgestaltung erst im Verlauf der Studie datengeleitet entwickelt wurde.

Empirische Ergebnisse

In den Erzählungen der Peer-Begleiter*innen werden Gesichtspunkte, die sich auf die Beziehungen zwischen ihnen und den Teilnehmenden richten, an bestimmten Punkten besonders deutlich. Dazu zählen die frühen Phasen des »Matchings« und des Kennenlernens, bei denen der Aufbau von Vertrauen im Vordergrund steht. Interviewpartner*innen nehmen wahr, dass es den Teilnehmenden leichter fällt, sich ihnen gegenüber zu öffnen, wenn sie selbst als Peer-Begleiter*innen *»von [den] eigenen Problemen so erzählen, um erst mal überhaupt ein Vertrauen aufzubauen«* (IN_23, Pos. 85–86). Durch das Teilen ihrer eigenen Lebensgeschichte und ihrer Erfahrungen eröffnen sie somit einen Raum, der es den Teilnehmenden ermöglicht, ebenfalls von sich zu erzählen. Weitere Hinweise auf die Art der Beziehungen in der Peer-Begleitung finden sich in der Art der Kontaktgestaltung und der Vereinbarung darüber, was innerhalb des gemeinsamen Prozesses *»passier[en]«* (IN_02, Pos. 148) soll und was übergeordnete Zielsetzungen sind. Dabei zeigt sich ein breites Spektrum an unterschiedlichen Herangehensweisen: Auf der einen Seite kann ein stärker informeller Schwerpunkt identifiziert werden – in Form von gemeinsamen Freizeitaktivitäten, der Betonung der Beziehungserfahrung und dem Verbringen von gemeinsamen Momenten (*»dann habe ich uns ein Eis aus dem Laden geholt und da haben wir einfach da gesessen«* (IN_30, Pos. 383–384)). Auf der anderen Seite finden sich stärker ziel- und wirkungsorientierte Herangehensweisen. Dabei geht es um das Vereinbaren von Zielen und Maßnahmen zur Umsetzung und um die Steuerung des Unterstützungsprozesses im Hinblick auf das Erzielen von mess- und sichtbaren Erfolgen (*»da müssen messbare Ergebnisse kommen«* (GD_02, Pos. 667)). Dieses Spektrum deutet bereits unterschiedliche Dimensionen der Peer-Beziehung an. Schließlich gibt das Ende der konzeptionell festgelegten Teilnahmezeit von zwölf Monaten Aufschluss über Beziehungsaspekte zwischen Peer-Begleiter*innen und Teilnehmenden. Dabei fällt auf, dass dieser von außen festgelegte zeitliche Rahmen meist nicht bedeutet, dass auch der Kontakt zwischen den beiden Beteiligten endet. Peer-Begleiter*innen berichten von zahlreichen Formen, die Beziehung auch über diesen Zeitpunkt hinweg aufrechtzuerhalten – beispielsweise durch sporadisches Kontakthalten und unregelmäßige Treffen, durch das Überführen in andere Kontexte (z. B. Selbsthilfegruppen) oder auch durch das Weiterführen als freundschaftliche Beziehung: *»Ich weiß jetzt schon, dass ich da immer in irgendeiner Form Kontakt halten möchte, auch weil die mir so ans Herz gewachsen ist«* (GD_02, Pos. 1069–1070).

Bereits durch diesen kurzen, eher deskriptiven Einblick wird deutlich, dass die Peer-Beziehung ganz unterschiedliche Elemente und Logiken enthält und dass die Peer-Begleiter*innen aus unterschiedlichen Positionierungen heraus gegenüber den Teilnehmenden handeln. Diese Erkenntnis bildet die Basis für die Struktur der nachfolgenden Ausführungen, in denen drei unterschiedliche, aus dem empirischen Datenmaterial rekonstruierte Formen der Positionierung in der Peer-Beziehung betrachtet werden. Dabei handelt es sich erstens um das Einbringen der persönlichen Biografie, zweitens um eine Positionierung als Unterstützer*innen und drittens um das Handeln als Akteur*innen im Organisationskontext.

Einbringen der persönlichen Biografie

Dass Peer-Begleiter*innen ihre persönlichen Lebensgeschichten und Erfahrungen in die Unterstützung einbringen und weitergeben, stellt wie oben beschrieben ein zentrales Wesensmerkmal von Peer-Ansätzen dar. Peer-Begleiter*innen berichten in den Interviews und Gruppendiskussionen davon, wie sie gegenüber den Teilnehmenden von sich selbst und ihrer Biografie erzählen und damit verdeutlichen, dass sie über ähnliche Erfahrungen verfügen und Ähnliches durchlebt haben. Eine Peer-Begleiterin schildert: »*Da habe ich ihr so von mir erzählt und habe gesagt: ›Mein Leben ist auch nicht so schnurgerade gelaufen.‹ […] Also sie hat dann wirklich erzählt, einfach dadurch, dass ich erzählt habe, auch, denke ich mal*« (IN_30, Pos. 154–163). Durch das Teilen von Aspekten aus ihrer Biografie stellen die Peer-Begleiter*innen Zugehörigkeit zu den Teilnehmenden her und rahmen die Beziehung in dieser Hinsicht. Mit dieser Perspektive verbunden sind ein erleichterter Vertrauensaufbau und eine besondere Ebene von gegenseitigem Verstehen, die auf dem Durchleben von als ähnlich wahrgenommenen Erfahrungen beruht: »*Das heißt also die Erfahrung () ist die Grundlage. Die Menschen, die ich begleite, die verstehen, dass ich sie verstehe. Oder dass es mir ähnlich oder genauso ging*« (GD_07, Pos. 656–657). Verbunden mit dem Einbringen von Aspekten aus der persönlichen Biografie enthält die Peer-Beziehung in dieser Hinsicht Elemente, die typischerweise mit informellen oder freundschaftlichen Formen von sozialen Beziehungen assoziiert werden. Dazu gehören das Herstellen von Nähe und Intimität in Interaktionssituationen (z. B. durch das Sprechen über potenziell schambehaftete Themen), das Treffen im persönlichen Umfeld der Beteiligten (z. B. in der eigenen Wohnung) oder Aspekte von Gegenseitigkeit und Reziprozität in der Beziehung. Damit sind Situationen gemeint, in denen sich das Verhältnis von Peer-Begleiter*innen als Unterstützer*innen und Teilnehmenden als Empfänger*innen von Unterstützung aufweicht oder umkehrt, indem Teilnehmende etwas in die Beziehung hineingeben, was die Peer-Begleiter*innen annehmen. Beispiele dafür sind das Profitieren von Peer-Begleiter*innen durch den gemeinsamen Prozess mit den Teilnehmenden (»*Die Gespräche [mit den Teilnehmenden] sind für mich auch Therapie*« (GD_06, Pos. 173)) oder konkrete Gegenleistungen der Teilnehmenden als Dankesgeste für die erhaltene Unterstützung: »*Am [Datum] ziehe ich um und der eine [Teilnehmer], der hilft mir wieder. Also der baut meine Küche auf, so als Dankeschön*« (IN_25, Pos. 385–386).

In den bereits beschriebenen Vorgehensweisen der Peer-Begleiter*innen, die die Beziehung zu den Teilnehmenden auch nach dem konzeptionell verankerten Ende der Teilnahmezeit fortzuführen, deuten sich ebenfalls stärker informelle Elemente innerhalb der Peer-Beziehung an. Auch wenn die Wahrnehmung als Form von freundschaftlicher Beziehung im Datenmaterial ambivalent bewertet wird (darauf wird im nachfolgenden Abschnitt genauer eingegangen), stellt das Weiterführen der Beziehung nach dem Ende der Teilnahmezeit eine anerkannte Herangehensweise dar.

Positionierung als Unterstützer*innen

In der Ambivalenz gegenüber informellen Beziehungselementen deutete sich bereits an, dass das Einbringen der persönlichen Biografie nicht die einzige Form der Positionierung der Peer-Begleiter*innen gegenüber den Teilnehmenden ist. Stattdessen lassen sich im Datenmaterial Sequenzen identifizieren, in denen die eigene Biografie und Betroffenheit überhaupt keine Rolle spielen und in denen es um Abgrenzung und Verdeutlichung von Unterschieden gegenüber den Teilnehmenden geht, anstelle von Zugehörigkeit und Nähe. Eine Beispielsequenz findet sich im nachfolgend zitierten Redebeitrag einer Peer-Begleiterin in einer Gruppendiskussion:

» Ich habe da mal eine Frage in die Runde. Das hat jetzt nichts mit dem zu tun, worüber wir bis jetzt geredet haben, so, ne? Wir reden ja meistens immer darüber, dass man ermutigt und dass man so Hilfestellungen gibt und den Leuten [den Teilnehmenden] nette Sachen sagt. Aber habt ihr das dann auch teilweise bei Klienten, wo ihr das Gefühl habt, ihr müsst mal streng sein? [Gelächter] Oder, also, wenn die nicht aus ihrer Komfortzone rauskommen? Weil da hatte ich im ersten Moment hatte ich da voll ein schlechtes Gewissen mit. Aber dachte mir, manchmal brauchen die Leute das auch, dass man denen mal so einen kleinen Arschtritt gibt. «(GD_07, Pos. 1487–1495)

An die Stelle der eigenen Biografie und der Herstellung von Zugehörigkeit zu den Teilnehmenden tritt in dieser Sequenz die Auseinandersetzung mit dem eigenen Unterstützungshandeln als Peer-Begleiter*in. Damit einher geht eine Verortung der Peer-Begleiter*innen in einer Position als Unterstützer*innen, die mit einer bestimmten Expertise und Wissensbeständen, methodischem Handeln und Verantwortlichkeiten für die Gestaltung und Steuerung des Prozesses verbunden wird. Damit unterscheiden sie sich von den Teilnehmenden, die als Empfänger*innen von Unterstützung verstanden werden. *»Wir haben das schon durchgemacht, wo der Klient noch durchgehen möchte. […] Deswegen können wir ihn doch gut begleiten, weil wir haben es doch schon hinter uns gebracht«* (GD_02, Pos. 845–847). Die im obigen Zitat aus der Gruppendiskussion verhandelte Frage nach dem Ausmaß an Steuerung und Formen direktiven Handelns (»streng sein«, »kleinen Arschtritt geben«) kann als ein zentrales Thema hinsichtlich der Auseinandersetzung mit gelingendem Unterstützungshandeln der Peer-Begleiter*innen identifiziert werden. Bereits in der zitierten Sequenz deutet sich diesbezüglich eine Ambivalenz an: Einerseits scheint direktives Handeln nicht dem eigenen Selbstverständnis als Peer-Begleiter*in zu entsprechen, da es eher darauf ausgerichtet ist, zu »ermutigen« und »nette Sachen zu sagen«. Gleichzeitig nimmt die Diskussionsteilnehmerin in bestimmten Situationen – aus einer normativen Perspektive, was für Teilnehmende »gut« sein könnte (»wenn die nicht aus ihrer Komfortzone rauskommen«) – die Notwendigkeit wahr, steuernd einzugreifen – was dann aber wiederum als moralisches Dilemma empfunden wird (»schlechtes Gewissen«). Über das gesamte Datenmaterial hinweg zeigt sich ein breites Spektrum hinsichtlich der Auseinandersetzung mit dem Gelingen des eigenen Unterstützungshandelns und dem Ausmaß an Steuerung und direktivem Handeln. Dabei finden sich an einem Ende Herangehensweisen, die stärker darauf ausgerichtet sind, sich auf das einzulassen, was die Teilnehmenden einbringen, und dies zum Ausgangspunkt des Unterstützungshandelns zu machen. Am anderen Ende lassen sich stärker steuernde Vorgehensweisen identifizieren, die sich auf normative Vorstellungen beziehen und auf aus der eigenen Biografie geprägten Ideen eines »guten Lebens«:

> » Habe ich auch letztes Mal zu ihm [dem Teilnehmer] gesagt: ›Du, weißt du was? Wir gehen jetzt in die Stadt, gehen in die [Bäckerei], trinken uns einen Kaffee oder einen Kakao und essen noch was dazu.‹ Sage ich: ›Dann kommst du auch mal raus hier unter die Leute‹. «(GD_06, Pos. 484–487)

Insgesamt spielt bei der Positionierung als Unterstützer*in die eigene Biografie (und somit das Spezifische an Peer-Begleitung im Unterschied zu anderen Unterstützungsansätzen) eine untergeordnete Rolle, und es geht verstärkt um eine Auseinandersetzung mit dem eigenen Handeln in einer unterstützenden Funktion. Abstrakt formuliert setzen sich Peer-Begleiter*innen in dieser Hinsicht mit der eigenen Professionalität und mit der Frage auseinander, was professionelles Unterstützungshandeln in diesem spezifischen Kontext kennzeichnet.

Positionierung als Akteur*innen im Organisationskontext

Der Organisationskontext der Jobcenter, in den der Ansatz von Peer-Begleitung eingebettet ist, bildet den Ausgangspunkt für die dritte Positionierung der Peer-Begleiter*innen innerhalb der Begleitungsbeziehung zu den Teilnehmenden. Auch wenn Peer-Begleiter*innen keine formalen Organisationsmitglieder im Jobcenter sind, sondern als Ehrenamtliche »von außen« in diesen Kontext kommen, sind sie an bestimmten Stellen eingebunden, interagieren mit den Mitarbeitenden und sind stellenweise von organisationalen Logiken und Praktiken beeinflusst. Das wird besonders deutlich, wenn es um leistungsrechtliche Regelungen geht, die die Teilnehmenden als Thema in die Peer-Begleitung tragen, weil sie weiterhin Leistungsbeziehende nach dem SGB II sind und der Bereich der Leistungsgewährung unabhängig von der Teilnahme an der Peer-Begleitung bestehen bleibt. Dabei geht es beispielsweise um *»Unterlagen, die [...] mehrfach schon eingereicht wurden«* (IN_25, Pos. 70–71), um Androhungen von Leistungskürzungen oder um als gewaltvoll erlebte Interaktionssituationen mit der Leistungsabteilung (*»dieser [Mitarbeiter der Leistungsabteilung] hat sie dann praktisch auch noch verbal, sage ich mal so, attackiert«* (GD_02, Pos. 605–606)). Peer-Begleiter*innen sind in diesen Situationen herausgefordert, einen Umgang mit den Anliegen der Teilnehmenden zu finden. Dabei reichen die Herangehensweisen von Interventionen in Form von parteilichem, stellvertretendem Handeln bis hin zur Übernahme von organisationalen Logiken und einer Rechtfertigung der Praktiken gegenüber den Teilnehmenden: *»Habe gesagt: ›Pass auf, so geht das nicht. Der gute Mann [Mitarbeiter des Jobcenters in der Leistungsabteilung], der steht auf deiner Seite. Ohne den hättest du den Umzug nicht bezahlt bekommen und du haust so drauf‹«* (IN_28, Pos. 171–173). In den Erzählungen wird eine Ambivalenz sichtbar zwischen einer parteilichen Haltung zu den Teilnehmenden (und damit einhergehend der Kritik an als einschränkend und belastend wahrgenommenen Praktiken) und einem Wunsch nach Zugehörigkeit im Organisationskontext und einem Teamverständnis gegenüber den Mitarbeitenden des Jobcenters: *»In dem Augenblick ist es ein Zwei-Mann-Team, was diese eine Person betreut«* (IN_14, Pos. 216–217). Dieses Phänomen zeigt sich auch hinsichtlich wahrgenommener organisationaler Ziel- und Erfolgserwartungen an die Peer-Begleitung. Interviewpartner*innen schildern, dass sie an bestimmten Stellen den Eindruck haben, dass eine quantitative, an Kennzahlen und Vermittlungsquoten ausgerichtete Logik auch auf die Peer-Begleitung übertragen wird und sie fühlen sich – mal stärker, mal weniger – dazu aufgefordert, ihre Unterstützung (in der Logik der Jobcenter) zu rechtfertigen und sichtbar zu machen. Auch hier zeigt sich die oben beschriebene Ambivalenz, indem am einen Ende des Spektrums Strategien von Abgrenzung und direkter Zurückweisung solcher Anforderungen rekonstruiert werden können. Am anderen Ende finden sich dagegen Bemühungen, derartige Erfolge zu erzielen, indem der Lebensbereich Arbeit von den Peer-Begleiter*innen aktiv in die Begleitungsbeziehung eingebracht wird und Teilnehmende dazu angehalten werden, sich mit ihrer beruflichen Perspektive auseinanderzusetzen – auch, wenn dieses Thema von ihnen selbst nicht unbedingt explizit als Anliegen eingebracht wurde: *»dann blockt er [der Teilnehmer] alles ab, ne. Auch jetzt nur normale*

Jobsuche. Ich hab gesagt, wir können ja mal im, äh, Branchenbuch nachgucken oder im Internet nachgucken von A bis Z, gibt es ja jede Menge Berufe« (IN_27, Pos. 160–163). Die Betonung von Strategien der Arbeitsvermittlung (»Jobsuche«, »Branchenbuch«, »Berufe«) legt die Hypothese nahe, dass die Einbettung in den Organisationskontext der Jobcenter an dieser Stelle einen Einfluss auf die inhaltliche Ausrichtung der Unterstützungsprozesse ausübt.

Als Gegenperspektive dazu findet sich im Datenmaterial eine Lesart, die die fehlende formale Organisationszugehörigkeit der Peer-Begleiter*innen positiv als Unabhängigkeit und Gestaltungsfreiheit deutet und sich in der Beziehung zu den Teilnehmenden in einer Abgrenzung gegenüber der Organisation zeigt. Dabei machen sie deutlich, dass sie sich als nicht weisungsgebunden verstehen, ihre eigenen Ideen in der Unterstützung umsetzen und den Raum wahrnehmen, aus ihrer Position »von außen« Kritik an bestehenden Praktiken zu äußern und Veränderungen hervorzubringen. Die Abgrenzung von der Organisation spiele vor allem zu Beginn des Beziehungsaufbaus eine wichtige Rolle, da Peer-Begleiter*innen zunächst häufig mit Misstrauen seitens der Teilnehmenden konfrontiert seien. Sie müssten dann deutlich machen, dass sie kein *»Spion«* (GD_02, Pos. 497; IN_01, Pos. 178) seien und *»mit dem [Jobcenter] nichts zu tun habe[n]«* (IN_26, Pos. 171–174). Dazu gehört ebenfalls, dass sie den Teilnehmenden Verschwiegenheit und Vertraulichkeit zusichern – auch gegenüber den Mitarbeitenden des Jobcenters.

Gleichzeitigkeit und Spannungsfelder

Betrachtet man die drei dargestellten Positionierungen in der Zusammenschau, so stellt sich die Frage, in welchem Verhältnis sie zueinander stehen. Dabei ist wichtig zu betonen, dass es sich nicht um eine Typenbildung handelt, die eine Zuordnung von einzelnen Personen zu einer Positionierung vorsieht. Stattdessen geht es um situationsspezifische, auf die Beziehung zwischen Peer-Begleiter*innen und Teilnehmenden bezogene Handlungsorientierungen, die in ihrem Ausmaß und ihrem Verhältnis nicht statisch, sondern je nach Situation unterschiedlich ausgeprägt sind. Dabei ist jedoch eine zentrale Erkenntnis, dass die betrachtete Peer-Beziehung von der Gleichzeitigkeit der drei Positionierungen geprägt ist. Peer-Begleiter*innen nehmen die Anforderung wahr, einerseits ihre eigene Biografie in die Beziehung einzubringen, gleichzeitig ihre Position als Unterstützer*in (im Unterschied zu den Teilnehmenden als Empfänger*innen der Unterstützung) zu verdeutlichen und einen Umgang mit dem einbindenden Organisationskontext der Jobcenter zu finden.

Mit Blick auf die Unterschiedlichkeit der drei Positionierungen wird deutlich, dass sich durch die Gleichzeitigkeit an verschiedenen Stellen Spannungsfelder ergeben, mit denen die Peer-Begleiter*innen im praktischen Handeln umgehen müssen. Dazu zählt das Ausbalancieren von Nähe und Authentizität (Einbringen der eigenen Erfahrungen) auf der einen Seite und von Abgrenzung und Distanzierung auf der anderen Seite (Verdeutlichen der Position als Unterstützer*in). Außerdem können Spannungsfelder hinsichtlich der Auseinandersetzung mit der Frage gelingenden Unterstützungshandelns in der Peer-Begleitung einerseits und wahrgenommenen Ziel- und Erfolgsvorstellungen der Organisation Jobcenter andererseits identifiziert werden.. Der Blick auf die inhärenten Spannungsfelder innerhalb der Peer-Unterstützungsbeziehung ermöglicht eine differenzierte Betrachtung der damit verbundenen Komplexität in der Beziehungsgestaltung. Diese Beobachtung soll nachfolgend vor dem Hintergrund des eingeführten theoretischen Rahmens professioneller Beziehungsgestaltung vertieft werden.

Diskussion und Fazit

Bei der Betrachtung der Peer-Beziehungen vor dem theoretischen Hintergrund professioneller, verberuflichter Beziehungsgestaltung wird deutlich, dass sich an verschiedenen Stellen Ähnlichkeiten zeigen. Gleichzeitig zeichnen sich Peer-Beziehungen durch Spezifika aus, die sie von anderen Formen von Beziehungen unterscheiden. Diese werden nachfolgend anhand der weiter oben beschriebenen Merkmale professioneller Unterstützungsbeziehungen herausgearbeitet.

Dabei kann erstens das Merkmal des Dienstleistungscharakters in den Blick genommen werden (Kannicht & Blume 2020). Die Vielfalt in der Ausgestaltung der Beziehung und in der Bestimmung der Zielsetzung des eigenen Unterstützungshandelns macht deutlich, dass ein Verständnis als Dienstleistungsbeziehung bei den Peer-Begleiter*innen nur eine Ausprägung unter vielen ist. Sie steht vor allem dann im Vordergrund, wenn ein Unterstützungsprozess mit der Formulierung von Zielen und Maßnahmen fokussiert wird, wenn Peer-Begleiter*innen ihre Tätigkeit primär als »Job« verstehen und wenn die Beziehung nach der konzeptionell verankerten Teilnahmezeit von zwölf Monaten beendet wird. Darüber hinaus zeigen sich im Datenmaterial andere Ausprägungen – beispielsweise als informelle, freundschaftliche Beziehung, als unterstützender Sozialkontakt oder als Form von gegenseitiger Unterstützung.

Auch bei einer potenziellen personellen Entgrenzung als zweitem Merkmal professioneller Unterstützungsbeziehungen (Riegler 2016) zeigen sich im Hinblick auf die betrachteten Peer-Beziehungen Besonderheiten. Obwohl Wechsel von Teilnehmenden und Peer-Begleiter*innen empirisch im Datenmaterial nachvollzogen werden können (z. B., wenn es zwischen den beiden Beteiligten zu Schwierigkeiten kommt), zeichnet sich die Beziehung im Wesentlichen durch eine persönliche, individuelle Passung zwischen den beiden Personen und ihren jeweiligen Biografien und Erfahrungen aus. Insofern kann davon ausgegangen werden, dass zwischenmenschliche Aspekte eine größere Rolle spielen als in stärker entgrenzten professionalisierten Beziehungskontexten.

Die Asymmetrie im Machtverhältnis zwischen Professionellen und Klient*innen wurde als drittes Kennzeichnen professioneller Beziehungsgestaltung eingeführt (Bommes & Scherr 2012). Hier wurden einerseits die unterschiedlichen Zugänge zu Wissen, Befugnissen und Deutungsmacht zugunsten der Professionellen in den Blick genommen und andererseits wurde die Abhängigkeit des Gelingens von Veränderungsprozessen von der aktiven Mitwirkung von Klient*innen in Form von Ko-Produktion diskutiert (Oelerich & Schaarschuch 2013). In Bezug auf die Peer-Beziehungen zeigen sich an dieser Stelle unterschiedliche Ausprägungen: Die Positionierung mit der persönlichen Biografie gegenüber den Teilnehmenden zielt auf die Konstruktion von Zugehörigkeit und kann im Sinne einer wörtlichen Übersetzung des Begriffes »Peer« als Gleiche/Gleichrangige als stärker symmetrische Form der Beziehungsgestaltung verstanden werden. Aus den Positionierungen als Unterstützer*innen und als organisationale Akteur*innen heraus ergibt sich ein anderes Bild: Um diese überhaupt herstellen zu können, müssen Peer-Begleiter*innen gegenüber den Teilnehmenden ihre Unterschiedlichkeit verdeutlichen, indem sie sich mit einer spezifischen Expertise (über die die Teilnehmenden nicht verfügen) zeigen und deutlich machen, dass sie die Steuerung des Prozesses verantworten. Diese Gesichtspunkte können vor dem Hintergrund von Machtasymmetrien diskutiert werden, da Peer-Begleiter*innen in dieser Hinsicht die Beziehung rahmen und an bestimmten Stellen direktiv und steuernd gegenüber den Teilnehmenden handeln (Evans 2023). Gleichzeitig wird in den Daten sichtbar, dass die Beziehung (vor allem, wenn sie auf die Gestaltung von Veränderungsprozessen ausgerichtet wird) als ko-produktiv beschrieben werden kann. Da die angestrebten Veränderungen nur von den Teilnehmenden selbst umgesetzt werden können, sind Peer-Begleiter*innen herausgefordert, Motivation und aktive Mitwirkung der Teilnehmenden durch Vertrauensaufbau,

Erwartungsklärung und Aushandlungen über den Unterstützungsprozess zu fördern. Als hilfreicher Faktor wird dabei das Teilen eigener biografischer Erfahrungen wahrgenommen, da es den Zugang und den Vertrauensaufbau zu Teilnehmenden erleichtert.

Dieser Punkt leitet bereits über zum Verhältnis von Nähe und Distanz bzw. der Gleichzeitigkeit von diffusen und spezifischen Sozialbeziehungen innerhalb der Beziehungsgestaltung (Oevermann 2013). Dabei kann zunächst festgehalten werden, dass sowohl die Peer-Beziehung als auch professionelle Unterstützungsbeziehungen, die nicht mit einer eigenen Betroffenheit der Unterstützer*innen einhergehen, im Grundsatz mit ähnlichen Herausforderungen konfrontiert sind. Sie müssen einen Umgang mit der Gleichzeitigkeit von unterschiedlichen Beziehungsanteilen bzw. -positionierungen finden, die sich in ihrem Spannungsverhältnis als inhärenter Bestandteil von Unterstützungsbeziehungen begreifen lassen. Die Analyse der Peer-Beziehungen legt jedoch nahe, dass sich darüber hinaus Spezifika ergeben, indem Peer-Begleiter*innen die aufgezeigte Ambivalenz in zugespitzter Form erleben. Das kann erstens auf die Notwendigkeit zurückgeführt werden, Aspekte der eigenen Biografie in die Beziehung miteinzubringen, da darauf die spezifische Expertise und die Passung zu den Teilnehmenden basieren. Auch wenn Unterstützer*innen ohne eigene Betroffenheit für den Vertrauensaufbau zu ihren Klient*innen ebenfalls »menschlich-diffuse« (Nadai u. a. 2005) Aspekte benötigen, ist hier die Abgrenzung zu als persönlich oder intim erlebten Elementen der eigenen Biografie deutlich stärker gegeben. Zweitens wird das durch organisationale Vorgaben und Regelungen verstärkt, die die Handlungsmöglichkeiten von Mitarbeitenden hinsichtlich privater Beziehungsanteile einschränken und es ihnen ermöglichen, Abgrenzungshandeln gegenüber den Klient*innen zu legitimieren (Bommes & Scherr 2012). Dieser Aspekt entfällt bei den Peer-Begleiter*innen, da sie nicht über eine rechtlich basierte Form der Organisationsmitgliedschaft verfügen, die es ihnen ermöglichen würde, sich in ihrem Handeln auf Vorgaben oder Regelungen des Jobcenters zu beziehen. Gleichzeitig eröffnet die organisationale Unabhängigkeit erst Räume für eine stärker mit Nähe und informellen Elementen assoziierte Beziehungsgestaltung zu den Teilnehmenden.

Zusammenfassend kann festgehalten werden, dass Peer-Beziehungen als spezifische und komplexe Form von Beziehungsgestaltung verstanden werden können, da sie mit inhärenten Widersprüchlichkeiten und Spannungsfeldern einhergehen, mit denen Peer-Begleiter*innen in ihrer Tätigkeit einen Umgang finden müssen. Anders als Unterstützer*innen ohne eigene Betroffenheit sind sie notwendigerweise mit ihrer eigenen Biografie und den damit verbundenen Erfahrungen stärker beteiligt, was eine Abgrenzung und Verdeutlichung der unterstützenden Position (in Unterscheidung zu den Teilnehmenden) erschweren kann. Gleichzeitig wird genau dadurch die besondere Form von Beziehungsgestaltung, verbunden mit einem erleichterten Vertrauensaufbau und einer Ebene erfahrungsbasierten Verstehens, ermöglicht. Auf einer praktischen Umsetzungsebene betonen die Ergebnisse dieser Analyse die Bedeutung von Reflexionsmöglichkeiten für Peer-Begleiter*innen – beispielsweise durch Supervision, kollegiale Beratung oder Weiterbildungsangebote. Eine verstärkte reflexive Auseinandersetzung kann dazu beitragen, dass Peer-Begleiter*innen an Sicherheit in der Gestaltung von Peer-Beziehungen und Unterstützungsprozessen gewinnen und sich über bestehende Spannungsfelder und widersprüchliche Anforderungen ihrer Tätigkeit bewusst sind.

Literatur

Abeld, R. (2017): Professionelle Beziehungen in der Sozialen Arbeit. Eine integrale Exploration im Spiegel der Perspektiven von Klienten und Klientinnen. Wiesbaden: Springer VS.

Bacher-Gneist, C. (2016): Der Peer-Ansatz in der niederschwelligen Suchtberatung. Erfahrungen aus dem Bereich Arbeitsmarktpolitik. In: Psychologie & Gesellschaftskritik 40 (4), S. 49–59.

Bommes, M.; Scherr, A. (2012): Soziologie der Sozialen Arbeit. Eine Einführung in Formen und Funktionen organisierter Hilfe. 2. Aufl. Weinheim: Beltz.

Breuer, F.; Muckel, P.; Dieris, B. (2019): Reflexive Grounded Theory. Eine Einführung für die Forschungspraxis. 4. Aufl. Wiesbaden: Springer.

Corbin, J.; Strauss, A. (2008): Basics of Qualitative Research: Techniques and Procedures for Developing Grounded Theory. Thousand Oaks: SAGE.

Domes, M. (2017): »›Du bist wie ich‹, wenn nicht im Augenblick, so doch prinzipiell […]« – Professionelle Beziehungsgestaltung in der Sozialen Arbeit. In: Domes, M.; Eming, K. (Hrsg.): Soziale Arbeit – Perspektiven einer selbstbewussten Disziplin und Profession. S. 15–44. Opladen u. a.: Budrich.

Evans, M. (2023): Peer Support Services Reaching People with Schizophrenia. Considerations for Research and Practice. Cham: Springer.

Geissler, B. (2013): Professionalisierung und Profession. Zum Wandel klientenbezogener Berufe im Übergang zur post-industriellen Gesellschaft. In: Die Hochschule: Journal für Wissenschaft und Bildung 22 (1), S. 19–32.

Hancken, S. A. (2020): Beziehungsgestaltung in der Sozialen Arbeit. Göttingen: Vandenhoeck & Ruprecht.

Kannicht, V.; Blume, S. (2020): Gelingen und Scheitern in der professionellen Beziehungsgestaltung mit jungen Menschen. In: Forum Erziehungshilfen 26 (5), S. 282–285.

Lammers, K. (2025): Peer-Unterstützungsbeziehungen im Kontext psychischer Beeinträchtigung. Wiesbaden: Springer VS.

Lanquentin, N. (2017): Peer Counseling. Über Chancen und Grenzen des Peer-Effekts. In: Gebrande, J.; Melter, C.; Bliemetsrieder, S. (Hrsg.): Kritisch ambitionierte Soziale Arbeit. Intersektional praxeologische Perspektiven. S. 119–132. Weinheim, Basel: Beltz Juventa.

Nadai, E.; Sommerfeld, P.; Bühlmann, F.; Krattiger, B. (2005): Fürsorgliche Verstrickung. Soziale Arbeit zwischen Profession und Freiwilligenarbeit. Wiesbaden: Springer VS.

Oelerich, G.; Schaarschuch, A. (2013): Sozialpädagogische Nutzerforschung. In: Graßhoff, G. (Hrsg.): Adressaten, Nutzer, Agency. Akteursbezogene Forschungsperspektiven in der Sozialen Arbeit. S. 85–98. Wiesbaden: Springer VS.

Oevermann, U. (2013): Die Problematik der Strukturlogik des Arbeitsbündnisses und der Dynamik von Übertragung und Gegenübertragung in einer professionellen Praxis von Sozialarbeit. In: Becker-Lenz, R.; Busse, S.; Ehlert, G.; Müller-Hermann, S. (Hrsg.): Professionalität in der Sozialen Arbeit. Standpunkte, Kontroversen, Perspektiven. S. 113–145. 3. Aufl. Wiesbaden: Springer VS.

Oevermann, U. (1996): Theoretische Skizze einer revidierten Theorie professionalisierten Handelns. In: Combe, A.; Helsper, W. (Hrsg.): Pädagogische Professionalität. Untersuchungen zum Typus pädagogischen Handelns. S. 70–182. 9. Aufl. Frankfurt a. M.: Suhrkamp.

Repper, J. (2013): Peer Support Workers. Theory and practice. https://www.imroc.org/publications/peer-support-workers-theory-and-practice (30.01.2026)

Riegler, A. (2016): Anerkennende Beziehung in der Sozialen Arbeit. Ein Beitrag zu sozialer Gerechtigkeit zwischen Anspruch und Wirklichkeit. Wiesbaden: Springer VS.

Schäfter, C. (2010): Die Beratungsbeziehung in der Sozialen Arbeit. Eine theoretische und empirische Annäherung. Wiesbaden: Springer VS.

Schmeiser, M. (2006): Soziologische Ansätze der Analyse von Professionen, der Professionalisierung und des professionellen Handelns. In: Soziale Welt 57 (3), S. 295–318.
Solomon, P. (2004): Peer support/peer provided services underlying processes, benefits, and critical ingredients. In: Psychiatric rehabilitation journal 27 (4), S. 392–401.
Strübing, J. (2008): Grounded Theory. Zur sozialtheoretischen und epistemologischen Fundierung des Verfahrens der empirisch begründeten Theoriebildung. 2. Aufl. Wiesbaden: Springer VS.
Suddaby, R. (2006): From the Editors: What Grounded Theory Is Not. In: The Academy of Management Journal 49 (4), S. 633–642.

Prozessgestaltung und Führungsverständnis aus organisationaler Perspektive der Jobcenter

Johannes Wegner

Die Anforderungen an das Fallmanagement in den Jobcentern haben sich in den letzten Jahren erheblich gewandelt. Neben der klassischen Vermittlungs- und Unterstützungsfunktion sehen sich Fallmanager*innen insbesondere bei Leistungsberechtigten mit psychischen Erkrankungen zunehmend mit komplexen Problemlagen konfrontiert. Standardisierte Verfahren und enge gesetzliche Vorgaben stehen dabei häufig im Spannungsfeld zu den individuellen Bedarfen der Leistungsberechtigten (Nixdorf 2017, S. 3).
Die Grundsicherung nach dem Zweiten Sozialgesetzbuch (SGB II) wurde 2005 als ein integriertes System von Geldleistungen und Arbeitsmarktdienstleistungen eingeführt, mit dem Ziel, Hilfen aus einer Hand zu bieten und die Integration in den Arbeitsmarkt zu fördern (Göckler & Rübner 2024, S. 29). Obwohl das Fallmanagement zunächst vor allem auf die Arbeitsvermittlung ausgerichtet war, hat sich sein Aufgabenprofil im Zeitverlauf deutlich erweitert, insbesondere im Hinblick auf die Unterstützung bei multiplen Problemlagen

der Leistungsberechtigten (Schulze-Böing 2024, S. 86). Dies zeigt sich insbesondere im Ausbau ganzheitlicher Beratungs- und Betreuungsansätze, die auch aufsuchende und sozialraumorientierte Formen der Zusammenarbeit umfassen (Hammer 2024, S. 283).

Studien und Erhebungen belegen, dass mehr als ein Drittel dieser Personen eine entsprechende Diagnose aufweisen und dass psychische Erkrankungen das häufigste Krankheitsbild dieser Gruppe darstellen (Nixdorf 2020, S. 4). Psychische Erkrankungen gehen oft einher mit sozialem Rückzug und einem geringen Selbstwirksamkeitsempfinden, was die Integration in den Arbeitsmarkt erheblich erschwert (Rübner 2024, S. 110). Für diese Zielgruppe reichen klassische arbeitsmarktbezogene Vermittlungsstrategien oft nicht aus, da ihre Probleme weit über die reine Arbeitsuche hinausgehen und ein tiefgreifendes Verständnis ihrer komplexen Lebenssituation erfordern (Rübner & Weber 2021, S. 60).

In diesem Kontext gewinnen Konzepte wie das ganzheitliche Fallmanagement sowie das spezifisch darauf ausgerichtete beschäftigungsorientierte Fallmanagement an Bedeutung (Göckler & Rübner 2024, S. 152).

Ein zentrales Element des Fallmanagements besteht in der Befähigung der Leistungsberechtigten zur Selbsthilfe. Gleichzeitig erfordert die Praxis eine prozessorientierte Herangehensweise, bei der unterstützende, teils auch direktive Interventionen notwendig sein können, um diesen Selbsthilfeprozess anzustoßen oder aufrechtzuerhalten, insbesondere in Situationen komplexer Problemlagen (Hammer 2024, S. 288).

Im Rahmen innovativer Ansätze zur Weiterentwicklung des Fallmanagements wurde in den Jobcentern ein Modellprojekt initiiert, das neue Formen der Zusammenarbeit erprobt (Projekt BEA: Beraten – Ermutigen – Assistieren, rehapro-Förderlinie des BMAS 2019–2025). Dabei arbeiteten hauptamtliche Fachkräfte mit freiwillig engagierten Peer-Begleitungen zusammen. Ziel des Projekts war es, die bestehenden Steuerungs- und Unterstützungsprozesse um partizipative und beziehungsorientierte Elemente zu erweitern. Besonders im Fokus stand hierbei die Kooperation zwischen den Fachkräften der Jobcenter und den sogenannten Peer-Begleitungen, die eigene Erfahrungshintergründe einbringen und so neue Impulse in die Prozesse geben. Das hier untersuchte Modellprojekt verfolgte das Ziel, verschiedene Elemente systematisch in die Organisation des Fallmanagements zu integrieren. Prozessmanager*innen (so die projektinterne Bezeichnung der Fallmanager*innen) arbeiten dabei gemeinsam mit den Peer-Begleitungen im Tandem mit den teilnehmenden Leistungsberechtigten. Diese neue Form der Zusammenarbeit wirft Fragen nach der konkreten Ausgestaltung von Ablaufprozessen, den Rollenverständnissen und nicht zuletzt nach der institutionellen Führung auf Teamleitungsebene auf.

Ziel der vorliegenden Studie ist es daher, auf Basis von Interviews mit Prozessmanager*innen und Führungskräften zu rekonstruieren, wie sich die Integration neuartiger Elemente, wie etwa der Tandemarbeit mit Peer-Begleitungen, konkret auf Abläufe, Steuerung und Führungsverständnisse im Fallmanagement bzw. im projektinternen Prozessmanagement auswirkt. Da sich diese Veränderungen wesentlich auf der Interaktionsebene zwischen den beteiligten Akteur*innen vollziehen, ist es zentral, die subjektiven Wahrnehmungen, Deutungen und Handlungslogiken der beteiligten Fachkräfte in den Blick zu nehmen.

Perspektiven auf Prozessgestaltung und Führung im Fallmanagement

Veränderungen im Handeln und in den Interaktionsverhältnissen zeigen sich insbesondere auf der Ebene konkreter Abläufe, weshalb deren Analyse im Zentrum der Untersuchung steht. Ablaufprozesse ermöglichen es, strukturelle Anforderungen und individuelle Handlungsspielräume gleichermaßen sichtbar zu machen, insbesondere dort, wo neue Kooperationsformen, wie im vorliegenden Modellprojekt, implementiert werden. Ablaufprozesse sind in Organisationen als inhaltlich abgeschlossene, zeitliche und sachlogische Abfolgen von Aktivitäten definiert, die zur Bearbeitung eines relevanten Objekts notwendig sind. Dabei sind ihr Hauptzweck die Durchführung von Aufgaben und die Koordination zeitlicher und räumlicher Aspekte (Becker & Kahn 2012, S. 6). Die Bearbeitung komplexer Anliegen sowie die Implementierung von Veränderungen im Jobcenter-Kontext folgen häufig dem Prinzip eines strukturierten, schrittweisen Vorgehens, das durch festgelegte Prozessphasen geleitet wird. Dieses Prinzip liegt auch dem Fallmanagement zugrunde, das typischerweise in klar unterscheidbaren Abschnitten verläuft, etwa von der Erstberatung über das individuelle Profiling, die Zielvereinbarung und die Integrationsplanung bis hin zur Nachbetreuung (Göckler & Rübner 2024, S. 59 ff.).

Das beschäftigungsorientierte Fallmanagement ist dabei als kundenorientierter und kooperativer Prozess konzipiert, der darauf abzielt, gemeinsam mit den Leistungsberechtigten eine möglichst nachhaltige Integration in den Arbeitsmarkt zu erreichen (Nixdorf 2017, S. 13). Es ist als ein iteratives Phasenmodell mit Rückbezügen angelegt, um Anpassungen an komplexe Fallverläufe zu ermöglichen (Göckler & Rübner 2024, S. 60). Mit Blick auf dieses Modell kommt dem Fallmanagement eine zentrale Steuerungsfunktion zu (Hess u. a. 2004, S. 168). Ziel ist es, die Eigenverantwortung der Leistungsberechtigten zu stärken und sie zur Selbsthilfe zu befähigen (Berlit 2013, S. 91).

Dabei stellt die Führung im Kontext der Jobcenter und des Fallmanagements eine vielschichtige Aufgabe dar, die zwischen administrativen Vorgaben, politischen Zielsetzungen und den individuellen Bedürfnissen der Leistungsberechtigten ausgerichtet werden muss. Eine effektive Führungsarbeit ist dabei von wesentlicher Bedeutung, um qualitativ hochwertige Beratung und Betreuung zu gewährleisten (Göckler & Rübner 2024, S. 22). Wie Führungskräfte agieren, beeinflusst unmittelbar die Arbeitsweise sowie die Motivation der Mitarbeitenden im Fallmanagement (Brülle u. a. 2016, S. 27). So können eine gelassene Haltung gegenüber Zielnachhaltedialogen und Messprozesse zur Zielerreichung entsprechende Spielräume eröffnen, die sich positiv auf die Arbeit mit den Leistungsberechtigten auswirken. Umgekehrt führen rigide Steuerungsmechanismen häufig zu einem bürokratisch geprägten Verständnis der Aufgabe (ebd.).

Ein qualitätsorientiertes Fallmanagement setzt qualifizierte und empathische Fachkräfte voraus. Deren Entwicklung bedarf einer langfristig ausgerichteten Personal- und Qualifizierungsstrategie in den Jobcentern, wobei die Verantwortung für geeignete Rahmenbedingungen beim jeweiligen Leistungsträger liegt (BMAS 2013, S. 3). Eine Schlüsselrolle kommt dabei der mittleren Führungsebene zu, insbesondere den Teamleitungen. Sie fungieren als verbindendes Element zwischen der strategischen Leitungsebene und den operativen Fachkräften und sind maßgeblich daran beteiligt, zentrale Ziele verständlich zu vermitteln und deren Umsetzung im Alltag zu fördern (Brussig u. a. 2024, S. 85). Ihre wachsende Beteiligung an strategischen Prozessen, wie Zielplanung und -nachhaltung, unterstreicht ihre Bedeutung als Steuerungsinstanz innerhalb der Organisation. Dabei geraten Teamleitungen nicht selten in Zielkonflikte, etwa zwischen integrativen Vorgaben und förderpolitischen Schwerpunkten, während die Leitungsebene diese Ziele häufig als gleichrangig betrachtet. In diesem Spannungsfeld nehmen Teamleitungen häufig eine »Sandwich-Position« wahr (Brussig u. a. 2024, S. 86). Diese Perspektive verweist auf die besondere Stellung der mittleren Führungsebene als Bindeglied innerhalb organisationaler Steuerungsprozesse, eine Position, die mit spezifischen Anforderungen, aber auch mit Spannungen einhergehen kann. Inwiefern sich diese theoretisch beschriebene Doppelrolle in der konkreten Führungspraxis des untersuchten Modellprojekts wiederfindet, wird im weiteren Verlauf anhand der empirischen Analyse näher betrachtet.

Methodik

Die empirische Untersuchung folgt einem offen-induktiven Forschungsdesign, das auf den methodischen Prinzipien der qualitativen Inhaltsanalyse nach Kuckartz und Rädiker (2022) basiert. Ziel war es, aus den Perspektiven der Prozessmanager*innen Einblicke in Ablaufprozesse, Entscheidungslogiken und Kooperationsstrukturen im Rahmen eines erweiterten Fallmanagements bzw. Prozessmanagements in den beteiligten Jobcentern zu gewinnen. Besonderes Augenmerk lag auf dem Zusammenspiel mit den Peer-Begleitungen sowie auf der Rolle von Führungskräften bzw. Teamleitungen in der Gestaltung und Steuerung der Prozesse.

Das Datenkorpus umfasst insgesamt 33 Einzelinterviews sowie 3 Fokusgruppendiskussionen. Die Gesprächsdauer lag zwischen 19 und 97 Minuten. Die Erhebungen wurden über mehrere Jahre hinweg durchgeführt und deckten unterschiedliche thematische Schwerpunkte ab, darunter Prozessverläufe, Matchinglogiken, Steuerungsherausforderungen sowie das Selbstverständnis von Führung. Als Einstieg in die Interviews diente jeweils ein offener Erzählimpuls. Dieser richtete sich entweder auf eine narrative Darstellung des Begleitprozesses von Anfang bis Ende oder auf die individuelle Wahrnehmung der Mitwirkung von Führungskräften. Die Leitfäden wurden flexibel eingesetzt und boten Raum für subjektive Problemdefinitionen, Routinen und Abweichungen. Die Auswertung erfolgte in mehreren Schritten, angelehnt an die systematische Vorgehensweise nach Kuckartz. Zunächst wurden alle Interviews vollständig transkribiert und in der Software MAXQDA aufbereitet. Es folgte ein offenes, induktives Kategorienbildungsvorgehen, bei dem relevante Sinnabschnitte markiert und zu ersten thematischen Clustern zusammengeführt wurden. In einem anschließenden Schritt wurden die Kategorien strukturierend verdichtet und auf zentrale Themenfelder wie Prozessablauf, Entscheidungslogik, Matching, Koordination, Führungsverständnis und Spannungsfelder bezogen. Die dabei identifizierten Kategorien wurden fortlaufend mit den Forschungszielen rückgekoppelt, um entsprechende Muster sowohl innerhalb einzelner Jobcenter als auch organisationstypenübergreifend (z. B. bei unterschiedlichen Prozesslogiken) analysieren zu können.

Empirische Ergebnisse

Die empirische Analyse der Interviews und Fokusgruppen zeigt, dass sich im Verlauf der Begleitung von Teilnehmenden, die zur Zielgruppe der Abhängigkeitserkrankten bzw. psychisch Erkrankten gehören, spezifische organisatorische Abläufe und einzelne Prozessschritte herausgebildet haben, die von den beteiligten Prozessmanager*innen als charakteristisch wahrgenommen werden. Diese Prozessschritte treten in den Darstellungen der Befragten regelmäßig und wiederkehrend auf, folgen jedoch keinem starren Ablauf, sondern zeichnen sich durch Flexibilität aus. Dies spiegelt den dynamischen Charakter wider, der die Zusammenarbeit mit allen Akteur*innen definiert. Im Folgenden werden diese Prozessschritte detailliert beschrieben, um ihre jeweiligen Merkmale und Handlungsmuster sowie generelle Herausforderungen im Kontext einer teilnehmerorientierten Unterstützung deutlich zu machen.

Ablaufprozesse in der Projektpraxis

Grundsätzlich lässt sich der generelle Prozessablauf in vier Bereiche unterteilen. Ein erster identifizierter Prozessschritt umfasst die Kontaktaufnahme sowie das anschließende Erstgespräch mit potenziellen Teilnehmenden. Ziel dieses Schrittes ist es, die Projektinhalte zu vermitteln, erste grundlegende Informationen zwischen den Beteiligten auszutauschen und die formalen Voraussetzungen zur Projektteilnahme zu prüfen. In diesem Zusammenhang beschreibt eine Prozessmanagerin, dass zunächst eher informelle Kommunikation im Vordergrund steht, um dann anschließend das Projekt vorzustellen und zu prüfen, ob die potenziellen Teilnehmenden der Zielgruppe zuzuordnen sind:

» Das bedeutet für mich, dass ich die erst mal kontaktiere. Und ich mache das dann immer so, dass ich erst mal einen Telefontermin mit der vereinbare, um dann erst mal unser Projekt vorzustellen, auf erste Fragen einzugehen, und vor allen Dingen abkläre, ob die halt wirklich zur Zielgruppe gehören, ob da eine psychische Erkrankung vorliegt oder eine Abhängigkeitserkrankung vorliegt. « (PMXX06, Pos. 07)

Diese Aussage verweist auf eine tendenziell standardisierte Vorgehensweise zur Sicherstellung der Zielgruppenaffinität, gleichzeitig aber auch auf die Bedeutung einer transparenten Kommunikation in diesem ersten Schritt. Darüber hinaus verdeutlicht eine weitere Prozessmanagerin, dass die Bedürfnisse und

Wünsche der Teilnehmenden bereits bei der Organisation des Erstgesprächs explizit berücksichtigt werden:

» Dann hat er die Wahl sozusagen zwischen einem Informationsgespräch, telefonisch, also entweder direkt oder wir vereinbaren dafür auch einen Termin. Oder aber, wir treffen uns zu einem Spaziergang oder auch hier in den Räumlichkeiten. Der Teilnehmer darf sich das aussuchen, wo wir uns treffen. «(PMXX07, Pos. 05)

Diese Aussage unterstreicht, dass der Prozessschritt der Kontaktaufnahme und des Erstgesprächs durch Flexibilität und Teilnehmerorientierung gekennzeichnet ist.

Deutlich wird, dass bereits die initiale Kontaktaufnahme und das anschließende Erstgespräch sowohl strukturierte als auch flexible Komponenten enthalten. Während grundlegende Abläufe und Inhalte vorgegeben sind, z. B. Prüfung der Zielgruppenaffinität, bleiben Art und Rahmen des Gesprächs bewusst flexibel gestaltbar, um der Heterogenität der Teilnehmenden Rechnung zu tragen. Dieser erste Prozessschritt bildet somit die Grundlage für den weiteren Verlauf der Unterstützungsmaßnahmen.

Der nächste identifizierte Prozessschritt ist das »Matching«, das auf die initiale Kontaktaufnahme und das Erstgespräch folgt. In diesem Schritt steht die Auswahl einer geeigneten BEA- bzw. Peer-Begleitung (im weiteren Verlauf BEA-Begleitung genannt) für die Teilnehmenden im Mittelpunkt. Dabei greifen die Prozessmanager*innen auf unterschiedliche Verfahren und Kriterien zurück, um eine möglichst tragfähige und passgenaue Konstellation zwischen Teilnehmenden und BEA-Begleitungen herzustellen.

Ein Verfahren, das hierbei angewendet wird, ist die diskrete Präsentation der Teilnehmenden im Kreis potenzieller BEA-Begleitungen. Hierzu werden Informationen zu Teilnehmenden gesammelt und anonymisiert niedergeschrieben. Der Umfang ist nicht standardisiert und kann im Team *»einen oder auch zehn Sätze umfassen«* (PMXX04, Pos. 43), je nach Prozessmanager*in und teilnehmender Person. Eine Prozessmanagerin erläutert hierzu: *»Im Matching stellen wir die Teilnehmenden anonymisiert vor, und dann melden sich BEA-Begleitungen«* (PMXX06, Pos. 07). Dabei werden keine identifizierenden Informationen preisgegeben, sondern für die BEA-Begleitungen relevante Inhalte, wie grobe Ziele, Erkrankungsbilder, der jeweilige Stadtteil und Informationen zum Alltag des*der Teilnehmenden (PMXX05, Pos. 63; PMXX06, Pos. 21). Ergänzend dazu spielen in einem anderen Matchingverfahren persönliche Einschätzungen und Erfahrungswissen der Prozessmanager*innen eine bedeutende Rolle. Hierbei werden die Teilnehmenden den BEA-Begleitungen vom Prozessmanagement direkt zugeordnet: »*Man kennt ja dann auch die BEA-Begleiter, man kennt den Teilnehmer so ein bisschen, ob das eben funktionieren könnte oder nicht*« (PMXX05, Pos. 63). Dieses Vorgehen beinhaltet eine Vorselektion durch das Prozessmanagement: »*Äh, so habe ich ein paar Tage Zeit mir Gedanken zu machen. Und in diesen paar Tagen dann jemand auch, wo ich denke, das könnte passen, anzurufen. Meistens hat man schon im Gespräch selber mit dem Klienten, äh, ein Gefühl dafür, wer passen könnte*« (PMXX09, Pos. 18).

Die hier dargestellten Aussagen verdeutlichen, dass das Matching bzw. das Zueinanderfinden sowohl auf formalen, strukturierten Kriterien als auch auf intuitiven und erfahrungsbasierten Einschätzungen beruht. Aus dem Blickwinkel des Prozessmanagements liegt der Kern des Matchings in einem Prozess, der zwar von ihnen initiiert wird und durch eine auf unterschiedlichen Elementen basierende Vorauswahl gesteuert wird, dessen Gelingen jedoch letztlich von der Entwicklung zwischen den Teilnehmenden und BEA-Begleitungen abhängt. Eine Prozessmanagerin betont: »*Das eine ist, weil die sich persönlich einfach super verstehen. Nicht / Ich will nicht sagen, eine freundschaftliche Basis. Das kann ich nicht einschätzen, aber weil die einen richtig guten Draht zueinander haben, sich auf einer persönlichen Ebene gut verstehen und deshalb gut zusammenzuarbeiten*« (PMXX06, Pos. 45).

An das Matching schließt unmittelbar der Prozessschritt des Kennenlernens zwischen Teilnehmenden und BEA-Begleitungen an. Auch in diesem Schritt sind unterschiedliche Vorgehensweisen und Formen der Kontaktanbahnung implementiert worden. Einige Prozessmanager*innen bieten zunächst die Möglichkeit eines telefonischen Austauschs zwischen den Teilnehmenden und den BEA-Begleitungen an, um eine erste informelle Beziehungsebene zu ermöglichen:

> » Dann gibt es zwei Wege, wie ich das mit meinen Teilnehmenden mache. Ähm manche Kollegen machen das ein bisschen anders. Und zwar, ich gebe meinen Teilnehmenden dann die Möglichkeit, ob Teilnehmerin und BEA erst mal miteinander telefonieren, dass die da halt schon mal schauen, haben die einen Draht zueinander? Ich sage mal so, drei Viertel sagen ja, die wollen das so machen. «(PMXX06, Pos. 7)

Andere Prozessmanager*innen wählen dagegen einen direkteren Weg über ein gemeinsames Erstgespräch, bei dem sie in moderierender Funktion den Kontakt zwischen BEA-Begleitung und Teilnehmenden herstellen: »*Ich bin da relativ im Hintergrund, weil die sich erst mal so ein bisschen beschnuppern*«

(PMXX04, Pos. 9). In diesem Zusammenhang wird betont, dass gerade der erste Eindruck und zwischenmenschliche Sympathie zentrale Faktoren für eine erfolgreiche Kooperation sind: »*Es geht um den Nasenfaktor. Also kann man miteinander? Hat man das Gefühl, man findet sich sympathisch?*« (PMXX11, Pos. 5). Diese Aussage unterstreicht die Bedeutung einer vertrauensvollen Beziehung, die als Basis für eine nachhaltige Zusammenarbeit angesehen wird.

Ein weiterer identifizierter Prozessschritt besteht aus regelmäßig stattfindenden Dreiergesprächen zwischen Prozessmanager*innen, Teilnehmenden und BEA-Begleitungen. Die Auswertung der Interviews zeigt, dass diese Gespräche zwei zentrale Funktionen erfüllen. Zum einen werden in diesem Schritt Zuständigkeiten und Rollen zwischen den beteiligten Akteur*innen geklärt. Wie ein Prozessmanager exemplarisch darstellt, geht es hierbei insbesondere um die Definition von Aufgaben und Verantwortlichkeiten: »*So oder so, im ersten Gespräch zu dritt ist das so, dass wir die Rollen klären. […] Was ist die Aufgabe des BEAs? Wie kann die [BEA-Begleitung] unterstützen? Was sind da die klassischen Aufgaben? Was kann ich als Mitarbeiter des Jobcenters tun? Was sind meine Aufgaben?*« (PMXX06, Pos. 07). Zum anderen bieten diese Gespräche Raum für die Ermittlung und Präzisierung konkreter Unterstützungsbedarfe und Zielsetzungen der Teilnehmenden. So berichtet eine Prozessmanagerin: »*Dann gibt es das erste Gespräch in dem Dreierkontext, wo dann im Prinzip festgelegt wird, was sind die Ziele, wo wollen wir hin? Welche Unterstützung braucht der Teilnehmer?*« (PMXX07, Pos. 13). Diese Dreiergespräche sind demnach zentrale Kommunikations- und vor allem Reflexionsformate für das Prozessmanagement, die regelmäßig stattfinden, um den Prozessverlauf kontinuierlich zu reflektieren und anzupassen. Standardmäßig werden sie in einem bestimmten Rhythmus durchgeführt, und zwar »*dass wir uns auf jeden Fall alle drei Monate zu einem Teilhabegespräch sehen*« (PMXX04, Pos. 09), wobei die Frequenz situativ erhöht werden kann, wenn individuelle Bedarfe oder Herausforderungen dies erforderlich machen. Auf die Frage danach, wie die Dreiergespräche zustande kommen, antwortete die BEA-Begleitung:

> » Ich mache es dann eigentlich so nach zwei Monaten, aber ich habe da nicht einen bestimmten Abstand. Also mal sind es zwei Monate, mal anderthalb, mal zweieinhalb. Das kann ich dir nicht genau sagen, weil das schon immer auch sehr individuell ist von dem, was da gebraucht wird. « (PMXX04, Pos. 105)

Die Gespräche bilden damit einen flexiblen, aber klar strukturierten Rahmen für fortlaufende Abstimmungen und Reflexionen.

Neben den formalen, regelmäßigen Dreiergesprächen findet durch die Prozessmanager*innen eine kontinuierliche Begleitung und Unterstützung der Teilnehmenden statt, in die ihre jeweiligen BEA-Begleitungen einbezogen sind. Die Intensität dieser Begleitung ist variabel und orientiert sich stark an den individuellen Bedürfnissen der Teilnehmenden sowie der jeweiligen Dynamik zwischen den Beteiligten. Prozessmanager*innen betonen, dass sie flexibel auf unterschiedliche Anforderungen reagieren und ihre Rolle entsprechend situativ anpassen: »*Bei Leuten, bei denen das super funktioniert und wo die BEA-Begleitung sehr drinnen ist, dass da alles funktioniert, mach ich oder halte ich mich da eher raus und mache da gar nicht so viel. Und bei anderen bin ich irgendwie mehr involviert*« (PMXX04, Pos. 09). In diesem Prozessschritt fungieren Prozessmanager*innen häufig als zentrale Ansprechpartner*innen für alle Beteiligten, die bei Fragen, Schwierigkeiten oder zur Klärung organisatorischer Herausforderungen jederzeit konsultiert werden können: »*Ich aber auch immer Ansprechperson bin, wenn irgendwelche anderen Dinge sind, wo Fragen aufkommen oder Fragen sind*« (PMXX04, Pos. 09).

Darüber hinaus schildern Prozessmanager*innen, dass informelle Kontakte und Gespräche auch mit den BEA-Begleitungen außerhalb der formalen Treffen regelmäßig stattfinden und der gemeinsamen Reflexion des Prozesses dienen: »*Es gibt manche BEAs, die rufen einfach sowieso grundsätzlich mal so zwischendurch an und erzählen, was im Prozess so passiert, an welcher Stelle sie gerade stehen. Dann reflektieren wir sozusagen auch noch mal zu zweit darüber*« (PMXX07, Pos. 153). Zudem stellen Prozessmanager*innen explizit ihre Fachkenntnisse und ihre organisatorische Unterstützung im Umgang mit Behörden zur Verfügung, um konkrete Hürden im Unterstützungsprozess zu beseitigen: »*Das ist total klasse bei den beiden, und dann heißt es: ›Ja, können Sie nicht das und das und das mal nachschauen?‹*« (PMXX11, Pos. 47). Die Rolle der Prozessmanager*innen reicht somit von einer eher zurückhaltenden Beobachterposition bis hin zu aktiver fachlicher Unterstützung in unterschiedlichen Feldern.

Als letzter rekonstruierter Prozessschritt ergeben sich der Abschluss der Teilnahme und der damit verbundene Übergang in weiterführende Strukturen oder Hilfsangebote. In diesem Schritt steht insbesondere die Entwicklung tragfähiger Perspektiven für die Teilnehmenden im Vordergrund, um eine nachhaltige Wirkung der Unterstützung sicherzustellen: »*Ja, das Ende läuft immer so ab. […] dass wir sehr bemüht sind, für die Teilnehmenden eine Anschlussperspektive zu haben*« (PMXX07, Pos. 173). Die Prozessmanager*innen bereiten die Teilnehmenden systematisch auf die Zeit nach Projektende vor, indem sie frühzeitig mögliche Anschlussmaßnahmen klären und entsprechende Unterstützungsnetzwerke aufbauen: »*Was sind da mögliche Ideen, die wir danach noch angehen können? Welches Team [Jobcenter-Teams mit spezifischen Aufgabenbereichen bzw. Kundengruppen] ergibt dann nach dem Projekt BEA Sinn? Dass wir das so ab der Hälfte gemeinsam überlegen*« (PMXX06, Pos. 7).

Ebenso beinhaltet der Abschlussprozess eine sukzessive Reduzierung der Begleitintensität durch die BEA-Begleitungen, während zugleich die Begleitung und Unterstützung durch das Prozessmanagement zunimmt: »*[…] drei Monate vor Schluss […] auch die Kontaktdichte der BEA-Begleitung weniger wird. Also es ist so ein sogenannter Abnabelungsprozess*« (PMXZ02, Pos. 135). Dieser Prozess erfolgt individuell abgestimmt auf die Bedürfnisse der Teilnehmenden, teilweise begleitet durch weitere Gespräche zur Planung zukünftiger Perspektiven: »*Wo sich die BEA-Begleitung dann auch sukzessive zurückzieht und die Kontaktdichte mit dem Prozessmanager zunimmt. Wo wir dann auch über Zukunftsperspektiven sprechen mit den Teilnehmenden*« (PMXZ02, Pos. 135).

Insgesamt zeigt die Analyse der Interviews, dass sich die einzelnen rekonstruierten Prozessschritte flexibel und individuell an den Bedarfen der Teilnehmenden und der jeweiligen Dynamik zwischen den Beteiligten ausrichten. Das Prozessmanagement nimmt hierbei je nach Situation und Anforderung unterschiedliche Rollen und Funktionen ein. Zum einem strukturieren die Prozessmanager*innen den Unterstützungsprozess, insbesondere durch Dreiergespräche, umfassend und richten diesen an den Zielen der Teilnehmenden aus. Darüber hinaus fungieren sie als zentrale Ansprechpartner*innen für administrative Belange, organisieren die Matchings und verwalten das individuelle Budget zur Umsetzung konkreter und vorab von und mit den Teilnehmenden geplanter Schritte. Sie bringen zudem ihr Wissen über interne Angebote sowie externe Netzwerkpartner ein und ergänzen so das Fachwissen der BEA-Begleitungen. Sie bauen in der Zeit eine vertrauensvolle Beziehung zu Teilnehmenden und BEA-Begleitungen auf und ermöglichen so einen persönlichen Austausch. Und zuletzt nehmen sie eine übergeordnete Funktion wahr, indem sie die Zeit nach Projektende im Blick haben und den Übergang der Teilnehmenden zu anderen Hilfesystemen planen bzw. Anschlussperspektiven suchen. Dies verdeutlicht, dass der Unterstützungsprozess insgesamt durch eine hohe Anpassungsfähigkeit und eine situative Einschätzung geprägt ist, umrahmt von einigen strukturellen Elementen.

Herausforderungen im Prozessmanagement

Die Auswertung der Interviews verdeutlicht, dass das Prozessmanagement im Projekt mit verschiedenen Herausforderungen konfrontiert ist, welche die Zusammenarbeit mit den beteiligten Akteur*innen sowie die Prozessgestaltung erschweren können. Dabei tauchen Aspekte rund um unklare Rollenverteilungen, Schwierigkeiten im Umgang von Nähe und Distanz, subjektive Matching- und Auswahlverfahren, aufwendige Dokumentation sowie Schnittstellenprobleme zwischen den Akteur*innen auf, auf die im Folgenden näher eingegangen wird.

Unklare Rollenverteilungen und Verantwortlichkeiten

Eine zentrale Herausforderung liegt in einem grundsätzlichen Spannungsverhältnis hinsichtlich der Rollen und Verantwortlichkeiten, insbesondere im Verhältnis zwischen Prozessmanager*innen und BEA-Begleitungen. Von den Prozessmanager*innen wird einerseits eine kooperative Zusammenarbeit auf Augenhöhe erwartet. Gleichzeitig sehen sie sich mit subjektiven Bewertungen konfrontiert, etwa im Rahmen des Matchings oder der Einschätzung der Zusammenarbeit, aber auch mit Entscheidungen über die Eignung der potenziellen BEA-Begleitungen, bevor diese im Projekt andocken. So formuliert eine Prozessmanagerin:

» Als Prozessmanagerinnen sollen wir auf Augenhöhe […] mit den BEA-Begleitungen arbeiten. Aber es schließt sich in dem Moment ja eigentlich auch schon aus, wenn ich die Macht habe, du bist geeignet oder nicht, dann bin ich von vornherein raus von dieser Ebene. Und ich kriege die nicht wirklich gut wieder zurück. Das ist, finde ich, eine total große Schwierigkeit von Anfang an «(FGPM02, Pos. 94)

Diese Aussage verweist nicht primär auf eine faktische Unklarheit der Rollenverteilung, sondern auf ein als widersprüchlich empfundenes Machtgefälle, das die Beziehungsgestaltung erschwert, und zwar insbesondere zu Beginn der Zusammenarbeit, wenn Vertrauen und Rollenbilder tendenziell noch nicht etabliert sind. Eine weitere Herausforderung betrifft die Gestaltung der Beziehung zwischen Prozessmanager*innen und BEA-Begleitungen im Arbeitsalltag. Eine Prozessmanagerin berichtet, dass es anspruchsvoll sei, eine angemessene Balance zwischen professioneller Distanz und persönlicher Nähe zu wahren. Diese Spannung wird insbesondere dann als belastend erlebt, wenn emotionale Nähe in eine Rolle führt, die von der Prozessmanagerin nicht mehr als professionell wahrgenommen wird: »*Aber andererseits muss ja trotzdem diese Distanz da sein […], wenn ich zu sehr in eine Emotionalität von jemand anders reingehe, […] dann kann ich keinen Prozess mehr begleiten, dann bin ich eine Selbsthilfegruppe. Und das bietet Zündstoff*« (PMXX11, Pos. 31). An dieser Stelle besteht die Gefahr, dass durch die emotionale Ausrichtung eine klare Prozessverantwortung entsprechend nicht mehr in ihrer Grundidee wahrgenommen werden kann.

Komplexität im Matchingprozess

Ein weiterer zentraler Problembereich liegt in der Komplexität des Matchingprozesses. Die Interviews zeigen, dass Prozessmanager*innen bei der Zusammenstellung passender Teams häufig intuitive Einschätzungen vornehmen, die schwer operationalisierbar sind. Zwar werden bewusst Kriterien gesucht, doch das häufig erwähnte »Bauchgefühl« bleibt ein wesentliches Element der Entscheidung: »*Da habe ich auch gesagt: ›Bauchgefühl, eindeutig.‹ […] ›Na ja, Bauchgefühl (lacht) kann ich in der Auswertung später nicht hinschreiben. Es müssen schon Fakten sein.‹ […] ›Was ist denn unser Bauchgefühl?‹*« (FGPM01, Pos. 25). Diese starke subjektive Komponente erschwert eine transparente und nachvollziehbare Matchingpraxis. Das erfordert von Prozessmanager*innen einen erhöhten Aufwand zur Legitimierung ihrer Entscheidungen, da sich die Subjektivität nur schwer standardisieren oder formal begründen lässt und weder in objektive Indikatoren übersetzt lässt, noch wiederholt anwendbar ist. Darüber hinaus wird in den Interviews deutlich, dass die intensive Beschäftigung mit den Teilnehmenden, insbesondere um deren Bedarfe und Charaktere richtig einzuschätzen, mit erheblichen zeitlichen Ressourcen verbunden ist: »*Manchmal brauche ich drei Termine. Weil manche öffnen sich ja auch nicht sofort und lassen sich nicht gleich in die Karten schauen*« (FGPM01, Pos. 25).

Projektdokumentation

Auch die Dokumentation im Projekt stellt sich als zeitintensiv heraus. Durch ihre abweichende Struktur erhöhen sich Komplexität und Aufwand. Die offizielle Dokumentation im Jobcenter unterliegt Beschränkungen durch Anonymisierung und erfordert zusätzliche persönliche Aufzeichnungen. Zusammen mit der Einbindung von zusätzlichen Projekttools, wie etwa Teilhabebögen, wird dies teilweise als weniger effektiv und passend empfunden als die gewohnte

Jobcenterpraxis. Zudem pflegen einige Prozessmanager*innen zusätzliche, detaillierte Dokumentationsdateien, was zu einer doppelten Dokumentation führt. Einerseits beschreiben Prozessmanager*innen diese Tätigkeit als »lästig«, andererseits erkennen sie die Bedeutung und Notwendigkeit der Dokumentation für die Prozessreflexion ausdrücklich an: »*Nein, ich meine, sie ist sinnvoll, um diese Reflexionsgespräche zu führen. Weil an dieser Dokumentation hangelt man sich ja im Prinzip entlang*« (PMXX07, Pos. 113). Als problematisch wird zudem angeführt, dass die spezifischen Anforderungen der Projektdokumentation deutlich von der gewohnten Praxis im Jobcenter abweichen. Dies führt zu erhöhtem Zeit- und Arbeitsaufwand sowie zu Schwierigkeiten hinsichtlich der Überschaubarkeit der erfassten Daten: »*Die Dokumentation ist aufgegliedert nach Zielen. [...] Je nachdem, wie lange die Teilnehmenden im Projekt sind, [...] wird das natürlich schnell unübersichtlich*« (PMXX07, Pos. 113).

Integration von und Austausch mit beteiligten Akteur*innen

Eine weitere bedeutende Herausforderung sind die organisatorische Integration und der Austausch mit weiteren beteiligten Akteur*innen, insbesondere in Situationen, in denen persönliche Treffen aufgrund von Arbeitszeitmodellen im Jobcenter, wie z. B. Teilzeitbeschäftigungen, erschwert sind. Eine Prozessmanagerin berichtet von Problemen bei der umfassenden Einschätzung neuer BEA-Begleitungen, wenn persönliche Kennenlernmöglichkeiten fehlen: »*Ich habe halt die wenigsten Kennenlerngespräche mitgemacht. Und dann frage ich die anderen noch mal*« (FGPM01, Pos. 43). Der Aufbau einer soliden Informationsbasis ist somit weniger zugänglich und stark abhängig von Teammitgliedern, was wiederum die Qualität des Matchings und der weiteren Zusammenarbeit entsprechend beeinflussen kann. Des Weiteren wird eine klare Abgrenzung zwischen den Zuständigkeiten der Prozessmanager*innen und der BEA-Begleitungen als zentrale Herausforderung beschrieben. Hier berichten Prozessmanager*innen, dass es gelegentlich zu Missverständnissen und unklaren Kompetenzverteilungen kommt. Eine Prozessmanagerin erläutert mit Nachdruck: »*[...] und dass das einfach die Stelle ist, wo wir ins Spiel kommen*« (PMXX08, Pos. 117). Diese Problematik veranschaulicht die Notwendigkeit, sich verstärkt auf Absprachen zu fokussieren, um Zuständigkeitsüberschreitungen im laufenden Prozess zu vermeiden.

Die Herausforderungen verdeutlichen, dass eine weitere zentrale Aufgabe des Prozessmanagements darin besteht, mit mehreren gleichzeitig bestehenden Spannungen konstruktiv umzugehen. Prozessmanager*innen erleben insbesondere eine Ambivalenz zwischen dem Anspruch einer Zusammenarbeit auf Augenhöhe und der organisatorisch gegebenen Bewertungs- und Entscheidungsmacht gegenüber den BEA-Begleitungen. Ebenso fordert die Beziehungsgestaltung das Navigieren zwischen emotionaler Nähe und professioneller Distanz. Hinzu kommen die Herausforderungen, intuitive Entscheidungen im Matchingprozess nachvollziehbar und effizient zu gestalten. Erhöhter Dokumentationsaufwand und Abweichungen von üblichen Jobcenter-Verfahren erzeugen zusätzlichen Klärungs- und Arbeitsbedarf. Abschließend erschweren Schnittstellen und unklare Kompetenzgrenzen in Teilbereichen eine effektive Zusammenarbeit. Insgesamt zeigt sich, dass das Prozessmanagement in seiner Funktion stark davon abhängt, wie diese Spannungsfelder erkannt und bearbeitet werden.

Führungsverständnis im Projektkontext

Das Führungsverständnis im untersuchten Projekt ist durch eine deutliche Abkehr von traditionellen, direktiven Führungsformen hin zu einem coachenden und unterstützenden Ansatz geprägt. Führungskräfte positionieren sich in erster Linie als Begleiter*innen und Moderator*innen, deren zentrale Aufgabe darin besteht, Mitarbeitende zu befähigen und in ihrer eigenständigen Tätigkeit zu unterstützen. Eine Führungskraft formuliert ihre Rolle exemplarisch: *»Im Projekt bin ich eher der Coach, Moderator, Unterstützer«* (FKZA00, Pos. 25). Diese Haltung spiegelt sich zudem darin wider, dass die Führungskräfte ihren Mitarbeitenden bewusst Verantwortung übertragen und Vertrauen in deren eigenverantwortliches Handeln setzen: *»Die Kollegen darin coachen, loszulassen und zu vertrauen«* (FKZB02, Pos. 13).
Neben dem expliziten Vertrauen und der coachenden Haltung bildet aber auch auf der Ebene der Arbeitsorganisation die Etablierung klarer Prozessstrukturen ein wesentliches Führungsprinzip im Projekt. Insbesondere in der Anfangsphase des Projekts war eine zentrale Aufgabe der Führungskräfte, transparente und verständliche Abläufe sowie Zuständigkeiten festzulegen, um Orientierung und Handlungssicherheit bei den Mitarbeitenden zu gewährleisten: *»Wir waren das erste halbe Jahr wirklich ganz stark damit beschäftigt, Strukturen zu schaffen«* (FKZZ01, Pos. 07).
Ein weiteres zentrales Merkmal des Führungsverständnisses besteht in der Flexibilität und Ergebnisoffenheit bezüglich der Gestaltung der individuellen Unterstützungsprozesse. Führungskräfte betonen dabei ausdrücklich, dass die Prozesse und Unterstützungsangebote am jeweiligen Bedarf der

Teilnehmenden auszurichten sind: »*Der Teilnehmer bestimmt den Weg*« (FKZZ01, Pos. 41). Damit schaffen Führungskräfte gezielt Freiräume im Prozessmanagement, um individuell auf die Bedarfe der Teilnehmenden eingehen zu können und gleichzeitig auf eine starre, kennzahlenorientierte Steuerung zu verzichten.

Schließlich nimmt die Führung innerhalb des Projekts eine kommunikative Vermittlungs- und Repräsentationsrolle gegenüber der Gesamtorganisation ein. Führungskräfte fungieren hierbei als Bindeglied und sorgen dafür, dass das Projekt innerhalb der Gesamtorganisation sichtbar wird und seine Besonderheiten verstanden werden. Diese Aufgabe beschreibt eine Führungskraft konkret als Notwendigkeit, »*[...] das Projekt innerhalb der bestehenden Organisation zu vertreten*« (FKZA00, Pos. 63).

Insgesamt zeigt sich, dass das Führungsverhalten bewusst Eigenverantwortung, Flexibilität und Ergebnisoffenheit mit klar definierten Prozessstrukturen und intensiver Unterstützung und Befähigung der Mitarbeitenden in einem ständigen internen Kommunikationsprozess umfasst. Im Unterschied zu traditionellen Führungsrollen im regulären Jobcenter-Kontext liegt der Schwerpunkt hier nicht auf einer kennzahlenbasierten Steuerung oder stark standardisierten Abläufen, sondern auf der gezielten Förderung von Handlungsspielräumen und individuellen Lösungsansätzen.

Einordnung der empirischen Ergebnisse

Die empirischen Ergebnisse aus der Begleitung psychisch erkrankter bzw. suchterkrankter Menschen im BEA-Projekt verdeutlichen einen flexiblen und individualisierten Prozess, der von situativen Aushandlungen, Nähe zu den Leistungsberechtigten bzw. Teilnehmenden sowie hohen Anforderungen an Reflexion und implizites Wissen geprägt ist. Im Vergleich mit bestehenden konzeptionellen Modellen des Fallmanagements im SGB II lassen sich vergleichbare Elemente wie auch charakteristische Unterschiede erkennen.

Die Phasen des Prozessmanagements, von der Erstansprache über das Matching bis zur Begleitung und dem Abschluss, entsprechen grob dem in der Fachliteratur dargestellten Idealprozess (BMAS 2013; Göckler & Rübner 2024). In der Empirie zeigt sich auch, dass die beschriebenen Schritte nicht linear verlaufen, sondern von Beziehungsarbeit, situativen Einschätzungen und organisatorischer Flexibilität durchzogen sind. Das Matching, das sich in den Daten als eine Schlüsselphase herauskristallisiert hat, basiert im Projekt nicht nur auf Aktenlage oder Kompetenzprofilen, sondern auf nicht standardisierbaren

Kriterien, wie Erfahrung, Intuition und Bauchgefühl. Nixdorf (2020, S. 11) hebt dabei hervor, dass Entscheidungsfindungen häufig nicht vollständig standardisiert oder methodisch nachvollziehbar ablaufen. Die Herausforderung liegt generell darin, dieses Wissen sichtbar und legitim zu machen, ohne es zu standardisieren (Sowa & Staples 2014, S. 156).

Ein Spannungsfeld ergibt sich aus dem Verhältnis von professioneller Distanz und Nähe. Organisationsmitglieder des Jobcenters im Projekt BEA zeigen, dass explizit diese Nähe entsprechendes Vertrauen und Veränderung ermöglicht, wie es auch in den Grundlagen der Deutschen Gesellschaft für Care und Case Management (DGCC) beschrieben ist (2020, S. 53). Dies erfordert jedoch eine kontinuierliche Reflexion der Fachkräfte, die in den empirischen Daten ebenfalls sichtbar wird und wie dies auch die Literatur zur Fallarbeit fordert (Rübner & Weber 2021, S. 38). Die Phasen des Projekts zeigen sich insgesamt weniger standardisiert und zeichnen sich durch eine hohe Flexibilität, ein prozessorientiertes Denken sowie eine ausgeprägte Beziehungsarbeit aus.

Im Bereich der Führung zeigt sich ein kooperatives, coachendes Verständnis. Führungskräfte fördern selbstverantwortliches Arbeiten, stellen Ressourcen bereit und agieren unterstützend. Dies steht im Gegensatz zur häufig noch dominanten Kennzahlenlogik in Jobcentern (Brülle u. a. 2016, S. 21). Dieses Spannungsverhältnis wird auch als Paradoxon zwischen Steuerung und Ermessen beschrieben (Jaehrling & Weinbach 2015, S. 1 f.).

Im Projektverlauf zeigt sich dieses Paradoxon auf vielfältige Weise. So stehen Führungskräfte im Spannungsfeld zwischen Struktur und Flexibilität. Einerseits erfordert die Verankerung der neuen Ansätze stabile Rahmenbedingungen und klare Prozesse, andererseits verlangt die Arbeit mit komplexen Fallkonstellationen ein hohes Maß an situativer Anpassungsfähigkeit. Diese zeigt sich besonders im Bereich der internen Kommunikation. Während formelle Austauschformate beibehalten wurden, erweist sich insbesondere spontaner Dialog im Führungsalltag als zentral, um auf individuelle Anliegen und situative Herausforderungen schnell und angemessen reagieren zu können. Eng damit verknüpft ist die Herausforderung, entsprechend notwendige Innovationen gegen etablierte Systemlogiken durchzusetzen. Da der Projektansatz auf neue Wege zielt, die oft nicht mit standardisierten Verfahren kompatibel sind, müssen Führungskräfte diese Praktiken intern legitimieren und nach außen repräsentieren, häufig auch gegen Zurückhaltung auf institutioneller Ebene. Auch das Verhältnis von Effizienzanforderungen und Lernorientierung verdeutlicht die grundlegende Spannung im Projektkontext. Während das Regelsystem auf messbare Kennzahlen fokussiert, müssen Führungskräfte Räume für Erprobung und eine organisationale Lernkultur mit Möglichkeiten zur Reflexion schaffen, ohne in Zielkonflikte mit den quantitativen Vorgaben zu geraten.

Zusammengefasst definieren diese Spannungsfelder die Führungsrolle neu. Sie ist weniger durch klassische Hierarchie und einseitige Steuerung geprägt, sondern vielmehr durch Moderation, die Vermittlung zwischen unterschiedlichen Logiken und eine hohe kommunikative Präsenz im Umgang mit Mitarbeitenden und organisationalen Schnittstellen. Führung wird damit selbst zu einer reflexiven und lernenden Praxis. Sie setzt die Fähigkeit voraus, institutionelle Widersprüche nicht nur auszuhalten, sondern sie kontinuierlich zu bearbeiten und zwischen den widersprüchlichen Anforderungen zu vermitteln.

Auch auf organisationaler Ebene treten Unterschiede auf. Während viele Theoriemodelle von einer Top-down-Implementierung ausgehen, entstehen im Projektprozess häufig eigenständig entwickelte, angepasste Abläufe (Freier u. a. 2019, S. 21). Dieser Transformationsprozess verweist auf eine lernende Organisation, wie sie im Kontext des Case Managements bereits gefordert wird (Schröer 2010, S. 289 ff.).

Insgesamt zeigt sich, dass die Praxis im Projekt die Zielsetzung des beschäftigungsorientierten Fallmanagements einlöst, jedoch in einer stärker relationalen, beziehungsorientierten und weniger formalisierten Weise. Die empirischen Erkenntnisse unterstreichen besonders die Relevanz von Vertrauen, erweiterten Handlungsspielräumen und reflexiven Elementen.

Literatur

Becker, J.; Kahn, D. (2012): Der Prozess im Fokus. In: Becker, J.; Kugeler, M.; Rosemann, M. (Hrsg.): Prozessmanagement: Ein Leitfaden zur prozessorientierten Organisationsgestaltung. S. 1–16. 7. Aufl. Berlin, Heidelberg: Springer Gabler.

Berlit, U. (2013): Strukturprinzipien des Rechts der existenzsichernden Sozialleistungen. In: Berlit, U.; Conradis, W.; Sartorius, U. (Hrsg.): Existenzsicherungsrecht. SGB II / SGB XII / AsylbLG / Verfahrensrecht. Handbuch. S. 83–96. Baden-Baden: Nomos.

Brinkmann, V. (Hrsg.) (2010): Case Management. Organisationsentwicklung und Change Management in Gesundheits- und Sozialunternehmen. 2., aktual. u. überarb. Aufl. Wiesbaden: Gabler.

Brussig, M.; Kirchmann, A.; Kirsch, J.; Pimminger, I.; Roth, E.; Schafstädt, C. u. a. (2024): Gleichstellungsimpulse im SGB II Zielsteuerungssystem. Schlussbericht. (Forschungsbericht des BMAS, FB 644). Berlin:

Bundesministerium für Arbeit und Soziales / ISG – Institut für Sozialforschung und Gesellschaftspolitik GmbH.

Brülle, H.; Krätschmer-Hahn, R.; Reis, C.; Siebenhaar, B. (2016): Zielsteuerung im SGB II. Kritik und Alternativen. WISO Diskurs 09. Bonn: Friedrich-Ebert-Stiftung.

Bundesministerium für Arbeit und Soziales (BMAS) (2013): Zielvereinbarung zwischen dem Bundesministerium für Arbeit und Soziales und der Bundesagentur für Arbeit zur Erreichung der Ziele der Grundsicherung für Arbeitsuchende im Jahr 2012. Berlin.

Deutsche Gesellschaft für Care und Case Management (DGCC) (Hrsg.) (2020): Case Management Leitlinien. Rahmenempfehlungen, Standards und ethische Grundlagen. Heidelberg: medhochzwei.

Freier, C.; Fuchs, S.; Kupka, P.; Senghaas, M.; Dony, E.; Fausel, G.; Müller, M.; Voit, A. (2019): Nachhaltige Steuerung für die Vermeidung von Langzeitleistungsbezug: Begleitforschung zum Modellvorhaben »Mehrjährige Steuerung von Ziel 3«. IAB-Forschungsbericht 4/2019. Nürnberg: Institut für Arbeitsmarkt- und Berufsforschung (IAB).

Göckler, R.; Rübner, M. (Hrsg.) (2024): Beschäftigungsorientiertes Fallmanagement. Entwicklungslinien, professionelle Standards und Variantenvielfalt des Case Managements in der Beschäftigungsförderung. Regensburg: Walhalla.

Hammer, A. (2024): Aufsuchende Beratung bei Arbeitslosen im Kontext SGB II. In: Rübner, M.; Schulze-Böing, M. (Hrsg.): Gut beraten im Jobcenter? Beratungsqualität als Herausforderung für Führung und Praxis. 2. Aufl. S. 283–294. Baden-Baden: Nomos.

Hess, D.; Schmid, H.; Steenbock, M.; Reis, C. (2004): MoZArT – Neue Strukturen für Jobs. Abschlussbericht der wissenschaftlichen Begleitforschung. BMWA-Dokumentation Nr. 541. Berlin.

Jaehrling, K.; Weinbach, C. (2015): Arbeitsvermittlung zwischen Kunst und Kennziffer: Ermessensspielräume in der Arbeitsverwaltung. WISO direkt. Analysen und Konzepte zur Wirtschafts- und Sozialpolitik. Bonn.

Kuckartz, U.; Rädiker, S. (2022): Qualitative Inhaltsanalyse. Methoden, Praxis, Computerunterstützung. 5., überarb. Aufl. Weinheim, Basel: Beltz Juventa.

Nixdorf, C. P. (2020): Kompetentes Handeln im Jobcenter. Zusammenfassung der Befunde der Studie »Kompetentes Handeln im Jobcenter I«. Hannover.

Nixdorf, C. P. (2017): Beschäftigungsorientiertes Fallmanagement. Über institutionelle Herausforderungen bei der Erbringung einer unmöglichen Dienstleistung. Hannover.

Rübner, M. (2024): Ganzheitliche Beratung und Betreuung im SGB II. In: Rübner, M.; Schulze-Böing, M. (Hrsg.): Gut beraten im Jobcenter? Beratungsqualität als Herausforderung für Führung und Praxis. S. 105–116. 2. Aufl. Baden-Baden: Nomos.

Rübner, M.; Weber, P. (2021): Grundlagenpapier zur Weiterentwicklung der Beratungskonzeption der Bundesagentur für Arbeit (BeKo). Nürnberg: Bundesagentur für Arbeit.

Schröer, A. (2010): Case Management in Lernenden Organisationen – eine Funktionsbestimmung aus organisationspädagogischer Sicht. In: Brinkmann, V. (Hrsg.): Case Management. Organisationsentwicklung und Change Management in Gesundheits- und Sozialunternehmen. S. 289–308. 2., aktual. u. überarb. Aufl. Wiesbaden: Gabler.

Schulze-Böing, M. (2024): Beratung von Bedarfsgemeinschaften. Möglichkeiten und Grenzen ganzheitlicher Beratung im SGB II. In: Rübner, M.; Schulze-Böing, M. (Hrsg.): Gut beraten im Jobcenter? Beratungsqualität als Herausforderung für Führung und Praxis. S. 84–96. 2. Aufl. Baden-Baden: Nomos.

Sowa, F.; Staples, R. (2014): Accounting in der Arbeitsverwaltung: Vermittlungsfachkräfte zwischen steuerungsimperativen und autonomem Verwaltungshandeln. In: Zeitschrift für Sozialreform 20 (3), S. 149–173.

6 Fazit und Ausblick zum Thema Peer-Unterstützung im Jobcenter

Marc-Sebastian Alex und Barbara Meinert – Bielefeld

Schon bei den ersten Überlegungen für ein Projekt im Rahmen des Bundesprogramms rehapro war klar: Um mit Menschen mit psychischen Erkrankungen und/oder Suchterkrankungen wieder in Kontakt zu kommen, ist Vertrauen das zentrale Element der Beratungsbeziehung. Ausgehend vom Befund, dass es zwischen der Institution Jobcenter und den Betroffenen häufig kein Vertrauensverhältnis gibt, weil Jobcenter von Betroffenen aufgrund jahrelanger Erfahrungen eher als bedrohlich und wenig unterstützend wahrgenommen werden, war klar, dass es notwendig ist, das institutionelle Fallmanagement in den Jobcentern zu verändern. Auf der einen Seite muss die Arbeit mit den Menschen so verändert werden, dass in der Beratungssituation echte Teilhabe möglich wird. Auf der anderen Seite entstand die Idee, die Beratung um eine Person mit Selbsterfahrung zu ergänzen, die als Vertrauensperson fungieren kann, weil sie zum einen unabhängig vom Jobcenter agiert und zum anderen eine »Instanz« mit Selbsterfahrung ist, von der die Teilnehmenden profitieren können. Wir waren uns sicher, dass wir mit diesen Ergänzungen ein Setting schaffen, das in einer auf wechselseitigem Vertrauen angelegten Beratungsbeziehung Menschen mehr soziale Teilhabe ermöglicht.

Mit dem Ansatz, die Beratung in den Jobcentern um eine dritte Person mit Peer-Erfahrungen zu ergänzen, haben die Jobcenter dann im Projekt BEA einen mutigen Ansatz verfolgt, der sowohl die Teilnehmenden als auch die Beratenden der Jobcenter und nicht zuletzt die Peer-Begleiter*innen vor große Herausforderungen gestellt hat. Bei der Frage, welche Erkenntnisse aus dem Projekt für die weitere Arbeit der Jobcenter wesentlich sind, muss die besondere Form der Beratung im trialogischen Setting in den Blick genommen werden.

Aus der Perspektive der Teilnehmenden hat sich gezeigt, dass die Ergänzung der Beratung um einen Menschen mit eigenen Erfahrungen im Bereich psychischer Erkrankungen und/oder Sucht ein wertvoller Baustein für den Aufbau einer Vertrauensbeziehung im Beratungsprozess war. Die Teilnehmenden fühlten sich durch die Peers besser verstanden, weil sie ähnliche Erfahrungen mit ihrer Erkrankung gemacht haben und deshalb eine gemeinsame Basis haben.

Der Beratungsprozess wird insgesamt als offener und damit freundlicher und zugewandter erlebt, anders als die Beratung im klassischen Fallmanagement der Jobcenter. Themen wie Mitbestimmung im Prozess und das Gefühl, gehört und gesehen zu werden, waren hier die Basis der Zusammenarbeit. So ist es gelungen, ein Setting zu kreieren, in dem die Teilnehmenden Vertrauen darin hatten, dass sowohl die Peer-Begleitungen als auch die Berater*innen ein echtes Interesse an ihnen haben. Zudem hatten sie Vertrauen darin, dass die Anforderungen und Problemlösungen des Prozesses sich an ihre Leistungsfähigkeit und ihr Tempo anpassen. Die Beratungssituation war so frei von Stress, Druck und Angst. Hierdurch konnten die Teilnehmenden Mut und Selbstvertrauen fassen und letztlich wieder in eine Handlungsfähigkeit kommen – etwas, das das Fallmanagement in den Jobcentern aufgrund seines Settings und der daraus resultierenden Handlungslogiken nicht mehr schaffte.

So ist es mit dem erweiterten Beratungssetting gelungen, gerade jene Menschen wieder in die Handlungsfähigkeit zu bringen, die trotz jahrelanger Bemühungen im Fallmanagement der Jobcenter nicht mehr erreicht wurden bzw. die keine Zugänglichkeit für die angebotenen Maßnahmen des Jobcenters mehr gezeigt hatten. Hier waren die Peer-Begleiter*innen der Schlüssel, um Handlungsfähigkeit zu fördern und Vertrauen in das eigene Handeln zu gewinnen.

Daneben hat das Projekt noch einmal eindrücklich bewiesen, dass es in der Arbeit mit Menschen kein »one fits all« gibt. Alles in diesem Projekt musste zwischen allen handelnden Personen individuell ausgehandelt werden. Das beginnt bei der Suche nach der passenden Peer-Begleitung und geht über die Aushandlung der zu bearbeitenden Probleme bis hin zur Entwicklung der individuellen Lösungsstrategien.

Ein hochindividualisierter Prozess, der für die Teilnehmenden ein Höchstmaß an eigenem Engagement und eigenen Entscheidungen bedeutete.

Betrachtet man die Perspektive der Peer-Begleitungen, so zeigt sich, dass diese eine zentrale Rolle im Beratungskontext eingenommen haben und in ganz unterschiedlicher Art und Weise diese Rolle ausgestalteten – als Interessenvertreter*in, als Fürsprecher*in, als Mittler*in zwischen unterschiedlichen Institutionen, als Unterstützer*in in Alltagsangelegenheiten, als Zuhörer*in, als vertraute*r Ratgeber*in, als Impulsgeber*in für die Veränderungsprozesse der Teilnehmenden. Besonders die Beratungsgespräche zu dritt waren eine Herausforderung für das eigene Selbstverständnis und die Begegnung auf Augenhöhe mit den Beratungsfachkräften des Jobcenters.

Hier wurde deutlich, dass auch von der Seite der Peer-Begleitungen Anforderungen an die Jobcenter gestellt wurden. Dazu gehörte es nicht nur, dass

sich die Prozessmanager*innen auf die Expertise der Peer-Begleitungen einlassen mussten, sondern auch, dass die Peer-Begleitungen in dem Projekt eine eigene Organisationsstruktur bekamen, in der Fragen der Vergütung, der Qualifizierung für die Tätigkeit als Peer-Begleitung und eine andauernde Begleitung durch Supervision und kollegiale Fallberatung zur Verfügung zu stellen waren.
Bei der Arbeit mit den Peer-Begleitungen ist auch zu berücksichtigen, dass sie teilweise in einer komplexen Anforderungssituation standen. Auf der einen Seite ging es um die Vermittlung von praktischem Erfahrungswissen im Auftrag des Jobcenters. Dem stand aber in vielen Fällen auch ein hohes Maß an Vertraulichkeit mit den Teilnehmenden gegenüber. Hinzu kam in einigen Fällen, dass die Peer-Begleitungen ebenfalls Leistungen nach SGB II erhielten und somit von den Anforderungen des Jobcenters auch selbst betroffen waren.
Nicht zuletzt muss man einen Blick auf die Mitarbeitenden der Jobcenter werfen, die in der Dreiecksbeziehung ihre Rolle als Beratungsfachkraft des Jobcenters neu finden mussten. Die Anforderung, den professionellen Blick auf Beratungssituationen so anzupassen, dass ein möglichst großer Gestaltungsraum für Teilnehmende und Peer-Begleitungen verbleibt, hat die Beratungsfachkräfte der Jobcenter vor große Herausforderungen gestellt. Die Anforderung bestand darin, entgegen der üblichen Vorgehensweise im Jobcenter die Zügel nicht selbst in die Hand zu nehmen und das Tempo und die Strategie zur Lösung vorzugeben, sondern sich auf die Ziele, Wünsche und Strategien der Teilnehmer*innen einzulassen und sie als Expert*innen für ihre eigenen Lösungen zu sehen und anzuerkennen. Das erfordert eine große Zurückhaltung aufseiten der Mitarbeitenden des Jobcenters und widerspricht geradezu den Bedingungen, unter denen sonst im Fallmanagement der Jobcenter gearbeitet wird. Diese sind geprägt von klaren rechtlichen Vorgaben, hohen Fallzahlen, standardisierten Instrumenten etc. Dass diese Vorgaben und Prozesse im Rahmen des Projekts weggefallen sind, hat die Mitarbeitenden vor die Herausforderungen gestellt, den Raum der »Freiheit« zu füllen und sich in dem neu entstehenden Beratungssetting zurechtzufinden. Im Verlauf des Projekts musste intensiv im Blick behalten werden, dass die Mitarbeitenden bei ihrer von der Projektidee zugewiesenen Rolle blieben. Supervision und regelmäßiges Feedback zur Arbeit waren hier wichtige Gelingensfaktoren.
Aus der Organisationsperspektive der Jobcenter ist die Erweiterung der sonst im Jobcenter-Kontext üblichen dyadischen Beratungskonstellation um Peer-Begleitungen eine innovative und im Projekt erfolgreich erprobte

Möglichkeit, Menschen im Leistungsbezug des SGB II zu erreichen, die mit den standardisierten Prozessen in der »Massenverwaltung« Jobcenter über Jahre nicht erreicht wurden. Hier hat das Projekt BEA gezeigt, dass auch diese Kund*innengruppe wieder in Aktivität gebracht werden kann.

Im Rahmen der Frage, wie eine Verstetigung aussehen kann, ist zunächst ein Blick auf die unterschiedlichen Gelingensfaktoren des Projekts zu werfen. Nur wenn diese Faktoren auch in das »Standardgeschäft« überführt werden können, gibt es eine realistische Möglichkeit, die Ergebnisse des Projekts in die reguläre Arbeit der Jobcenter zu überführen.

Ein wesentlicher Faktor für das Gelingen des Projekts war die freie Entscheidung für die Teilnahme. Den Kund*innen des Jobcenters wurde das Projekt unverbindlich vorgestellt und sie konnten sich mit einer Bedenkzeit, die frei ausgehandelt wurde, für oder gegen das Projekt entscheiden. Das setzte natürlich eine Überzeugungskraft seitens der Prozessmanager*innen voraus, die die Motivation der Kund*innen wecken mussten. Die Entscheidung der Teilnehmenden beruhte dann auf der (freiwilligen) Zusage zum Projekt. Dahinter steht allerdings die Motivation, sich für das Projekt zu entscheiden, was den partizipativen Ansatz von Beginn an gestärkt hat. Dies sieht das SGB II, in der Fassung der Bürgergeldreform, im Kern auch vor, wie sich beispielsweise im Kooperationsplan zeigt.

Unabhängig von aktuellen politischen Debatten um das Bürgergeld, die eher weniger die hier im Fokus stehende Zielgruppe von psychisch und/oder suchterkrankten Menschen im Fokus haben, hat sich im Projekt deutlich gezeigt, dass der Ansatz, die Menschen zum Anwalt in eigener Sache zu machen, ebenfalls ein wesentlicher Gelingensfaktor war. Hier lag in der Arbeit mit der Zielgruppe ein zentraler Punkt, der im Ergebnis wichtiger war als die Frage einer Freiwilligkeit, sich für oder gegen eine Teilnahme zu entscheiden. Das Projekt war insgesamt auf Teilhabe und Partizipation ausgerichtet. Dies wurde von Anfang an mit der Devise »Nichts passiert im Projekt ohne die Teilnehmenden und nichts über sie hinaus« konsequent umgesetzt. Im Sinne der Stärkung des Empowerments der Teilnehmenden war es im Projekt unerlässlich, dass sie zu jedem Zeitpunkt des Beratungsprozesses sicher sein konnten, dass sie selbst über den weiteren Verlauf, das Tempo und die Inhalte der nächsten Schritte bestimmen. Dadurch ist es im Projekt gelungen, den Teilnehmer*innen zu verdeutlichen, dass sie selbst es sind, die eine Veränderung bewirken können. Diese Erkenntnis ist wesentlich für die hier entwickelte Beratungskonzeption und mögliche Adaptionen im Hinblick auf eine Weiterentwicklung des Fallmanagements in den Jobcentern.

Die im Projekt neu aufgesetzte Beratungsbeziehung hat aus der Sicht der Jobcenter unterschiedliche Ebenen. Zum einen ist die Erkenntnis wichtig, dass mit Vertrauen und gezielter Unterstützung (Peer-Begleitung oder jegliche andere Intervention) auch diejenigen wieder näher in die soziale Teilhabe gebracht werden können, bei denen es trotz jahrelangen Leistungsbezugs kaum vorstellbar war, dass sich noch etwas entwickeln wird. Dies lässt sich auch auf andere Zielgruppen übertragen. Dieses Wissen, dass bei allen Leistungsberechtigten im Bürgergeldbezug mehr Teilhabe möglich ist, ist fundamental für die zukünftige Ausrichtung von Beratung in den Jobcentern.

Die Arbeit im Beratungsbereich der Jobcenter ist von Kontrolle und Vorgaben geprägt. Das liegt nicht zuletzt am Zielsystem des SGB II, welches sehr stark auf die Integration in Arbeit fokussiert. Das sorgt im »Alltag« häufig dafür, dass den Leistungsberechtigten starre Vorgaben in der Erwartung einer schnellen Umsetzung gemacht werden. Darin liegt die Gefahr, dass der Prozess zur Integration in Arbeit zu einem Prozess des Jobcenters gemacht wird, er sollte aber eigentlich ein Prozess der Leistungsberechtigten sein. Hier hat das Projekt noch einmal gezeigt, was eigentlich offenkundig ist, nämlich dass Prozesse besser funktionieren, wenn die Beteiligten hinter den Prozessen und ihren formulierten Zielen stehen. Das ist in einem Setting mit geringer Fallzahl und einer dritten Person in der Beratung sicher leichter umsetzen als zu den üblichen Bedingungen der Beratung im Jobcenter. Dennoch ist es für die Frage, wie Leistungsberechtigte besser in die Beratungsprozesse eingebunden werden können, zentral.

Insbesondere für das Fallmanagement in den Jobcentern wird sich aber die Frage stellen, ob die Entwicklung hin zu einem Prozessmanagement im Sinne dieses Projekts erfolgen sollte. Im Projekt bestand die Rolle der Prozessmanager*innen darin, den Prozess der Unterstützung zu steuern, Netzwerke aufzubauen und die unterschiedlichen Schnittstellen zu koordinieren, wenn Lücken zwischen den Hilfesystemen erkennbar waren. Diese Form der Fallsteuerung sollte die Kund*innen (wieder) in die Lage versetzen, eigene Ziele zu entwickeln und diese auch in Angriff zu nehmen. Insoweit wird im Rahmen von Beratungskonzepten für das Fallmanagement die Frage zu beantworten sein, ob das gelebte Fallmanagement in den Jobcentern nicht stärker auf Teilhabe und Prozessorientierung auszurichten ist (siehe Kap. 3.1).

Insbesondere vor dem Hintergrund, dass trotz des Fokus auf Arbeitsmarktintegration die Verbesserung der Teilhabe weiter eine Aufgabe der Jobcenter bleiben wird, ist dies dringend geboten. Die im Projekt erworbenen Erkenntnisse können hier eine gute Basis bilden, um in den Jobcentern eine Diskussion

dahingehend zu führen, dass Fallmanagement nicht als »behütend«, sondern als empowernd zu verstehen ist.
Eindeutig ist durch das Projekt auch klar geworden, dass die Einbeziehung einer dritten Person in die Beratung positive Auswirkungen haben kann. Nun ist es sicher keine Lösung für alle erwerbsfähigen Leistungsberechtigten, ihnen eine Peer-Begleitung zur Seite zu stellen. Das ist weder zielführend noch die richtige Form der Unterstützung für diese Menschen. Aber klar ist auch, dass es für Menschen in manchen Situationen sinnvoll sein kann, Vertrauen durch die Beteiligung einer Peer-Begleitung aufzubauen. Die Schaffung einer solchen Möglichkeit würde den Handlungsspielraum im Fall(Prozess-)management der Jobcenter deutlich im Sinne der Kund*innen erweitern.
Um dies ermöglichen zu können, muss ein Weg im Regelgeschäft gefunden werden, wie Peer-Begleitungen in den Beratungsprozess eingebunden werden können. Im ersten Schritt ist es möglich, dies im Rahmen einer projekthaften Förderung nach § 16f SGB II zu erproben. Für eine weitergehende Implementierung als Möglichkeit einer Unterstützung wird es sicher schwer sein, mit den anderen Instrumenten der §§ 16 ff. SGB II gegebenenfalls in Verbindung mit § 45 SGB III eine Peer-Begleitung zu finanzieren. Hierzu wird sich u. a. auch der Gesetzgeber im Rahmen der Evaluation der unterschiedlichen rehapro-Ansätze verhalten müssen.
Damit ließen sich innovative und bedarfsorientierte Leistungen, die auf die gesellschaftliche und berufliche Teilhabe ausgerichtet sind, ermöglichen. Dies ist aktuell mit den Leistungen des SGB II in der hier umgesetzten Form nicht möglich. Hier liegt der Ball im Spielfeld des Gesetzgebers.
Das Jobcenter Arbeitplus Bielefeld hat sich entschieden, einen ersten Schritt der Verstetigung gemeinsam mit der Kommune zu gehen. Dazu haben wir das Projekt »PeerConnect« auf den Weg gebracht und freuen uns auf die weitere Entwicklung der Peer-Begleitung im Jobcenter.